内科疑难病诊断

——协和医生临床思维例释

（第 2 集）

北京协和医院

单渊东　曾学军　主编
黄晓明　刘晓红

中国协和医科大学出版社

图书在版编目（CIP）数据

内科疑难病诊断 / 单渊东、曾学军、黄晓明、刘晓红主编.
—2版. —北京：中国协和医科大学出版社，2007.5

ISBN 978-7-81072-882-9

Ⅰ.内… Ⅱ.单… Ⅲ.内科-疑难病-诊断 Ⅳ.R504

中国版本图书馆 CIP 数据核字（2007）第 011219 号

内科疑难病诊断（第 2 集）

——协和医生临床思维例释

主　　编：单渊东　曾学军　黄晓明　刘晓红

责任编辑：高淑英

出版发行：中国协和医科大学出版社

（北京市东城区东单三条 9 号　邮编 100730　电话 010-65260431）

网　　址：www.pumcp.com

经　　销：新华书店总店北京发行所

印　　刷：三河市龙大印装有限公司

开　　本：850×1168　1/32

印　　张：14.75

字　　数：350 千字

版　　次：2007 年 5 月第 1 版

印　　次：2022 年 8 月第 6 次印刷

定　　价：50.00 元

ISBN 978-7-81072-882-9

中国医学科学院
中国协和医科大学 北京协和医院

主编： 单渊东　曾学军　黄晓明　刘晓红

编写委员会（按拼音顺序排序）

陈嘉林　方卫纲　黄晓明　李　剑　李雪梅
刘晓红　刘晓清　单渊东　王　玉　邢小平
许文兵　严晓伟　曾学军

参 编 人 员

张之南	血液内科	教授
单渊东	血液内科	教授
沈　悌	血液内科	教授
许文兵	呼吸内科	教授
陈　琳	神经内科	教授
邢小平	内分泌科	教授
曾小峰	风湿免疫科	教授
严晓伟	心内科	教授
刘晓红	消化内科	教授
曾学军	普内科	教授
崔全才	病理科	教授
李雪梅	肾内科	副教授
刘晓清	感染内科	副教授
陈嘉林	普内科	副教授
方理刚	心内科	副教授
王焕玲	感染内科	主治医师
焦　力	血液内科	主治医师
范洪伟	感染内科	主治医师
李文慧	内分泌科	主治医师
李　梅	内分泌科	主治医师
潘　慧	内分泌科	主治医师
韩　冰	血液内科	主治医师
方卫纲	普内科	主治医师
周宝桐	感染内科	主治医师
伍东升	消化内科	主治医师
严雪敏	消化内科	主治医师
曹　彬	呼吸内科	主治医师
温小恒	消化内科	主治医师
孙晓红	消化内科	主治医师
吕　红	消化内科	主治医师
许大波	消化内科	主治医师
王　鸥	内分泌科	主治医师
庄俊玲	血液内科	主治医师
葛　瑛	感染内科	主治医师
黄晓明	普内科	主治医师
王　玉	普内科	主治医师
蔡建芳	肾内科	主治医师
童安莉	内分泌科	主治医师
黎　波	急诊科	主治医师
姜　艳	内分泌科	主治医师
李乃适	内分泌科	主治医师
舒慧君	消化内科	主治医师
黄程锦	普内科	主治医师
李　剑	血液内科	主治医师
朱燕林	心内科	主治医师
李孝远	肿瘤科	主治医师

贾　宁	肿瘤科	主治医师
陈　华	风湿免疫科	主治医师
林　雪	心内科	主治医师
王　迁	内科	住院医师
沈　敏	内科	住院医师
吴　东	内科	住院医师
朱鸣雷	内科	住院医师
王秋梅	内科	住院医师
杨　明	内科	住院医师
樊晓红	内科	住院医师
朱　岩	内科	住院医师
裴丽坚	内科	住院医师
陈　苗	内科	住院医师
郑　可	内科	住院医师
赵　华	内科	住院医师
戴　毅	神经内科	住院医师
陈　适	内科	住院医师
王　立	内科	住院医师
罗金梅	内科	住院医师
赖晋智	内科	住院医师
郭潇潇	内科	住院医师
余国攀	内科	住院医师
叶秋月	内科	住院医师
孙　静	内科	住院医师
张雪晗	内科	住院医师
叶益聪	内科	住院医师
曹欣欣	内科	住院医师
王　辉	内科	住院医师
张月宁	消化内科	博士研究生
宋志强	消化内科	博士研究生
丁召路	消化内科	博士研究生
管文娟	心内科	博士研究生
蔡华聪	血液内科	博士研究生
尹　雷	风湿免疫科	博士研究生
刘冬梅	内分泌科	硕士研究生

序

内科疾病的诊断依靠细致的观察检查和缜密的临床思维。临床思维的依据是对患者的观察所见，方法是运用已有的知识和经验，对病情进行分析归纳，找到解释，做出诊断，确定治疗措施。临床诊断思维需要遵循思维逻辑准则和疾病发生发展规律。

患者的疾病表现可能比较简单、典型、常见或多发，具有明显特点，诊断较易；也可能表现比较复杂、不典型、几种病情交织、少见或罕见，诊断困难。内科疑难病的诊断思维也需遵循一般内科病的诊断思维规律，但还要想到疾病的不典型的一面、曲折变化和交错复杂的一面，并且还需考虑不曾见过甚至未曾发生过的病。疑难病虽然难于诊断，但多数情况下，经过层层剥离、步步深入的分析、归纳、推理，最终还是可以得到确诊的。不过，疑难病的诊断思维需要培养、训练，才能达到敏捷、熟练、高效、准确。

北京协和医院是全国疑难病诊治中心，多年来，收治了大量来自各地的疑难病患者。注意培养训练内科病的诊断思维是协和内科的传统特色之一。本书收集了近几年经内科特别是普内科收治的一些疑难病，对一部分病例采用循序渐进的分析方法，从病情表现和观察所见出发，进行思考，然后再做进一步观察和检查，再行分析思考，步步接近，最终明确诊断，是一种纵向连贯的思维模式，真实反映出临床思维程序和操作步骤；对另一部分病例则沿用多科、多人、多视角的讨论方式，精选一些近年的内科临床病例或临床病理讨论的内容，展示一种横向扩展的思维方式。另外，本书还收录了一些内科罕见病和近年认识的新综合征，以开拓视野，扩大思考范围。全书涉及病种较多，还连带介绍了近年涌现的一些新概念、新的检查方法和手段。

本书的特点是其真实性，真实的病例、主管医生的实时想法、正确与错误都有证据，由于其真实，所以有更强的示范性和可仿效性，有较大的实用价值。此外，本书还可作为自我培养临床思维方法的读本。总之，本书适合不同年资的内科医生阅读，经验少的可以学到一些自己未掌握的思维和方法，已有一定临床经验的医生也许读后会有共鸣或引发新的感悟。

这是一本值得向内科医生推荐的好书。

张之南

2007 年 3 月

前　言

疑难病的诊断是每一位临床医师，特别是内科医师经常面临的挑战。

正确地诊断疑难病例要求很多条件，包括详细、准确的病史，全面的体格检查，先进的诊断技术，系统的临床观察等，在诊断过程中，贯彻始终的一个重要因素是正确的临床思维。即使是在科技发达的今天，各种辅助检查日新月异、层出不穷，也需要临床医生冷静地分析、正确地判断、恰当地选择辅助检查，才能“事半功倍”，惠及患者；过分地依赖仪器设备、化验结果，或不加考虑的“大撒网”式检查，皆不可取。

有鉴于此，北京协和医院内科历来重视疑难病例的搜集、整理与分析，探讨释疑谜团的思维规律。近廿余年先后出版了《内科疑难病例》(1981)、《内科疑难病例百例》(1989)、《内科疑难病诊断——协和医生临床思维例释》(1997)等三部有关专著，分别由王爱霞、吴铁镛、陈元方、纪宝华、张之南、单渊东等临床经验丰富的知名专家担任主编，在内科学界独树一帜，影响甚广。今天，“协和”内科仍然继承了这一优良传统，本书的出版就是例证。

造成疑难病例的原因繁杂多变。有些是疾病本身所引起，如：以少见症状出现的常见病、多种疾病集于一身、新发生或新出现的疾病等；另一些则因医生的经验、学识不足，或诊断手段欠缺而造成；还有少数为错误的辅助检查结果、医疗干预或伪造病史所误导。所谓“同病异征”和“异病同征”的现象，使得临床医生不能仅凭个人经验去诊断疑难病例，必须掌握正确的临床思维逻辑与方法，才能透过现象认识疾病的本质。适时地编纂、分析新的疑难病例，为读者提供很好的学习机会，实属必要。

在本书中，多数病例的讨论采取了当今流行的“step by step”（循序渐进）的形式，将临床医生在诊断一个具体病例时提出问题、解决问题的过程清晰地展现在读者面前。这实际上反映了“由表入里”、“由浅入深”的认识规律，既规范了临床思维方法，也引人入胜，提高了读者兴趣。这一方式尤其适用于临床教学。

应该说，本书是“协和”内科集体智慧的结晶，不但体现了已故张孝骞主任的临床思维理念，秉承了历代“协和”内科大家的传统，也反映了当今“协和”内科年轻医师的进取精神，因为与以往不同的是，此书的绝大部分内容由住院医师和主治医师完成。当然，作为主编的单渊东教授、曾学军教授给予的悉心指导，保证了本书的学术水平。

感谢内科各专科为本书提供了大量精彩的病例。

古人曰：“业精于勤荒于嬉，行成于思毁于随”，诊断疑难病时我们切忌先入为主、人云亦云，要在“思”上多下功夫。

沈　悌

2007 年 3 月

目 录

第一章　内科疑难病的诊断思维

一、何谓疑难病

• 疑是疑惑，不能决断确定；难是艰难，不容易，不好办。疑难病是指不易确定诊断、不易治疗处理的疾病。

• 疑难病有一个对何人而言的问题：对一个经验不足、学识尚少的人来说，疑难病就会多一些；同一个病人，在条件差、所见病人不多的基层医院可能被视为疑难病，但对设备条件较好、见识较多的三级甲等医院或医学教学医院而言，也许就不难作出诊断处理，算不上疑难病。所以不易诊断处理的疾病是绝对存在的，但就疾病本身而言，疑难不疑难是相对的，在不同医生之间比较而言，更是相对的。

• 疑难病的正确诊断处理要靠学识经验、设备条件，更重要的是看能否运用已有的学识经验和现有的客观条件去确定疑难病的诊断治疗，这就取决于是否具有正确的临床思维方法。

二、造成“疑难”的原因

• 临床经验不足，见识不多。过去见过则易想到，从来没见过就难。例如，我曾在香港地区见一病友，表现为反复发热及皮下结节，当地内科专家诊断不明，我提出复发性非化脓性脂膜炎（Weber - Christian disease）的可能，后得证实，不是我的知识渊博，而是因为我在作住院医师时见过一例。有一些疑难病例是由低年资医师诊断的，不是因为他们特别聪明，而是因为他们在实习阶段亲眼看过，这说明见识经历多么重要。

- 疾病有多种临床表现，而呈现的可能是不常见的表现形式。例如传染性单核细胞增多症可以表现为肝炎，血液学表现可以是白细胞增多、溶血、血小板减少，而且可以是急性的，也可以是慢性的。再如贝赫切特综合征（白塞病），据522篇文章的荟萃分析，我国贝赫切特综合征患者的临床表现可累及口腔、皮肤、生殖器、眼、关节、神经、肠道、血管、心脏、肺、血液、肾等。据我院173例分析，发现口腔溃疡、外阴溃疡、眼部受累是最常见的表现和首发表现；可累及重要脏器；可在起病1年后出现眼部病变，平均4年后中枢神经受累或消化道受累，平均3年后出现血管受累现象。由于不同的首发表现、几种表现的组合或先后出现，使病人临床表现多种多样，增加诊断难度。

- 集两种或几种疾病表现于一身。可为一病继发另一病；可原有一病，后有一病；也可能是一个综合征。如：骨髓纤维化和血行播散性结核可以互为因果；POEMS综合征［多发性神经病（polygneur opathy）、脏器肿大（organomegoly）、内分泌病（endocrinopathy）、M蛋白（M－protein）和皮肤改变（skin－changes）］可以表现为四联征或五联征。

- 疾病的发展和演变。不同时期的表现不一，或同时有几方面的异常，如：恶性组织细胞病，最初发热、肝脾大、全血细胞减少，后导致出血、感染、肝衰、肾衰等。

- 新发生及发现的疾病。如严重急性呼吸综合征（severe acute respiratory syndrome，SARS，我国称传染性非典型肺炎）、禽流感、猪链球菌感染。或是国内过去没人诊断过的病，如首次诊断艾滋病（autoimmune deficiency syndrome，AIDS）、附红细胞体病等，会有一定困难。

- 检查错误、误差、医源性（如药物反应）或人为的因素造成的诊断困难，如药物引起的血小板减少、检验差错造成的贫血、用自动血小板计数仪时因抗凝剂乙二胺四乙酸（EDTA）引起血小板聚集而减少、人为的假发热、假血尿等。

• 缺乏明显的突出的主观或客观表现，如隐蔽肿瘤的发热，还有中医说的“无证可辨，脉症不合”。

• 外国或外地人的病。不熟悉外国人（如非洲、东南亚）的常见病、地方病（如外宾门诊见到的镰形红细胞病引起的腹痛等）；或是不熟悉外地人的常见病、地方病，如肺吸虫病、肝吸虫病、疟疾等。

• 不擅学习，见闻不够，不悉动向，也不借鉴别人的学识、经验、报道。对疾病的特殊表现了解得太少，知识面太窄，所以面前的“疑难”就多。

三、疑难病的诊断思维

（一）诊断思维的两个前提

1. 准确、完整、动态的资料及其临床意义的正确判断

诊断分析的第一步是要发现线索。线索来自病人的主观感觉和客观检查所见。这就要求有扎实的临床基本功，重视多接触病人、观察病人、动态比较、发现变化，及时有目的准确地挑选最有诊断价值的生物化学检查和其他必要的检查（包括各种影像检查、必要的介入检查等），并按循证医学的原则和方法给予正确的评价，结合病人具体情况给予合理的解释。例如，一29岁男性患者，因腹胀1个月来诊。入院查体发现肝大、胸腹腔积液。既往1年前曾发生急性主动脉骑跨血栓，行双股动脉双髂动脉取栓术。入院后先围绕肝大、胸腹腔积液检查，疑为心源性。再仔细听诊，心前区可闻收缩及舒张期杂音，做心脏彩超发现左心房实质性占位物，手术证实为左心房粘液瘤。动脉血栓是本病常见合并症，约半数病人听到心脏杂音。可见一个体征对诊断方向的影响。再如一中年男性患者，因肺部感染

入急诊，用过多种抗生素无效。后得知患者有多次冶游史，查HIV感染有关指标阳性。想到高危人群中可能有卡氏病，然后痰中查到肺孢子菌，按该病治疗好转。若早些问出冶游史，可能诊断治疗上会早些转入正路。由此可见，搜集诊断线索也需扎实的临床基本功和严谨的工作态度。为什么有经验的大夫能问出有价值的病史而不遗漏阳性体征、对化验结果敢于接受或怀疑？这都靠基本功。总之，诊断疾病要先努力抓线索，抓准、抓全、抓到变化规律，抓得明白。

2. 扎实的病理和病理生理学知识

对一个临床医生而言，病理和病理生理学是不可缺少的重要基础知识。一方面可以帮助解释病人的主客观表现，另一方面可以推测这些表现可能反映什么病理或病理生理变化，进而有助于追寻分析可能是什么疾病。如急性呼吸窘迫综合征（ARDS）、多器官功能障碍综合征（MODS）、DIC 等。有时虽然不能确定是何疾病，但针对病人的病理生理变化给予适当的处理，也不失为一种有效的治疗，而且可以根据患者的治疗反应推测诊断。

当然，为了诊断疾病还要熟悉症状鉴别诊断学，了解各种检查的临床意义，头脑中要有一套对各种异常表现所反映的可能病变进行分析的方法、大纲和思考程序。

（二）内科疑难病的诊断思维

1. 疑难病的诊断思维仍不能脱离一般内科病的诊断原则

- 诊断原发病以前必先排除继发的可能。
- 诊断恶性病以前必先排除良性病。
- 诊断功能性病以前必先排除器质性病。
- 重视阳性检查所见，但不能忽视阴性结果的意义。
- 不孤立地看待每一项异常表现，要在全局和整体中衡量其意义，以免本末倒置或被枝节误导。

• 不放过任何细微的异常，特别是未得到合理解释的现象。得不到解释的问题，往往蕴藏着诊断中的漏洞，也有可能是影响全局的隐患。

例如，一48岁女性因肝功能不正常一年余，视物模糊2个月入院。肝功能异常，间接胆红素增高，多项免疫指标及各项肝炎指标均阴性。B超示肝弥漫性损伤，轻度大。一般肝病的外周血可有一种或两种血细胞减少，但患者全血细胞增高，血小板最高达 $720 \times 10^9/L$，骨髓穿刺符合骨髓增生性疾病（MPD）。进一步检查，眼科发现双侧视盘水肿，腰椎穿刺颅压明显增高，不排除颅内静脉窦血栓形成。患者因肝功能异常来诊，最后诊断为MPD，肝功能异常继发于MPD。该病可有20%机会出现门静脉高压、肝内外血栓形成。本例说明应透过一些现象去看本质（基本病），也说明不好解释或有矛盾之处，常是分析问题的切入点。

• 尽量用一元论来解释复杂的临床表现，当一元论无法解释时，也要想到二元甚至多元论。

有的患者不同时间内有多种不同表现，结果全是一种病所致。例如一65岁患者，8年前先有输尿管狭窄、急性肾功能衰竭；6年前发生黄疸、胆道梗阻、胰硬化糖尿病；4年前发生食管静脉曲张，上消化道出血。入院后查出多种自身免疫指标阳性。手术后病理为腹膜后纤维化，纤维组织将多处脏器、血管包绕，先后引起多种不同表现，这是一种少见的自身免疫病。说明虽有多种表现仍可以用一元论解释。另如一54岁女性患者，因胸闷气短3年加重9个月入院。既往胆囊手术时发现结节性肝硬化，并行脾切除。入院后发现多项自身抗体阳性，血氧低，肺血管造影见肺血管扩张和肺内血管短路。核医学科做首次肺通过试验证明左向右分流。最后诊断为自身免疫性疾病合并原发性胆汁淤积性肝硬化及肝肺综合征。一方面说明复杂的病情用一个能连贯全局的病解释了，另一方面也说明诸如首次肺通过试验这样的检查技术在诊断中起着重要的作用。

当患者有多种表现，有时难以确定是一种病还是一种以上的病引起。例如，一48岁女性，1998年出现眼干、牙齿成片脱落、腮腺肿大。2004年出现黄疸、食欲减退，诊断为丙型及戊型肝炎。同年8月眼干加重。22岁时曾患风湿性关节炎，半年后患皮肌炎。23岁时患自身免疫性溶血性贫血。28岁时血小板减少。32岁闭经。37岁患桥本甲状腺炎。入院查多种免疫指标阳性，肝功能差，总胆红素及直接胆红素均增高。患者究竟是原发性干燥综合征肝受累（一元论），还是另有慢性丙肝（二元论）。肝活检病理报告有慢性肝炎、丙肝可能性大。因皮质激素对肝炎病毒介导的肝损伤也可有效，遂以试验治疗，转氨酶、黄疸均有好转。由于有丙型肝炎病毒指标阳性，本例诊为在自身免疫性疾病基础上合并丙型肝炎，但严格地说仍难完全排除干燥综合征肝受累的可能。

从复杂纷乱的诸多表现中，须能抓住要点，理出头绪，结合病人的具体情况进行分析。什么是要点？要点有什么特点？要点往往是能肯定的、持续存在的、有规律变化的、客观的、可重复查到的异常，这种异常往往是需要分析的重点或切入点。

正确的诊断可从正、反两方面验证，如据治疗后变化进行验证（诊断性治疗），可以参考但不是最佳的诊断方法。排除法可以参照应用，但不能藉以确定诊断。

2. 对疑难病固然要遵循内科病诊断思维规律，但也要警惕例外或超越一般常规的事件

- 一般是按照常见的或典型的疾病表现去对照推测诊断，但也要注意那些不典型的、不常见的表现。如老年结核病、以急性溶血显现的 Wilson 病、干燥综合征的中枢神经系统病变、系统性红斑狼疮的肺部病变等。

● 按当地的常见病多发病考虑。但如果患者来自外国、外地，会带着该地的多发病就诊。这在当今跨国、跨地旅行或工作者增多的情况下，就要注意居住地对患病病种带来的影响。

● 要想到时代、时间的变化带来病种的变化。例如：一段时间已消灭的病又再出现，特别是传染病，如鼠疫、日本血吸虫病、结核病等。

● 少见病、罕见病，从未见过所以也不易想到，第一次诊断有一定难度，如艾滋病（AIDS）、附红细胞体病、SARS 等。

● 要注意特殊人群中的多发病。例如，对正常人而言肺孢子菌病引起的肺部感染几率较小，但 AIDS 病人或机体免疫力低下的病人，$CD4^+$ 淋巴细胞降低时，这种肺部感染的机会就会大增。

● 一般原则是能用一种病解释全局者，就不诊断多种疾病重叠发生。但要注意有时新患疾病会引发原有疾病的复发，另外还要考虑疾病的继发问题。譬如有些疾病使免疫力下降随之发生感染；有的疾病引起出血或脏器功能衰竭使原来单纯的疾病变得复杂。

● 还要想到疾病本身的发展使病情变得复杂。例如恶性组织细胞病，从血象改变开始，以后发展到肺、肝、肾脏，导致发热、肝脾大加上多个脏器功能衰竭同时存在。再如过敏性紫癜可以引起肠套叠、皮肤病变和急腹症并存。

● 诊断某病勉强时，应把考虑范围扩大。例如，一 17 岁女患者有低热、下腰痛。骶髂关节 CT 示双骶髂关节隙狭窄，关节臼模糊。入院后多种自身抗体等免疫指标均阴性，$HLA-B_{27}$ 阴性，腰痛与活动无关，不符合诊断强直性脊柱炎（AS）的纽约标准。再做腰椎 CT 发现骶椎、两髂骨有多发的低密度灶，边缘不规则，不是 AS 的典型表现。此后，颈淋巴结病理为霍奇金淋巴瘤多发性骨破坏。本例最初的 X 线检查所见令人直接想到强直性脊柱炎，但方方面面不典型，进一步检查后诊断为淋巴瘤。

• 治疗引起的附加问题使病情更加复杂化。例如药物引起的发热、皮疹、白细胞数减少、血小板减少、溶血、菌群失调等。还有一些比较少见的情况，如腹膜透析引起胸腔积液、造影剂引起肾功能衰竭（造影剂肾病）、冠脉介入治疗后造成胆固醇结晶栓塞（肾动脉栓塞）、中药木通（含马兜铃酸）引起肾功能损害、肝素相关血小板减少等。

• 特殊的综合征。如 POEMS，疾病本身就有多方面的表现，包括①多发性周围神经病；②脏器肿大；③单克隆浆细胞增生；④内分泌疾病、⑤皮肤病变等，可具备五项中的三、四、五项；首发症状以肢体麻木、无力最多，也可能是消瘦、肝脾淋巴结大；所以表现可能是多种多样。又如恶性肿瘤也可有特殊的合并症。例如一 38 岁患者因发热 1 个月、腹痛 8 天、意识障碍 2 天入院。经检查发现有发热、神经精神症状、肾功能损害及血小板减少，符合血栓性血小板减少性紫癜的四联征，但另有脾栓塞及肾毛细血管栓塞，进行多方检查除外了暴发性抗磷脂综合征、感染性心内膜炎、风湿免疫病等能引起多发性脏器栓塞的疾病。最后经骨髓活检见到转移癌，遂诊断为恶性肿瘤引起的高凝易栓现象，即 Trousseau 综合征。说明见到复杂的多方面的变化，总要追溯到一个主要的决定性的疾病。还有一例表现为四肢肌肉痛、游走性血栓性静脉炎，肝穿刺发现转移性低分化腺癌，原发灶为乙状结肠腺癌。又是一例 Trousseau 综合征。

• 当然应先想到常见病，但必要时也不能不想到罕见病。我们最近看到一例 51 岁男性，因皮肤多发性小丘疹及皮赘 43 年，间断腹痛、腹泻 3 年入院。自幼无眉毛、睫毛。有结节性甲状腺肿，冷结节。右肝有血管瘤，肝、肾有多发性囊肿。食管、胃肠、结肠有多发性息肉。患者虽有多种病变，但皮赘和肠道息肉最为突出，抓住这两点，经鉴别，最后诊断为罕见的 Cowden 综合征。另如一男性 56 岁，因腹胀、腹痛 7 个月入院。查有空肠上段不全梗阻、腹部有包块、小肠在中下腹聚集成团，CT 见小肠外有膜状物。剖腹探查，病理为纤维组织囊壁伴玻璃样变。是一种少见的腹膜病，小肠全部或部分被一层厚硬的纤维膜包裹，形似蚕茧，称腹茧症（abdominal cocoon）。

- 不给病人造成损伤而能得到诊断最为理想。但有些情况下，不得到活体组织病理结果，就不能得到确诊，从而不能决定治疗方向者，则要考虑适时进行有创检查，甚至包括开胸、开腹在内的手术探查。例如，有 10 余例以发热原因不明入院的脾淋巴瘤，就是通过脾切除而诊断的。又如一例男性 57 岁因发热、咳嗽、腹痛 5 天入院，胸部 CT 见双肺结节合并空洞；腹部超声：肝脏多发性低回声灶；抗感染治疗有一定效果，但病原体不明。考虑到能形成多部位浸润及空洞的除革兰阴性杆菌感染外，因患者有糖尿病，还应想到结核病、奴卡菌感染。入院 1 周行经皮肺穿刺检查，病理报告为肺慢性炎症，可见革兰阴性杆菌，进一步染色，高度怀疑奴卡菌。改用磺胺类药，体温转为正常，CT 见病变缩小。可见合理及时地选择有创性检查还是值得的。特别应该提出的是近年来随着影像学发展，占位性病变易被发现，但其性质仍有赖于病理检查。例如一 37 岁男性，因头痛 18 个月入院。头部磁共振显示左枕及脑膜左侧小脑幕增厚，病理为硬脑膜纤维化。入院后经多方检查无重要发现，曾疑韦格纳肉芽肿。用皮质激素可使症状部分缓解。复读病理片诊断为炎性假瘤或称浆细胞肉芽肿，属基本为良性的慢性炎性病变。这种病变常具有占位效应，肺、肝、脾均可累及，近年在我院及他院为除外肺部恶性肿瘤而手术发现为肺部炎性假瘤者不在少数。

- 病理有时只能给出疾病的大致性质，不能确定诊断，但可缩小鉴别诊断的范围，经过试验治疗，可以有助最后诊断。例如一57岁女性，因低热、干咳2个月入院，胸CT示双肺纹理粗多，有多发细斑点，纵隔有多个淋巴结肿大。支气管镜无重要发现。双肘、膝出现散在红色斑丘疹。入院检查无重要发现。血清ACE无异常，肺泡灌洗液中T_4/T_8比稍高，PPD皮试(-)。诊断不明。乃请胸外科行电视辅助胸腔镜纵隔淋巴结活检术，取肺内小结节及纵隔内完整的淋巴结3个。病理报告：淋巴结中见到大量上皮细胞结节，有少许凝固样坏死。抗酸染色未找到抗酸杆菌，提示为肉芽性疾病，但仍不能严格确定为结核病或结节病。两者的治疗都要求很长时间，决定先抗结核治疗1个月，再试皮质激素。结果1个月抗结核治疗无效，纵隔淋巴结更增大，乃改皮质激素治疗。体温转为正常，皮疹消退，纵隔淋巴结缩小。从治疗反应看此肉芽肿性疾病极可能为结节病。

• 适时选择开胸或剖腹取标本求得病理诊断，有时有关键作用。什么是适时？是指条件合适者不拖延时间。例如间质性肺病变在什么条件下可考虑开胸肺活检？有人主张年龄在65岁以下、病情进展快、无结缔组织病、影像学不能诊断者可做活检；65岁以上、心肺功能差、肺纤维化严重者，就不做开胸肺活检。

• 某一种病经多年观察，积累的认识不断增多，见到了疾病的多种表现，认识已有所改变，跟不上这些认识上的变化，诊断上就会迷茫。例如一青年患者，临床及影像学均支持弥漫性肺间质性疾病，经支气管镜肺活检，病理学诊断为朗格罕细胞组织细胞增多症。该病早年名为组织细胞增多症X，有许多未知处，后将之分为嗜酸性肉芽肿、勒-雪病及韩-许病，很少提到单独的肺病变。其后全球积累的病例多了，最近国际上出现新的分类，单器官病变包括骨、皮肤、淋巴结，而主要是肺，占单器官病的85%；另外一类则是多器官受累。单独以肺受累为表现的朗格罕细胞组织细胞增多症过去未被认识，因此若非活检，很少被人想到，甚至血液科及呼吸科专科医师也常忽视。

病情表现千姿百态，变化不一，有的眉目清楚，有的扑朔迷离，然而分析求解时不论难易都需依照逻辑思维的一般原则和方法。例如，进行分析与综合；归纳与推理（演绎）；考虑局部与整体、共性与个性、绝对与相对、正论与反证；分清动静关系、纵横关系、时空关系、因果关系及主从关系等，不再赘述。

四、展望内科疑难病诊断能力的提高

不论从个人还是时代来说，解决内科疑难诊断的能力肯定能逐渐提高，理由是：

（一）经验和知识的积累及运用会比过去更有效率

1. 知识来源扩大并可便捷获得。过去只靠个人实践、靠亲身体会及见闻、靠请教别人，或去图书馆翻资料。现在知识来源远为宽广，资料和信息可来自多种渠道，包括印刷媒体和电子媒体，特别是通过互联网可以查到大量可借鉴的资料，方便快速地得知别人的经验和知识。

2. 知识和经验的积累。经验和知识积累越扎实、越宽阔、越系统化越好，随用随在。过去靠写卡片、记笔记，一定时候要归纳整理，有时不好分类，还会丢失。现在有了各式电脑（掌上电脑、笔记本电脑、台式电脑），平时一点一滴地输入，按自己的分类和用途归类，用时很容易找出自己需要的内容。

3. 运用。经验与知识是分析问题不可少的基石，越坚实越好（经验和知识的“固态状”），但需借鉴这些经验知识时它又应很快涌现到头脑中（经验和知识的“流动性”），所以已有的知识要能灵活地被联想到、用得上，这就靠平时的锻炼。

过去有人说没经验的人与有经验的专家不同，有经验的人看病靠直觉。其实，正确的直觉来自学识渊博加上思维敏捷。不能迷信直觉，直觉也往往会是错误的。对病情的分析还是应该针对客观事实、正确运用经验和知识、进行合理的思考、然后得到认识或结论。分析的基本程序都一样，人与人的区别在于有人绕的圈子大些、有人绕的小些，大家都没有捷径。

（二）生命科学研究的新进展、新概念、新发现有助于对病情的解释和分析

从分子生物学角度研究疾病的发生已有长足的发展，基因研究的进步使一些疾病相关基因得以发现；用表观遗传学的方法研究在不改变 DNA 序列的情况下基因的修饰和表达的调控，进一步得知一些肿瘤的发生是由于某种抑癌基因的不表达；研究翻译后蛋白质的修饰和质量控制，发现人类的纹状体脊髓变性病（相当于牛的疯牛病）是由于蛋白质错误构象而聚合沉积在中枢神经系统中，老年痴呆症和帕金森病都是由于蛋白质的错误折叠而聚集交织在脑中。从细胞生物学角度研究疾病的发生与演变的病理生理学变化，细胞接受外来刺激后可通过级联的信息传递而改变自身状态，细胞与细胞也可通过细胞因子、粘附因子、趋化因子、离子通道等多种途径进行细胞之间的通讯，使众多细胞相互沟通，形成一个细胞社会，一种或一组细胞失常就会影响其他细胞，引起细胞社会的紊乱，从一个新的角度解释疾病的发生与演变，了解炎症与肿瘤，甚至与动脉硬化的关联。生命科学研究的新进展、新概念、新发现有助于剖析疾病发生发展的机制，有助于解释病情和推断病理生理状况，并进而推进诊断，同时也会为疾病的诊断提供大量新的有参考意义的直接或间接的诊断指标。

（三）科学技术的发展推进检查手段和技能

高通量、高度自动化和微量化的微阵列方式的检测技术

（如芯片技术）可一次检测多种物质的有无；多种成像技术和图像处理技术的提高将大大扩展影像学在诊断中的作用；声光电热学技术的提高，精密仪器制造能力的进步，微电子、纳米技术、生物信息处理技术的进步，将不断扩大和提高检查手段和方法，一些有创检查也将被微创或无创检查所替代。例如我院最近收治一例68岁女性，因夜间便血17年入院，经血管彩超、腹部加强CT、肝门静脉CTV，发现为先天性肝内、肝外门腔交通（分流）畸形。过去这种病很难诊断，现通过血管造影、腹部PCT、MRI及超声多普勒等检查手段可助诊断，近年又有了多排螺旋CT（MSCT）等技术，诊断手段更趋微创、准确，相信这些无疑都会给今后的诊断增添更多的依据，诊断效率将被提高。

（四）思维能力的提高

越直观、越准确、越能反映病因和病理生理状态的检查所见，对诊断思维就越有帮助。多看病人、多随诊、多验证，也有助诊断思维能力的提高。加上电脑技术的发达，现在可以把许多专家的知识、思维方式和过程编成专家程式（expert program），可有各种内容的软件，就像“深兰”可以帮助下棋一样，人工智能（artificial intelligence）也可帮助诊断思维，人工智能不一定能代替人的智能，但至少可以帮助扩展思路，减少遗漏。临床思维（clinical reasoning）、诊断思维（diagnostic reasoning）等研究也已成为一些杂志和互联网上交流和讨论的课题，通过交流会有助于建立正确的有效的临床思维。

（五）集体智慧的运用

现在内科各专业日益专业化，一个人的知识和经验有限，常常需要多专业多人一起思考。协和内科各专业组查房，一向不是单独一个教授查，而是全组一起讨论。普内科自恢复建科以来，就例行每周由多专业医师集体查房。内科更有每周内科大查房的传统。目前通过互联网进行远程图像分析、远程会诊，也等于多些人出主意。相信若能组织好院内外多种方式的会诊，集思广益，也必能有助于提高对疑难病的诊断能力。

总之，疑难病的诊断是常遇到的问题，其解决要靠强烈的责任心，锲而不舍的追求精神，要靠周密的观察，要能抓住病情要害、重要线索，联系已有的知识，推测体内的病理和病理生理变化，进一步分析可能的病因和疾病，通过随诊加以验证。科学技术的发展将使可借助的手段逐渐增多，思维会更加畅通，许多疑难病的诊断将会不再“疑难”。

（张之南　沈　悌）

参 考 文 献

1. 张之南，单渊东主编. 内科疑难病诊断——协和医生临床思维例释. 北京：北京医科大学·中国协和医科大学联合出版社，1997
2. 张之南. 如何在实践中掌握正确临床思维. 中国实验诊断学，1998，2(1):5-6
3. Ginhong on. 培养临床理性思维. www. infectema. Org. cn /jxjy，2005-06-03
4. Round A. Introduction to clinical reasoning. Student BM J，2000，8:1-44
5. Kats MD. Computer - aided differential diagnosis of diseases. www. Ukrainebiz. com，2004-01-19
6. Peile E. Commentary：clinical reasoning. BMJ，2004，328:946

第二章　临床病例分析：循序渐进

（Step by step）

病例 1　发热，咳嗽，右上腹痛

男性，57岁，因发热，气短，右上腹痛5天入院。

患者5天前受凉后出现鼻塞、流涕、发热，体温最高39.8℃，有畏寒、寒战，咳少量白粘痰，偶有灰黑色痰及气短，伴右上腹持续性闷痛，食欲减退，恶心，呕吐胃内容物。无夜间阵发性呼吸困难。既往史：1年前诊为糖尿病，未治疗。否认肝炎结核病史。吸烟20支/天×40年。

中年男性，急性起病，以呼吸道症状为主，故首先考虑上呼吸道感染的诊断。但是与一般的上呼吸道感染不同，患者同时存在消化系统的症状，提示全身性疾病的存在。未治疗的糖尿病和大量吸烟也是值得注意的病史，前者提示患者基础免疫力低下，易合并感染，可导致酮症酸中毒等糖尿病的急性并发症的可能；后者要考虑合并慢性阻塞性肺病（COPD）等基础疾病的可能。

入院查体：T 38.6℃，P 110 次/分，R 25 次/分，BP 150/60mmHg。神清，急性病容，面色潮红，汗多。浅表淋巴结未及。心界不大，未闻及心脏杂音。右下肺少量湿啰音，未闻及哮鸣音。腹软，右上腹压痛，无肌紧张反跳痛，肝区叩痛，肝脾肋下未及。双下肢不肿。

病史和体征提示肺和肝病变。首先考虑是否为最常见的感染性疾病，同时存在多个脏器的感染提示病原体可以通过血行播散，其中最多见的仍然是细菌感染，包括葡萄球菌和革兰阴性杆菌。患者有糖尿病史，结核杆菌是必须引起重视的病原体。

辅助检查：血常规：WBC $19.7 \times 10^9/L$，GR 85%，Hb 137g/L，PLT $127 \times 10^9/L$。尿常规：比重（SG）1.015，pH 5.5，GLU > 55mmol/L，KET > 7.8μmol/L，无红、白细胞。肝肾功能：谷氨酸氨基转移酶（ALT）65U/L，总胆红素（TBil）23.4μmol/L，直接胆红素（DBil）6.3μmol/L，K^+ 2.8mmol/L，Na^+ 121mmol/L，Cl^- 89mmol/L，HCO_3^- 13.6mmol/L，Ca^{2+} 2.15mmol/L，Cr 115μmol/L，BUN 5.85mmol/L，GLU 23.6mmol/L。血气分析（鼻导管吸氧 3L/min）：pH 7.395，$PaCO_2$ 17.5mmHg，PaO_2 85.1mmHg，HCO_3^- 10.5mmol/L。正位胸片：右下肺近膈处 2cm 类圆形密度增高影。腹部超声：肝脏多发低回声灶。

经上述检查，糖尿病酮症酸中毒诊断明确，伴有低钠、低钾等电解质紊乱。患者白细胞明显升高，中性分类为主，提示存在感染。影像学的初步结果显示肺和肝有占位性病变，是否为恶性肿瘤基础上发生的感染需除外。自身免疫病中系统性血管炎（如韦格纳肉芽肿，WG）可以表现为发热和肺部空洞，但该病多有肾受累，肝受累并不多见，不好解释整个病情，可能性较小。治疗上应积极应用广谱抗生素，纠正酸碱水电失衡，尽快明确病原学诊断，并完善影像和肿瘤方面的检查。

予头孢哌酮/舒巴坦 2g q12h 治疗，同时给予扩容、降糖和补钾治疗。血糖降至 11.1mmol/L，尿酮体消失。体温下降至 37.6℃左右。痰涂片、痰细菌培养、痰真菌培养和抗酸染色均阴性。血培养（抗生素之前）阴性。PPD 皮试（－）。胸腹部 CT：双肺结节合并空洞，右侧少量胸腔积液，肝右后叶低密度灶（图 1－1，图 1－2）。肺癌标志物 Cyfra211、TPA 及 NSE 均阴性，乙肝五项和 AFP 均阴性。UCG、核素骨扫描均未见异常。

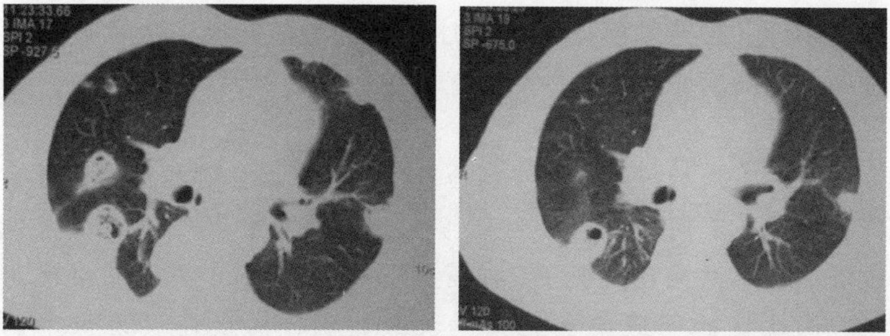

图 1－1　治疗后（右）与治疗前（左）相比肺内病灶明显吸收

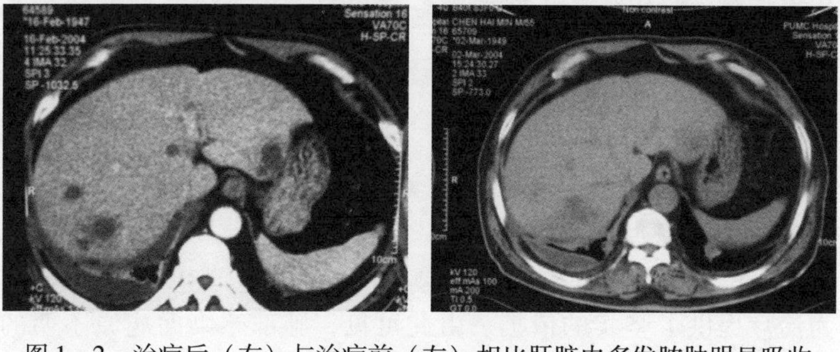

图 1－2　治疗后（右）与治疗前（左）相比肝脏内多发脓肿明显吸收

经验性抗感染治疗有一定的效果，进一步支持感染性疾病的诊断。但病原体仍不明确。影像学有多部位病变并易形成空洞的特点，对三代头孢菌素敏感的病原体中容易形成空洞的有G^-杆菌和奴卡菌，而金黄色葡萄球菌和真菌的可能性较小。结核杆菌是糖尿病患者常见的肺部感染病原体之一，该患者表现为低热、肺部空洞和胸腔积液形成以及多发肝内病变，应考虑结核病的可能，但PPD皮试（-），痰中未找到抗酸杆菌，胸腔积液量少难以穿刺，病原仍未明确。另一个关键问题是究竟有无肿瘤的存在，这对患者的预后和下一步治疗至关重要。从病史上看，患者在发病前一般情况良好，没有长期消耗的表现，不同于一般的恶性肿瘤远处转移的患者，且有关的肿瘤标志物均为阴性，影像学更支持感染灶而非肿瘤的诊断。为彻底排除肿瘤并明确病原体，有创性检查势在必行。

入院1周后行经皮肺穿刺检查。病理诊断：肺组织显慢性炎症，肺泡腔及间质内纤维组织增生，可见多量淋巴细胞及浆细胞浸润；革兰染色可见G^-杆菌，Ziehl-Neelsen法抗酸染色阴性，而改良的弱酸染色见大量抗酸杆菌，高度怀疑为奴卡菌（图1-3）。药敏结果：对SMZ-TMPco、亚胺培南、头孢曲松、头孢呋辛、四环素及丁胺卡那霉素敏感。根据药敏结果将抗生素调整为SMZ-TMP 2片 bid联合头孢曲松2g qd，1周后患者体温完全正常，咳嗽和腹痛消失。入院后第3周复查CT见病变明显缩小（图1-1，图1-2）。

诊断：奴卡菌病，2型糖尿病

该患者的有创检查发挥了决定性的作用，直接明确了病原，为治疗提供了坚实的依据。由此可见，肺部感染而病原不明的患者，在常规检查无助的情况下，合理的选择创伤性检查如经

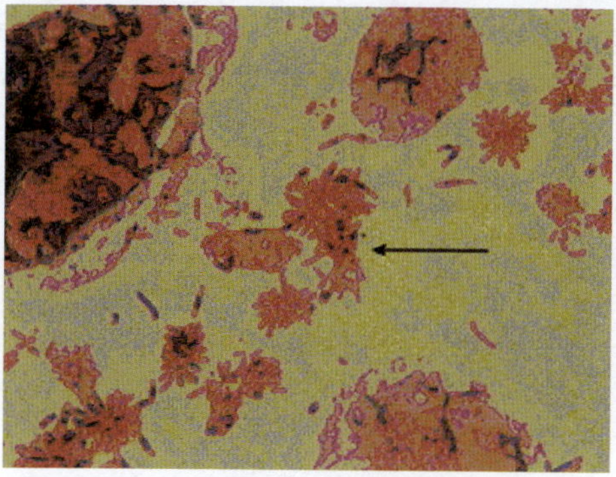

图 1-3　经皮肺穿刺所得肺组织经弱抗酸染色见大量奴卡菌（箭头所示）

皮肺穿刺和纤维支气管镜等不仅有助于明确病原学诊断，而且能显著改善患者的预后。通常奴卡菌革兰染色为阳性，但也已证实奴卡菌在不利其生长的环境中（例如抗生素治疗），其细胞壁结构可能发生变化，从而革兰染色转变为阴性，这是病原体对外界环境适应的一种表现。根据药敏结果调整抗生素方案取得了治疗的成功。

奴卡菌标准抗酸染色（3% 盐酸，即 Ziehl-Neelsen 法）阴性，而改良的弱抗酸染色（1% 硫酸，即 Kinyoun 法）为阳性，借此可以和分枝杆菌鉴别。奴卡菌通常生活在土壤等有机质中，可以通过皮肤、呼吸道和消化道等途径侵入人体，容易造成血行播散。奴卡菌感染往往多见于免疫力低下或是有肺部基础病（如慢性阻塞性肺病、肺隔离症、肺泡蛋白沉积症、囊性纤维化等）的患者。除肺炎以外，最易发生化脓性感染的部位是脑，其次有肾、脾、肝、甲状腺、肾上腺和骨，皮下脓肿也是常见的并发症。奴卡菌肺炎的影像表现多种多样，包括实变、浸润影、孤立或多发结节等多种改变，由于奴卡菌常常造成坏死性炎症，因此容易形成空洞。

奴卡菌病治疗首选磺胺类药物，头孢类抗生素也有效。近年来由于糖尿病、艾滋病和恶性肿瘤的发病率上升，化疗药物、免疫抑制剂、皮质激素和广谱抗生素的广泛应用，奴卡菌病的病例也屡屡可见。熟悉该病的特点并及早明确诊断，将大大改善病人的预后。

（吴　东　曹　彬）

病例 2 体位改变性胸痛

男性，75 岁，因胸痛 20 天于 2005 年 2 月 15 日入院。

患者 20 天前无明显诱因出现双下胸季肋部疼痛，为压榨样，持续不缓解，与进食、呼吸无关，疼痛不放射，改变体位或行走后症状明显加重，平卧位或坐位休息后可缓解，口服硝酸甘油或速效救心丸后可部分缓解。伴胸闷、气短，活动耐力减低，无恶心、呕吐，无出汗、咳嗽、咳痰、咯血等。既往史：高血压病 20 年、高脂血症 5 年，5 年前“脑梗死”，2 年前“右下肺肺栓塞”，曾用华法林抗凝 9 个月。吸烟史 20 年。

胸痛是临床上最为常见的一个症状，常见的胸痛原因有：①皮肤脊神经根病变。如带状疱疹，多有皮疹表现，但部分患者可在皮疹出现前有局部皮肤疼痛；②肌肉和骨骼（包括胸椎、肋骨和局部肌肉等）病变。如肋软骨炎、胸部外伤导致的肋骨骨折、胸椎压缩性骨折等，多有病变处压痛或外伤史；③周围神经病变。如肋神经炎；④胸膜病变。如胸膜炎，其胸痛多与呼吸运动或咳嗽等相关；⑤肺部病变。如肺炎、结核、气胸和肺部或纵隔肿瘤等，多合并有呼吸道症状，如咳嗽、咯血和呼吸困难等；⑥心脏病变。如心包炎、急性心肌梗死和心绞痛等；⑦大血管病变。如主动脉夹层、肺栓塞等；⑧食管病变。如胃食管反流病（GERD），一般表现为胸骨后的烧灼样疼痛。

患者反复胸痛，与体位及活动关系明显，硝酸甘油治疗有效，有高血压、高脂血症等高危因素，有脑梗死和肺栓塞病史，诊断上首先考虑冠状动脉病变导致的不稳定心绞痛；同时应积极除外其他引起胸痛的原因，如肺栓塞和肺癌等。

查体：BP 160/80mmHg。口唇无发绀，胸部皮肤正常。双肺呼吸音清，心界不大，心率 78 次/分，律齐，未闻及杂音。腹软，肝脾不大。双下肢不肿，胸骨和肋骨无压痛，脊柱无叩压痛。

检查：血和尿常规、肝肾功能、白蛋白、电解质正常。血脂：TG 3.84mmol/L，CHO 3.7mmol/L，HDL－C 1.06mmol/L；LDL－C 3.73mmol/L。X 线胸片正常。心电图检查（ECG）：T Ⅰ、aVL 低平，多次复查无动态变化。CT 冠状动脉重建（CTA）：前降支和回旋支近端局部管壁增厚，多发血管壁钙化；CT 肺动脉重建（CTPA）未见异常。肺通气/血流核素显像（V/Q）正常。UCG：左房大，LVEF 70%。冠状动脉血管造影：前降支狭窄 50%，右冠状动脉（RCA）狭窄 80%，于 RCA 行经皮冠脉腔内成形及支架植入（PTCA＋STENT）术，术后予抗凝和抗血小板治疗，胸痛症状缓解。

患者查体无阳性发现，胸片正常，考虑胸壁和肺部病变引起的胸痛可能性不大。结合 CTPA 和 V/Q 显像的结果，可除外肺栓塞，同时 CTA 和冠状动脉造影（CAG）证实，患者的确存在冠状动脉粥样病变，累及前降支和右冠状动脉，行 PTCA 和 STENT 术后症状缓解，考虑胸痛的原因是冠状动脉狭窄所造成的。那么，似乎该患者的诊疗到此就可结束了，但是……

术后第 10 天患者再次出现上述症状，仍为双下胸痛，右侧为主，无背痛，每次都为改变体位或活动后诱发，平卧位、静息和夜间无胸痛发作，伴胸闷和气短，吸氧或休息 5～10 分钟后可缓解。多次复查心电图无动态变化。

分析有以下几种可能：①冠状动脉支架处亚急性血栓形成，导致不稳定心绞痛发作。患者虽然有明显胸痛发作，但是ECG无动态变化，且CAG显示，患者的冠脉病变并不严重；用心脏病变很难解释再次出现的胸痛；②新发的肺栓塞？患者胸痛性质较前无变化，无肺栓塞常见的伴随症状，且一直服用抗血小板药物和抗凝治疗，故可能性不大；③其他病因，该患者的胸痛与常见的心绞痛有很多不一致之处：首先部位不典型，胸痛主要表现在下胸部，以右侧为主；其次胸痛虽与活动有关，但最明显的是与体位变化相关；且在发作时，ECG无动态变化。因此，要重新考虑是否存在局部肌肉和骨骼病变，如有无胸椎病变等。

后行胸椎X线片和CT示胸椎4～6呈溶骨性骨质破坏及压缩性骨折（图2-1）。骨扫描：胸椎4、5、6可见异常放射性浓聚区，性质待定。

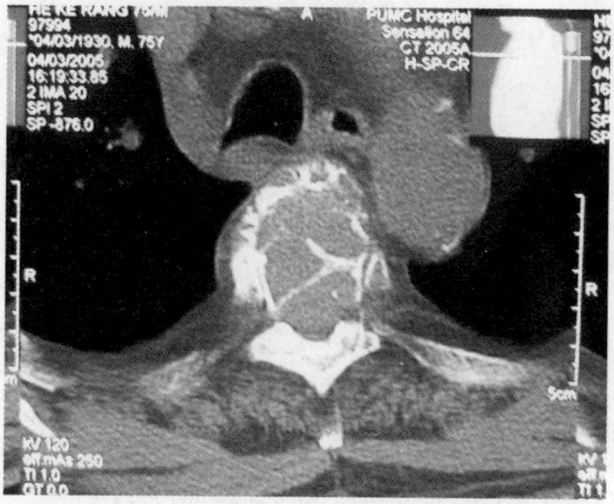

图2-1　胸椎CT

至此，明确了患者有$T_{4\sim6}$溶骨性的骨质破坏，局部骨骼的压缩性骨折可压迫局部的脊神经，导致双下胸部疼痛，在体位改变时，可加重局部胸痛。骨质破坏的原因是什么呢？①老年男性，局部溶骨性病变，首先考虑是转移癌。男性最常见的骨转移癌为腺癌，如前列腺癌、肺癌和甲状腺癌，下一步要重点筛查肿瘤；②溶骨性病变还要考虑是否是多发性骨髓瘤或局灶性浆细胞瘤，需进一步行骨髓穿刺、血清免疫球蛋白定量和血免疫电泳等；③骨原发性肿瘤，如巨细胞瘤；④椎体结核，但患者无结核的中毒表现，影像学不支持（椎间盘破坏不明显），结核可能性不大。综上，临床上首先考虑恶性病变。应取得局部病变的病理结果。

经给予二磷酸盐（博宁 90mg，iv），胸托固定后，胸痛症状明显缓解。行进一步检查。蛋白电泳：可疑 M 蛋白。免疫电泳：IgG，Kappa 单克隆异常；血轻链 KAP 1550mg/dl；LAM 正常。Ig 定量：IgG 和 IgA 正常，IgM 0.27g/L。血沉（ESR）14mm/第一小时末。前列腺超声：前列腺稍大，对称。PSA 正常。AFP 正常。TPA 2.42ng/ml；NSE 5.03ng/ml；Cryfra211 0.98ng/ml。CEA、CA50、CA199 和 CA242 均正常。腹部 CT：肝脏多发囊肿。髂后上嵴的骨髓涂片和活检均正常。甲状腺超声正常。经 CT 引导下 T_5 穿刺活检病理为：少量高度被挤压细胞，PC 染色阳性；建议重复穿刺。

多种肿瘤指标和影像学都没有发现实体瘤的证据，但是患者有可疑的 M 蛋白，免疫电泳有单克隆蛋白（IgG 和 kappa 轻链）；结合有溶骨性改变，考虑骨髓瘤可能性大，但患者髂后上嵴的骨髓涂片和活检均正常；骨病变比较局限，有局灶性浆细胞瘤的可能。CT 引导下的骨病灶穿刺是当前最为安全和简便的明确病理的方法，但是已行穿刺却没有得到阳性结果，需要再次穿刺或骨科手术切除病灶明确病理。

考虑到再次CT引导下胸椎穿刺仍有可能失败，且患者胸椎多发破坏，随时有截瘫可能，经与家属协商后在全麻下行局部椎体切除术及内固定术，术后病理为：胸椎大细胞间变性B细胞非霍奇金淋巴瘤，CD30（+），ALK（+），CD20（+），CD79a（+），S－100（+），AE1/AE3（－）。

讨　论

老年人的胸痛是最为常见的临床症状，也是最为常见的急诊就诊原因之一。此例患者冠状动脉造影提示有冠状动脉病变，冠心病已明确，但从整个病程上看，冠心病并不能解释患者的胸痛。本例患者从出现胸痛症状到最后明确诊断花了近4个月的时间，期间的诊疗过程有以下经验教训。

1. 一定要重视患者症状与拟诊疾病的典型临床表现的不同之处，不能将其以“不典型”一概而论。如本例患者虽然拟诊为“不稳定心绞痛”，但是胸痛本身与不稳定心绞痛的典型表现之间有诸多不同之处，包括疼痛的部位、性质，特别是胸痛与体位的关系，因为心绞痛很少与体位相关，与体位改变相关的胸痛多是骨骼、肌肉或食管病变，如果能够提高警觉性，及时行影像学检查，就可能及早明确诊断。这也充分说明详细询问病史的重要性。

2. 要重新审视现有的一些“经验性”观点的临床价值。例如，在胸痛的鉴别诊断上，很多人认为能被硝酸甘油所缓解的胸痛更可能是心脏缺血性疾病所致的胸痛，甚至有人把它作为诊断标准之一。但是这个“经验性”的观点是否正确呢？Henrikson 等进行了一项前瞻性研究，调查胸痛能被硝酸甘油缓解是否有助于将其病因归结于冠心病。他将“硝酸甘油缓解”定义为舌下或喷雾硝酸甘油 5 分钟后出现胸痛缓解大于 50%，在 459 例急性胸痛患者中 39% 患者的胸痛可被硝酸甘油缓解；在确诊为冠心病的患者中有 35% 患者的症状可被硝酸甘油缓解，而在非冠心病病因引起胸痛的患者中有 41% 的患者的胸痛可被硝酸甘油缓解（$P > 0.2$），说明能被硝酸甘油缓解的胸痛并不总是有助于诊断冠心病。所以需更多规范的临床试验来重新验证一些经验性观点的临床价值。

3. 在临床上，疾病诊断的金标准大多为病理学证据。本例的临床表现、血清学检查和影像学结果，多数医师都认为是骨髓瘤可能性大。但最后的病理结果却是非霍奇金淋巴瘤。说明在临床上间接证据如临床表现、辅助检查或影像检查等都不能代替金标准。因此只要有适应证、无明显禁忌，应尽可能地去积极地寻找直接证据，如行肿块或病变穿刺活检、切除活检，甚至是开胸或开腹探查等，而不是重复地寻找间接证据，这样可能会延误患者诊疗的时机。

（李　剑　黄晓明）

病例 3　发热、咳嗽、咯血、多脏器衰竭合并严重免疫缺陷

男性，25 岁，因发热、咳嗽 2 个月，痰中带血 1 个月于 2004 年 10 月 19 日入院。

患者 2004 年 8 月出现发热，体温最高 37.9℃，伴乏力、咳嗽、咳黄粘痰。入院前 1 个月出现痰中带血。外院查血白细胞及血小板减少，尿常规、肾功能正常，血清转氨酶升高，甲状腺功能重度减低，免疫球蛋白、补体及 T 细胞亚群减低。痰培养先后为白色念珠菌、金黄色葡萄球菌、绿脓杆菌、肺炎克雷伯菌。胸部 CT：肺部感染，胸腔积液，心包积液。既往：自幼反复发作咳嗽、咳黄白粘痰，每年持续 2 ~ 3 个月。吸烟 20 支/日 ×12 年。查体：T 37.5℃，P 104 次/分，R 21 次/分，BP 110/70mmHg，端坐位，贫血貌，淡漠少言，无明显呼吸困难。双肺呼吸音粗，散在哮鸣音，双下肺可闻少量湿啰音，心脏及腹部检查未见异常。

患者系青年男性，主要表现为发热、咳嗽、咳痰、痰中带血，影像学表现为双肺散在斑片影、肋膈角变钝、心影向两侧扩大（呈烧瓶状），痰培养提示多重感染，血白细胞及血小板下降，肝酶升高，甲状腺功能减退，临床首先考虑肺部重症多重感染。特别是结合患者 T 细胞亚群、免疫球蛋白、补体减低，提示患者存在严重免疫功能缺陷。免疫缺陷病可分为原发性和继发性：①原发性免疫缺陷病（primary immunodeficiency diseases，PID）：是一组由于先天性免疫系统缺陷导致机体免疫功能不全的疾病。PID 往往在婴幼儿时期即发病，且大多死于儿童

期。只有其中的常见变异型免疫缺陷病（common variable immunodeficiency disease，CVID）发病年龄不定，多见于青壮年，男女均可发生。本例自幼有反复呼吸道感染病史，本次出现严重的肺部混合感染，外院所查免疫球蛋白及补体减低，应考虑CVID。但该病预后差，如果幼年发病，很少能存活到成年，且CVID是以抗体缺陷为主，无法解释患者严重的细胞免疫低下。应复查免疫球蛋白、T细胞亚群。另外也应注意CVID易合并自身免疫性疾病或肿瘤；②感染：部分病原体的急慢性感染常引起机体抵抗力低下，使病情迁延，且易并发其他病原体感染，造成病情严重和复杂化，其中艾滋病（AIDS）是典型的例子。应查抗HIV-Ab；③肿瘤：各种免疫系统本身的肿瘤如淋巴瘤、白血病、骨髓瘤等可以通过分泌免疫抑制因子，造成免疫功能低下，应注意除外；④自身免疫性疾病：患者有血液、肺脏等多系统损害表现，补体减低，应警惕自身免疫性疾病，特别是系统性红斑狼疮（SLE）。SLE可以出现T细胞减少，但由于T细胞调节障碍导致B细胞功能亢进，一般会产生多克隆免疫球蛋白和多种自身抗体，与该患者临床表现不符。下一步应查相关抗体等指标。

入院后检查：血常规：WBC 2.54×10^9/L，LY 0.2×10^9/L，Hb 69g/L，PLT 48×10^9/L。尿常规：Pro 1.0g/L，RBC大量。尿沉渣：红细胞满视野，正常形态占70%～90%，白细胞15～20/HP，颗粒管型大量。24小时尿蛋白2.34～5.9g。肝肾功能：ALT 114U/L，ALB 20g/L，Cr 104μmol/L，BUN 18.21mmol/L。Ig水平正常，其中IgG 12.9～17.1g/L。ESR >140mm/第一小时末。蛋白电泳：ALB 46.4%，γ球蛋白28.6%。ANA、抗ds DNA、抗ENA、ANCA、ACL均（-）。补体：CH50 3.8U/ml，C3 23.5mg/dl，C4 2.1mg/dl。抗HIV-Ab（-）。T细胞亚群：各亚群细胞计数严重

减少，$CD4^+$T 细胞 23 ~ 54/mm^3（正常值 849 ±288），$CD8^+$T 细胞 37 ~ 134/mm^3（579 ± 175）；T 细胞免疫功能严重减低，$CD8^+$ T 细胞存在明显异常激活，CD4/CD8 比例倒置：0.22 ~ 0.86（1.536 ± 0.589）。血培养（－）。CMV－pp65（＋）。甲功：T_3、T_4、FT_3、FT_4 减低，TSH 及抗甲状腺球蛋白抗体升高。痰培养：肺炎克雷伯菌。尿培养（－）。血气分析（自然状态）：pH 7.433，$PaCO_2$ 28.7mmHg，PaO_2 86.9mmHg，SaO_2 98%，HCO_3^- 18.8mmol/L。UCG：左室射血分数（EF）45%，少至中量心包积液，轻度肺动脉高压（46mmHg）。胸片（图 3－1）：双下肺片状模糊影，双侧胸腔积液，心影增大。

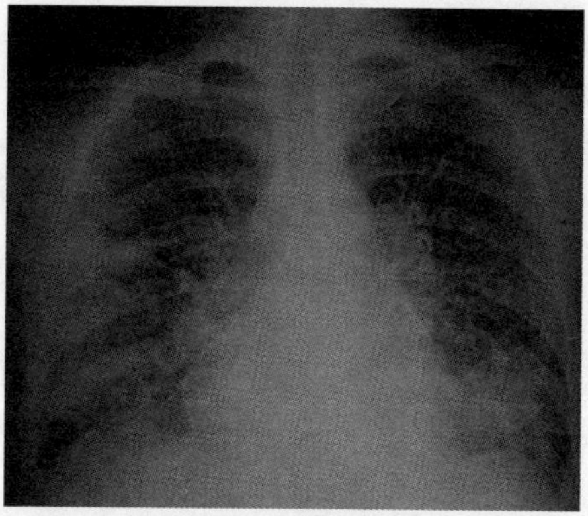

图 3－1 入院时胸部正位像。双下肺片状模糊影，双侧胸腔积液，心影增大

根据上述检查结果，临床考虑：①桥本甲状腺炎诊断明确，可以导致淡漠少言、反应迟钝等表现，但不能解释病情全貌；②细胞免疫缺陷肯定。患者 T 细胞亚群提示 $CD4^+$ 和 $CD8^+$T 细胞水平显著低下，但免疫球蛋白水平正常，不支持 CVID。患者细胞免疫功能低下，可以继发多种感染。结合患者：a. 咳铁锈色痰；b. 影像学表现为肺部阴影；c. 多次痰培养为肺炎克雷伯菌，考虑肺炎克雷伯菌感染。同时由于痰液粘稠，呈拉丝状，

入院前后曾用大量抗生素，X 线胸片示双肺病变弥漫，呈棉块状，应警惕真菌感染。另外巨细胞病毒（CMV）抗原阳性也提示同时合并 CMV 感染。所以患者肺炎（多重感染）诊断明确，应根据药敏结果针对性地选用抗生素；③细胞免疫缺陷的原因是什么？患者 $CD4^+$ T 细胞仅 23～54/mm^3，$CD8^+$ T 细胞仅 37～134/mm^3，CD4/CD8 比例倒置，临床考虑感染，但同时累及肺、肾、血液等多个系统，除 HIV 感染外，难以用任何一种感染解释如此低下的细胞免疫功能。但 AIDS 主要为 $CD4^+$ T 细胞减少，然而患者 $CD8^+$ T 细胞也极度低下，并且多次查抗 HIV 抗体均阴性，所以不能诊断 AIDS。

值得重视的是，患者外院查尿常规、肾功能正常，但入院后多次查尿常规见大量蛋白尿、血尿，提示病情进展，肾脏损害明确，其性质是什么？①慢性肾小球肾炎（CGN）。患者呈现急性病程，肾脏损害更是新近出现，而 CGN 也无法解释其他全身表现；②泌尿系统感染。患者从无泌尿系感染症状，多次尿培养阴性，所以肾脏病变不能用感染解释；③SLE。患者肾脏病变表现为：肾病综合征，镜下血尿，肾功能不全失代偿。同时有多系统损害表现，比较突出的包括：a. 血液系统：血三系下降，淋巴细胞减少；b. 呼吸系统：呼吸困难，咯血，双肺片状模糊影；c. 中枢神经系统：淡漠少言，反应迟钝；d. 心脏：射血分数下降，肺动脉高压；e. 肝脏：转氨酶升高；f. 多浆膜腔积液：心包积液、胸腔积液等；g. 内分泌系统：合并桥本甲状腺炎。加之血沉增快、补体减低，因此高度怀疑自身免疫病，尤其是 SLE。文献报道 ANA 阴性的 SLE 较少见（4%～13%），这部分患者多存在其他抗体，如抗 SSA、抗 SSB、ACL 等，但本例患者各种自身抗体检查均阴性，故很难做出 SLE 的诊断。SLE 病程早期当体内抗原多于抗体时，抗体与抗原结合形成循环免疫复合物沉积下来，有可能出现 ANA 假阴性结果，此时肾活检意义重大，特别是抗体阴性时，可协助明确 SLE 诊断。此外，肺部病变是感染还是 SLE 的肺部表现，或者兼而有之，值得尽早明确，这对下一步治疗方向的确定意义重大。应考虑纤维支气管镜检查同时行肺泡灌洗和经支气管镜肺活检，这也是诊断和鉴别诊断的重要手段之一。但是患者一般状况极差而无法耐受上述创伤性检查。下一步应复查 ANA、抗 dsDNA、抗 ENA 等自身抗体，并密切关注肾脏病变的进展，积极抗感染、加强支持治疗。

入院后根据病原学和相应的药敏结果，先后予替卡西林钠/克拉维酸钾、头孢噻肟钠、舒巴坦钠/头孢哌酮钠、伊曲康唑、更昔洛韦抗感染，输白蛋白、全血、营养支持，并加强利尿。经上述处理后，患者喘憋、咳嗽加重，整日端坐呼吸，咳白粘痰，间断咳血痰，血痰量逐渐增多，X 线胸片示双肺片状模糊影较前增多、范围扩大（图 3－2）；尿量减少，水肿逐渐加重，每日予呋塞米（速尿）400～800mg，尿量仅 1000ml/d；体温波动 38.4～38.6℃，P 100～120 次/分，R 25～30 次/分，BP 110/70mmHg，颜面、双下肢、会阴重度水肿，口唇发绀，双上肺散在哮鸣音，双中下肺大量湿啰音，心音低钝。进一步检查：Cr 逐渐升至 288μmol/L，BUN 升至 35.31mmol/L。ABG（面罩吸氧 8L/min）：pH 7.48，$PaCO_2$ 30.5

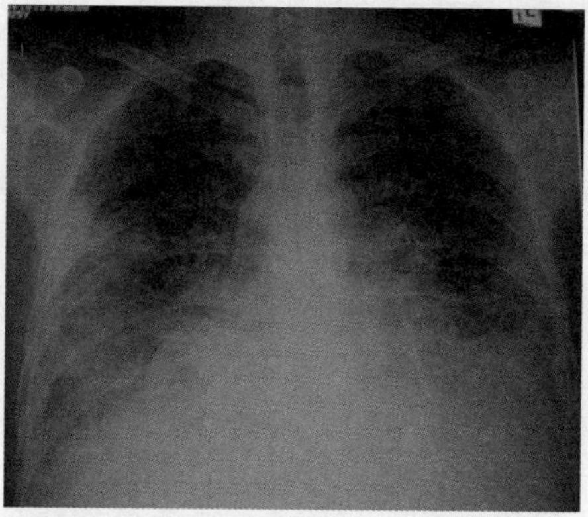

图 3－2　入院后 10 天胸部正位像。双肺片状模糊影较前增多、范围扩大

mmHg，PaO_2 65mmHg，SaO_2 92%，HCO_3^- 19mmol/L。UCG：大量心包积液。肘静脉压：1.18kPa（12cmH_2O）。痰培养：耐甲氧西林葡萄球菌（MRSA）。

患者病情急剧进展，出现肺、肾、心脏等多器官功能衰竭（MOF）表现。①肺部表现十分突出，喘憋加重，咳血增多，Ⅰ型呼衰，影像学提示双肺浸润影迅速进展。有心衰表现，咯血是否可用心衰解释？但患者痰为均匀鲜血痰，而不是粉红色泡沫痰，咯血量大，胸片表现也不是典型的肺水肿。那么咯血是否为肺炎的表现？患者肺部感染明确，肺炎本身可以出现咯血，但咯血量一般不大。痰培养曾多次有肺炎克雷伯菌，其所致肺炎的特点即为咳铁锈色痰。但是经过积极针对性抗感染治疗后，痰中肺炎克雷伯菌培养已转阴，而出现金黄色葡萄球菌（MRSA），在此过程中咯血量还在继续增多，肺炎难以解释。结合临床及影像学检查，高度怀疑弥漫性肺泡出血；②肾脏损害在病程初期似乎并不突出，但入院后发现大量蛋白尿、镜下血尿、急性肾功能衰竭、类似急进性肾炎（RPGN）表现，肾脏受累渐成为关注的焦点之一。综合上述表现，临床高度疑诊SLE。SLE可以解释病情全貌：弥漫性肺泡出血、肾病综合征、RPGN、血三系下降、多浆膜腔积液、发热。所有抗体检测结果为阴性，诊断SLE甚为困难，但是患者病情危重，生命危在旦夕，激素的应用势在必行，只有在积极抗感染的同时，加强原发病的治疗，患者才可能有一线生机。

11月9日在征得家属的充分理解和知情同意后，予琥珀酸氢化可的松300mg静点，并开始持续床旁血滤（CVVH）、呼吸机辅助呼吸。11月10日检查回报：复查ANA（+）1:640（均质型），抗dsDNA Farr法74.24%，免疫荧光法（IF－TE）

1∶80。至此 SLE 终于诊断明确。当日即开始皮质激素冲击治疗（甲泼尼龙 0.5g、1g、1g、0.5g，共 4 天），继之琥珀酸氢化可的松 300mg/d 静点，并予 CTX 0.6g 静推 1 次。同时根据痰培养为 MRSA 及绿脓杆菌，再次调整抗生素为万古霉素及头孢他啶。激素冲击结束第 3 天胸部 CT（图 3－3）：双肺大片浸润影，大量毛玻璃样改变。激素冲击结束 1 周后复查胸片：双肺片状模糊影较前变淡、吸收。患者 11 月 15 日成功脱机，11 月 16 日停止 CVVH，11 月 20 日停用所有抗生素。体温最高 37.2～37.6℃，偶咳嗽，未再咳痰、咯血，无喘憋，可平卧，水肿消失，尿量 1500～2000ml/d。查体：P 90 次/分，R 18 次/分，SaO_2 100%（自然状态），双肺未闻干湿啰音，腹腔积液征（+）。辅助检查：血 WBC、PLT 恢复正常。停 CVVH 后血 Cr 从 159μmol/L 升至 288μmol/L，后又降至 194～203μmol/L，BUN 18～21mmol/L。复查甲功：T_3、T_4、FT_3、FT_4、TSH 正常。

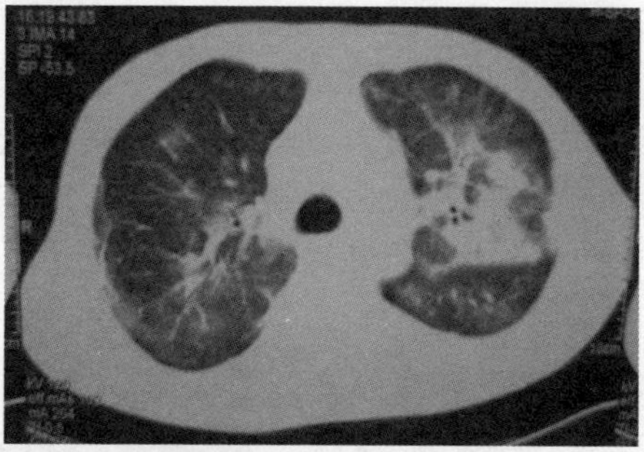

图 3－3　第 1 次激素冲击治疗后 3 天胸部 CT。双肺大片浸润影，大量毛玻璃样改变

再次检测 ANA 及抗 dsDNA 出现高效价阳性，至此诊断完全明确，为重症 SLE，继发狼疮肾炎和弥漫性肺泡出血。经过激素冲击和 CTX 治疗，病情明显好转。该病例诊断难点在于：①ANA 最初为阴性，后来经过反复测定才出现阳性；②患者首发

症状为肺受累，表现为弥漫肺泡出血。肺泡出血在SLE不常见，约占SLE的2%，是其潜在危重并发症，死亡率高达50%以上。肺泡出血患者中20%可为SLE的首发症状。肺泡出血与感染的鉴别十分困难，且近1/3肺泡出血患者可同时合并肺部感染；③SLE可以出现淋巴细胞减少，T细胞减少，但如此严重的细胞免疫缺陷尚未见文献报道，这也给诊断造成了困难。此外，应注意到患者一直有精神改变，在补充甲状腺素片后甲状腺功能已恢复正常，但精神状态不改善，结合SLE的诊断，应考虑中枢神经系统（CNS）受累，需行腰穿。

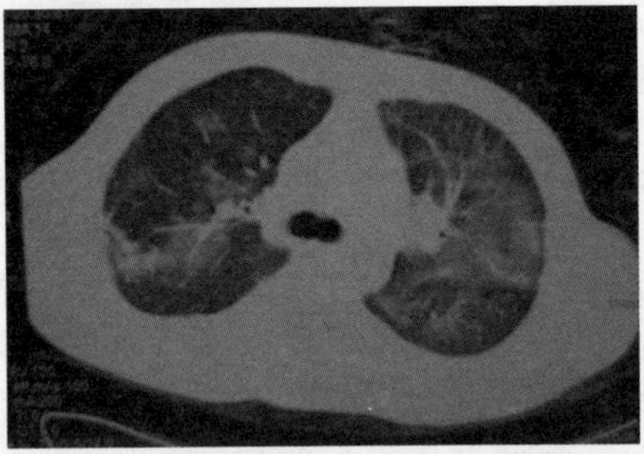

图3－4 第1次激素冲击结束后2周胸部CT。双肺浸润影变淡吸收

在第一次冲击结束后2周，患者未再咳嗽、咳痰、咯血、喘憋，胸部CT（图3－4）示双肺浸润影变淡吸收。情绪有一定改善，可简单回答问题。体温最高37.0～37.5℃，诉腹胀、食欲减退，腹腔积液征仍（＋）。血WBC及PLT再次下降。ALT渐升至308 U/L。血Cr 194～203μmol/L，BUN 18～21mmol/L。24h尿蛋白1.6g。ANA（＋）1:160均质型，抗dsDNA Farr法55.5%，IF－TE（＋）1:20。补体：CH50 12U/ml，C3 30mg/dl，C4 4.8mg/dl。ESR 15 mm/第一小时末。腰穿：压力1.18 kPa（120mmH_2O），CSF：细胞数4/ml，WBC 0/ml；Pro 0.47g/L，GLu和Cl^-正常；ANA（＋）。

CNS受累也得到明确：腰穿脑脊液检查证实有神经精神性狼疮（NP－SLE）。其情感障碍可能与NP－SLE、甲状腺功能减低、性格内向等诸多因素有关。肺部病变相对稳定，而肾脏、血象和肝功损害未控制，抗dsDNA高效价阳性、补体水平仍低，提示SLE全身病情仍有活动。同时由于血象和肝功的原因，免疫抑制剂难以规律应用，不利于病情的控制和激素的减量。基于上述原因，应该考虑第二次激素冲击治疗。

12月1日至3日第二次激素冲击（甲泼尼龙1g/d共3天），加用麦考酚酸酯0.5g tid，并开始用CTX（0.1g临时口服1次）。胸部CT（图3－5）提示肺内病变进一步好转。血WBC、PLT恢复正常，ALT降至100U/L左右，Cr降至146～169μmol/L，24h尿蛋白降至0.49～1.3g，ANA（＋）1∶160（均质型），抗dsDNA Farr法26.9%，IF－TE（＋）1∶40。12月9日PLT再次下降至39×10^9/L，24h尿蛋白2.69g，Cr缓慢升至177μmol/L左右。12月17日复查抗dsDNA：Farr法45.2%，IF－TE（＋）1∶40。免疫科查房建议加强免疫抑制剂治疗，试用CTX，并加用

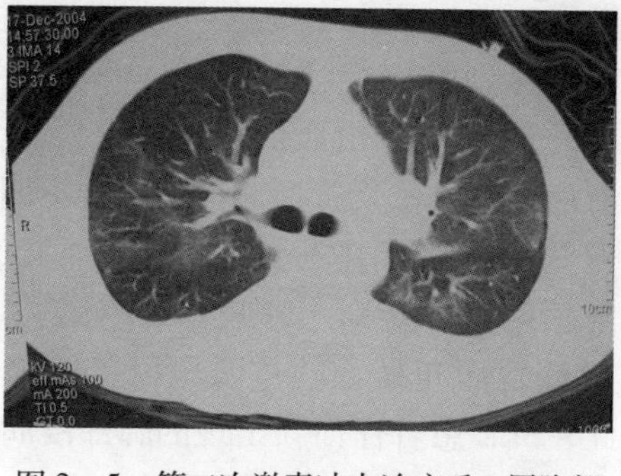

图3－5 第二次激素冲击治疗后2周胸部CT。双肺浸润影、毛玻璃样改变吸收好转，残余纤维索条影

VCR及血浆置换。12月22日、12月29日两次予长春新碱(VCR) 2mg静脉注射，12月23日及12月27日两次予CTX 0.2g静脉注射。因经济原因未行血浆置换。

12月29日患者出院时生活基本自理，情绪转佳，能主动与人交流，无咳嗽、咳痰，体温最高37.1～37.3℃，尿量2000ml/d。HR 70次/分，SaO_2 100%（自然状态），查体心肺无异常，腹腔积液征（+），双下肢不肿。血WBC $4.35\times10^9/L$，LY $0.19\times10^9/L$，Hb 74g/L，PLT $47\times10^9/L$。肝肾功：ALT 90U/L，ALB 22g/L，Cr 209μmol/L，BUN 23.35mmol/L。ANA（+）1:80（均质型），抗dsDNA Farr法22.3%，IF-TE（+）1:20。补体：CH50 39.7U/ml，C3 39.1mg/dl，C4 12.6mg/dl。继续用泼尼龙60mg qd，麦考酚酸酯0.5g tid。CTX累计1.1g，VCR已用2次共4mg。

通过此例重症狼疮的诊治，我们可以得到许多启示，同时也有许多问题值得思考：①SLE肺受累可表现为胸膜炎、间质纤维化、急性狼疮性肺炎、肺泡出血等。其中弥漫肺泡出血很少见，文献报道发病率低，死亡率高达50%以上，多数与SLE肾脏受累同时存在。遇到咯血、呼吸困难、呼吸衰竭、肺部浸润病变的SLE患者应想到肺泡出血的可能。皮质激素冲击及免疫抑制剂是主要治疗手段，血浆置换对预后改善不明显。SLE肺受累大多较轻，但其中重症者并不少见，且常常出现多器官功能衰竭，临床上与感染极难鉴别。呼吸系统感染在SLE患者中发病率很高，是SLE发病和死亡的重要原因，仅次于败血症和肾功能衰竭。因此，SLE患者任何新出现的肺部浸润应首先考虑肺部感染，必须通过病原学及病理检查以除外其他引起肺部病变的原因，包括血培养、痰培养、支气管镜检查或开放肺活检。临床医师应提高对SLE肺受累，尤其是肺泡出血的认识，以期早期诊断、早期治疗。②从发病机制上看，SLE 实质为一种 T 细胞疾病，SLE 患者 T 细胞调节功能障碍在其发病中起到关键作用，尤其是 $CD4^+$ T 细胞的减少及功能低下是 SLE 发病机制的研究热点之一。但鲜有报道如本例患者 $CD4^+$ T 细胞最低仅有 23/mm^3 个。文献曾有 SLE 患者因输血感染 HIV、HIV 感染者同时合并 SLE 等个例报道，而本例 HIV 抗体阴性。因此，关于 SLE 与重症细胞免疫缺陷之间关系的研究还有待深入。

患者出院后病情平稳，已恢复工作。2005 年 6 月复查胸部 CT 正常（图 3－6）。2006 年 6 月复查血常规、肝功均正常，ALB 32g/L，Cr 125.8μmol/L，24 小时尿蛋白 0.63g，ANA、抗 dsDNA（－），补体正常，血气分析正常。T 细胞亚群：$CD4^+$ T 细胞仍低，145/mm^3。已停用麦考酚酸酯，继续泼尼松龙、CTX 和来氟米特治疗。

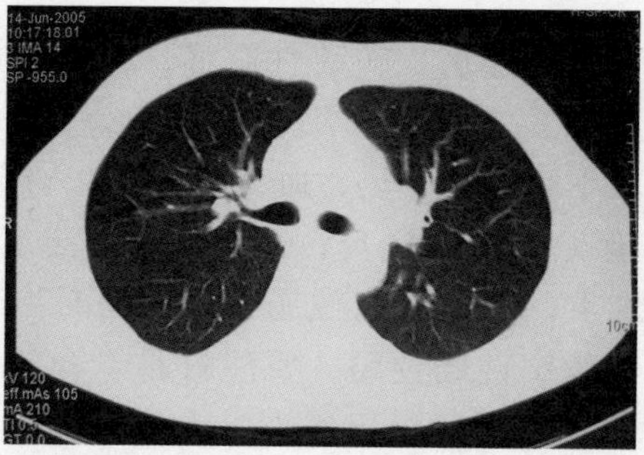

图 3－6 出院后半年胸部 CT 正常

（沈 敏 王 玉）

病例 4 急性腹痛、呕吐、腹泻

男性，26 岁，因腹痛 20 天入院。

患者 20 天前饮酒后出现剑突下疼痛，2～3 小时后转移至脐周，呈持续性胀痛，无放射，伴有嗳气、恶心、呕吐胃内容物。进食后腹痛加重，与排便、体位无关，无排气及排便停止。伴低热，体温最高 37.4℃。既往史：间断剑突下疼痛 7～8 年，自服雷尼替丁可缓解。查体：心肺未见异常，腹软，下腹压痛、反跳痛，以右下腹为著，未触及包块，无移动性浊音。血 WBC 10.7×10^9/L，GR 71.8%。

青年男性，急性起病，转移性腹痛，伴有呕吐、发热，查体有右下腹压痛、反跳痛，白细胞高。考虑：①急性阑尾炎：患者有转移性右下腹痛，发热、血 WBC 升高，右下腹压痛、反跳痛，应警惕有无急性阑尾炎；②肠梗阻：患者腹痛伴恶心、呕吐，进食后加重，应警惕高位肠梗阻，同时出现压痛、反跳痛，应注意有无绞窄性肠梗阻，要注意肠鸣音的变化，查立位腹部 X 线平片；③肠系膜淋巴结炎：青年男性，主要表现为右下腹疼痛，伴发热、血 WBC 增高，应考虑有无肠系膜淋巴结炎，但是淋巴结炎多为先发热后腹痛，可行腹部 B 超检查；④消化道穿孔：结合既往有间断上腹痛服用雷尼替丁可缓解的病史，应警惕有无溃疡穿孔，可查立位腹平片；⑤其他：如急性胰腺炎、胆囊炎、急性缺血性肠病等支持证据不多。

发病第5天，当地医院予抗炎治疗后体温降至正常，但腹痛无缓解，行阑尾切除术，术中见阑尾炎症不明显，回肠末端约80cm长肠管壁散在充血，似炎症表现。肠系膜散在肿大淋巴结，病理显示慢性炎症。术后3日患者再次出现腹痛，性质同前，并伴有腹泻约10次/日，每次50ml左右褐色稀水样便，带有红色絮状物。多次查大便常规有红、白细胞，粪便潜血试验（OB）（+），予禁食水、多种抗生素抗感染，地衣芽孢杆菌（整肠生）治疗后，大便减至3~4次/日，红褐色糊状便，便常规仍有大量红、白细胞。曾使用氢化可的松100mg×3d，地塞米松2~4mg×5d，患者自觉腹痛较前有所缓解，大便减至1次/（1~2）日，成形红褐色软便。X线腹平片未见异常；腹部CT：上腹部小肠扩张，壁厚。血沉：7mm/第一小时末。为进一步诊治来我院收入院。患者平素易发生口腔溃疡约8次/年，为痛性溃疡，易愈合。否认外阴溃疡。否认结核病史，其母亲在30年前曾患结核病。

入院查体：生命体征平稳，无皮疹，无口腔溃疡。心肺未见异常。腹部脐周隆起，未见胃肠型及蠕动波，脐周压痛、反跳痛，无肌紧张，肝脾肋下未及，无移动性浊音，肠鸣音活跃，偶闻高调肠鸣音。关节无红肿、压痛，外生殖器无溃疡，肛查无异常发现。

外院手术所见回肠末端病变，可排除急性阑尾炎，诊断考虑以下可能：①克罗恩病（Crohn disease，CD）。患者病程中出现腹痛、腹泻，反复口腔溃疡，外院手术见回肠末端炎症表现；腹部CT：上部小肠扩张，壁厚。使用激素治疗有效，应考虑有无Crohn病。血抗啤酒酵母菌抗体（ASCA）、CRP等炎性指标有助于诊断，应行全结肠镜检查。②淋巴瘤。患者病变累及回肠末端，外院手术见肠系膜散在肿大淋巴结，腹部CT可见肠管壁增厚，应警惕有无淋巴瘤。确诊需要病理证据，首先需复核外院病理标本，必要时应行结肠镜检查。③血管炎。患者病史中曾有反复口腔溃疡发生，激素治疗有效，应警惕有无白塞病等血管炎。可查 HLA－B5，中性粒细胞胞浆抗体（ANCA），皮肤针刺试验。④肠结核。该病也可引起肠管增厚，患者有结核暴露史，但无结核中毒症状，血沉不快，激素治疗有效，不支持肠结核诊断。可行 PPD 皮试、结核抗体检查，并行结肠镜检查排除之。⑤感染性腹泻：患者起病时无腹泻，手术后出现，使用抗生素治疗，症状未完全缓解，而激素治疗似有效，不支持感染性腹泻。⑥其他：如嗜酸细胞胃肠炎也可引起肠道全层炎症，但也需要病理证实。

检查：血沉 16mm/第一小时末，CRP 2.89mg/dl，ASCA、ANCA（－），HLA－B5（－），TB－AB（－），PPD 皮试（－），皮肤针刺试验（－）。多次尿常规均正常。结肠镜检：进镜 25cm 达回肠末端，回肠肠壁弥漫充血水肿，散在条索和片状糜烂，有浅溃疡形成，部分覆暗红色血痂。回盲瓣充血水肿，结肠粘膜未见异常（图 4－1）。诊断：末端回肠弥漫性病变，血

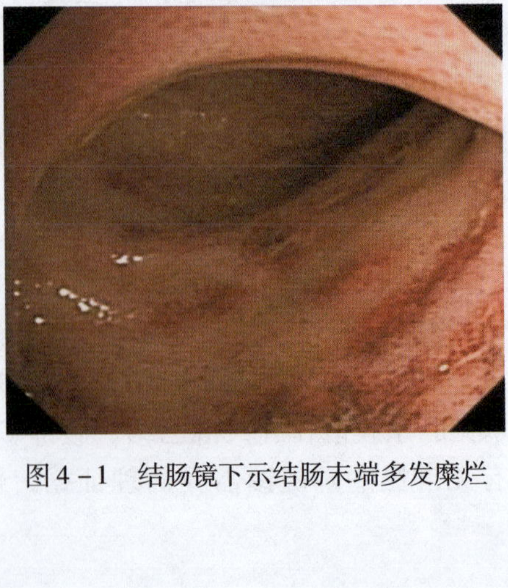

图 4－1　结肠镜下示结肠末端多发糜烂

管炎？外院手术标本病理会诊：①阑尾纤维化；②符合淋巴结反应性增生。

根据患者上述检查结果不支持淋巴瘤、肠结核诊断，高度怀疑为血管炎病变。系统性血管炎，如白塞病、结节性多动脉炎（PAN）、系统性红斑狼疮（SLE）、过敏性紫癜、变应性肉芽肿（Churg – Strauss syndrome，CSS）等均可累及消化道。肠道血管炎性损害之常见临床表现有腹痛、恶心呕吐、腹泻、便血/黑便等。影像学检查肠管呈非特异性炎症性改变，如肠壁水肿增厚。激素治疗有效亦支持。本例小肠粘膜和浆膜面均有多发出血和充血，是小血管炎的改变。但是患者临床上无其他系统受累表现，实验室检查也无相关提示，不能明确血管炎类型。

入院后第6天（发病第26天）患者相继于上臂伸侧、双足踝部出现紫癜样皮疹，无瘙痒、脱屑（图4－2）。结肠镜检活检病理：（回肠末端）小肠粘膜显急慢性炎，小血管内皮肿胀，血管内及血管壁见中性粒细胞浸润，符合小血管炎改变（图4－3）。胃镜：胃窦粘膜花斑；十二指肠球部散在斑片状充血，球

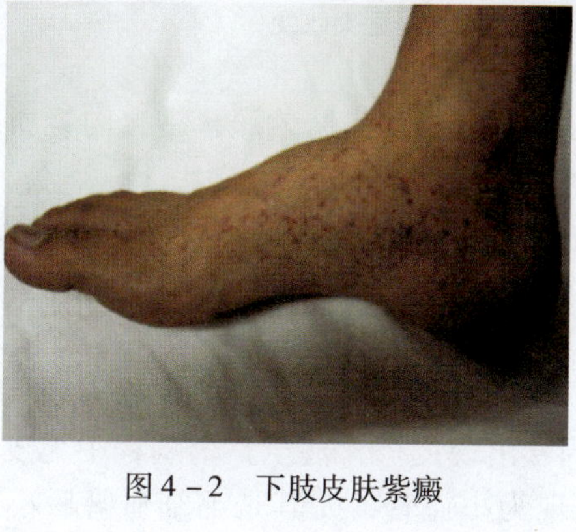

图4－2　下肢皮肤紫癜

后及降部粘膜未见异常。诊断：慢性浅表性胃炎，十二指肠球部炎。小肠镜：进镜达第二组小肠，片状充血、水肿，有糜烂，与回肠末端改变相似。诊断：小肠粘膜糜烂性病变，符合过敏性紫癜小肠表现。小肠和皮肤活检 IgA 免疫荧光（-）。小肠气钡造影：回肠病变，粘膜增厚，蠕动差，肠壁欠光整，盲肠充盈欠佳。

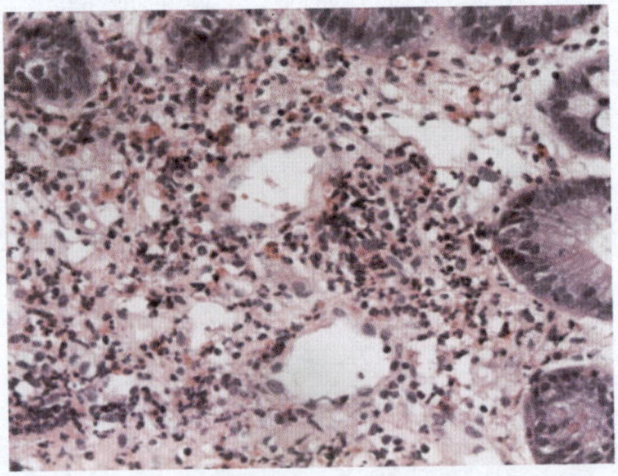

图 4-3　病理示回肠末段粘膜活检示小血管内皮肿胀，血管内及血管壁见中性粒细胞浸润，符合小血管炎改变

患者起病后 26 天出现皮肤紫癜，结合内镜所见以及病理结果，最后诊断为过敏性紫癜。

过敏性紫癜是一种累及全身多系统的血管炎，主要表现为四联征：皮肤紫癜、关节痛、肾脏损害以及胃肠道症状。儿童多见，可于上呼吸道感染后发病。消化道症状主要为腹部绞痛，多伴有恶心、呕吐，多于皮疹出现 8 天内发生，但也有报道消化道症状后 24 周才出现皮疹，甚至整个病程中无皮疹出现。过敏性紫癜病理表现为小血管，尤其是毛细血管后小静脉的白细胞破碎性血管炎，免疫荧光检查发现 IgA 沉积可确诊。本例以腹痛为首发症状，起病后 26 天才出现皮肤紫癜，内镜活检符合血管炎，虽然免疫荧光未发现 IgA 沉积，但考虑到 IgA 检测的假阴性率高，因此过敏性紫癜诊断可以成立。

患者给予泼尼松 40mg qd，氯雷他定 10mg qn 后，腹痛症状逐渐缓解，皮疹消退，腹部体征消失，复查大便潜血多次阴性。

患者以急性腹痛起病，转移性右下腹痛，查体有右下腹部压痛、反跳痛，体温升高、白细胞升高，酷似急性阑尾炎。但是患者腹部压痛、反跳痛并不固定于麦氏点，涉及范围较广，在出现腹膜刺激征的同时仅有一次体温升高达 37.4℃，白细胞仅略高于正常，而在病程后期又出现血性腹泻，均不符合急性阑尾炎的特点。该病压痛点通常局限于麦氏点，虽可随阑尾位置变异而改变，但压痛点始终固定且范围局限，当炎症扩散时，压痛范围扩大，但仍以阑尾部位压痛最明显而且固定。因此遇到不典型转移性腹痛、非麦氏点固定压痛，且压痛范围较广时，一定要注意排除其他疾病。

过敏性紫癜仅累及胃肠道时临床表现缺乏特异性，加之成年人过敏性紫癜发病率相对较低，给诊断带来一定困难。本病误诊为急性阑尾炎行手术治疗者屡见不鲜，应引以为戒。结肠镜显示末段回肠弥漫充血性病变，高度怀疑血管炎，以及紫癜样皮疹的出现是本例诊断过敏性紫癜的一个关键转折。使用泼尼松治疗后腹痛逐渐缓解，大便潜血多次复查阴性更支持过敏性紫癜的诊断。

（曹欣欣　许大波）

病例5 闭经、多尿、多饮、意识障碍

女性，35岁，因闭经1年余，多尿、多饮1年，意识障碍4天于2004年12月1日由急诊入院。

患者于2003年7月因“子宫出血”于外院行“刮宫术”，病理示“子宫内膜组织”，此后即无月经来潮。4个月后患者出现明显多尿、口渴、多饮伴乏力症状，日饮水量达16 000ml以上，夜间每小时需排尿，喜饮凉水。于外院行馒头餐试验后诊为“糖尿病”（不详），予瑞格列奈（诺和龙）、阿卡波糖（拜唐苹）治疗，患者因症状缓解不明显而自行间断用药，未控制饮食，偶测血糖，空腹或餐后血糖均小于10mmol/L；但多尿多饮症状持续存在。近4～5年，患者体重变化不大。视力无明显下降，近1周尿中有泡沫。无明显手足刺痛及温度觉改变。无明显尿急、尿痛症状，近2周外阴瘙痒伴分泌物增多。患者于2004年8月在外院行禁水试验，查鞍区MRI示“垂体柄增粗”，血泌乳素升高，诊为“2型糖尿病、中枢性尿崩症、高泌乳素血症”，予去氨加压素（弥凝）0.1mg q8h与溴隐停2.5mg qd治疗，同时改用罗格列酮（文迪雅）、阿卡波糖（拜唐苹）、格列吡嗪控释片（瑞易宁）控制血糖。患者服去氨加压素（弥凝）0.1mg后尿量明显减少，但4小时后又明显增加。患者无头痛及视物不全，无触发泌乳。

该病例病情复杂。患者为中青年女性，病程近1年半，主要存在以下几方面问题：继发性闭经、尿崩症状、糖尿病及其急性并发症。

首先，患者1年余来一直未来月经，考虑病因可能在下丘脑、垂体、卵巢或子宫。首先应查性腺轴激素以明确FSH和LH是否升高。因影像学提示垂体柄有占位，考虑下丘脑或垂体病变可能性大。其次，患者起病时即以多饮多尿为主要表现，喜饮凉水，日饮水量大于1万毫升，故尿崩症的可能性极大。结合外院鞍区MRI示垂体柄增粗，考虑中枢性尿崩症的可能性大，应在病情允许时行禁水加压素试验、复查鞍区MRI以明确诊断。患者10余年前曾生育，推测病变应是在近10余年内发生。再次，患者多次查血糖高，糖尿病诊断明确。患者起病时体形偏胖，无酮症倾向，有糖尿病家族史，支持2型糖尿病诊断。

患者服去氨加压素（弥凝）近2个月后自觉“变胖”，遂自行停用，改用中药治疗，多尿多饮症状加重。服中药10余日后，患者明显乏力，4天前晨起出现明显谵语及意识障碍，应答不切题，四肢瘫软，到我院急诊。查血糖（静脉）51mmol/L，Na^+ 170mmol/L，K^+ 3.8mmmol/L，Cr 164.4μmol/L，BUN 17.4mmol/L，计算有效渗透压为416mOsm/L；尿常规示SG 1.010，GLU ≥55mmol/L，Ket 3.9mmol/L，血气示pH 7.289，HCO_3^- 16.7mmol/L。予补液、静脉输注胰岛素后血糖、血钠渐下降，血气正常，神志渐清。为进一步诊治收入院。发病以来，患者精神不佳，食欲较差，每日均进食稀饭。大便1次/日，睡眠较差。月经婚育史：15岁初潮，周期40～50天，经期4～5天，经量可。22岁顺产1子，体重3.9kg。家族史：母患糖尿病。查体：T 37.4℃，P 80次/分，R 20次/分，BP 110/70mmHg，发育无异常，营养良好，神志清楚，言语流利。皮肤较干粗，颈部皮肤见明显黑棘皮征象；眼窝无凹陷，粗测视野未见异常。咽红，扁桃体Ⅱ度大。甲状腺不大。双肺呼吸音稍粗，未闻及啰音。心前区无隆起，心界不大，心率84次/分，律齐，未及病理性杂音。腹膨隆，肝脾不大。女性外生殖器，阴毛Ⅲ～Ⅳ期。双下肢无水肿，四肢肌力Ⅳ～Ⅴ级，肌张力正常。双下肢感觉粗测无异常。足背动脉搏动对称存在，Babinski征未引出。

患者本次就诊主要是因为出现意识障碍，我院急诊查血钠、血糖、血渗透压极高，符合糖尿病高渗昏迷的特征；患者又有尿酮体阳性，血气示代谢性酸中毒，故酮症酸中毒也成立。现两种糖尿病急性并发症已基本纠正，但需进一步控制血糖。本例患者较为年轻，肾功能正常，而高渗昏迷常常出现于老年患者，尤其肾功能异常者，分析本例合并高渗昏迷的可能原因如下：①患者口渴中枢受损，但从目前恢复情况看不支持。②患者停服弥凝，尿崩症加重，导致明显脱水，停用降糖药，血糖水平显著升高，加重脱水，导致高渗性昏迷。停用降糖药，还诱发酮症酸中毒。③改服中药，是否其含有诱发糖尿病高渗昏迷的成分，不能完全排除。患者上述急性并发症的治疗，关键在于大量补液、纠正脱水、持续静脉补充小剂量胰岛素、纠正电解质紊乱。

进一步的治疗方面，首要的是控制血糖，因患者处于应激情况下，需使用胰岛素治疗，本例采用了甘精胰岛素（来得时）加三餐前门冬胰岛素（诺和锐）的胰岛素强化治疗方案，血糖逐渐控制于空腹血糖7～8mmol/L，餐后8～9mmol/L。尿酮体阴性。患者病情稳定后，加强糖尿病教育，并行饮食指导，逐步改用罗格列酮（文迪雅）加二甲双胍（格华止）方案治疗，血糖控制良好。但一般状况较弱，仍多尿、多饮。出入量记录显示：入量9310ml，日间出量4500ml，夜间出量7600ml。

由于可能存在尿崩症问题，在患者病情好转后，进一步行禁水-加压素试验，结果显示停用去氨加压素（弥凝）两次、禁水 8 小时后血渗透压为 322mOsm/L，尿渗透压为 103mOsm/L；注射垂体后叶素后尿渗透压升至 581mOsm/L。鞍区 MRI 示垂体柄增粗、垂体后叶高信号消失。

因此中枢性尿崩症诊断明确，病因可能与垂体柄病变有关，遂加用去氨加压素（弥凝）0.05mg q8h，患者全天入量减至 2998ml，日夜尿量分别为 600ml 及 500ml，患者病情显著改善。对于垂体柄病变，生殖细胞瘤是较常见病因，但多见于儿童，本例年龄偏大。淋巴细胞性垂体炎可引起中枢性尿崩症，但较罕见，本例无相关提示。而病理活检是最直接的明确病因的方法，但神经外科会诊认为手术难度大，建议放射治疗；放疗科建议行试验性放疗；患者拒绝。建议患者今后应密切随诊，定期复查鞍区 MRI。

由于患者存在继发性闭经问题，故我们进一步评价了下丘脑-垂体各轴的功能，结果如下：ACTH 17.3pg/ml（正常值 <46pg/ml），血 F 15.36μg/ml（正常值 4~25μg/ml），FSH 和 LH 测不出，E_2 166.53pmol/L，T 1.0nmol/L，FT_3 3.23 pg/ml（正常值 1.8~4.1），FT_4 1.57 pg/ml（0.81~1.89），促甲状腺激素（TSH）2.491μU/ml（1.38~4.34），PRL 32.2ng/ml（正常值 <30ng/ml）。同时盆腔 B 超：子宫及双附件未见异常。

由 FSH、LH 结果，继发性中枢性闭经诊断明确，病因考虑与中枢性尿崩症一致。就长期治疗来看，应使用雌孕激素行人工周期替代治疗；但考虑到垂体柄增粗性质尚未明确，故暂不治疗，观察随诊。

总结：对于诸如本例的复杂危重病情，应思路清楚、从主要问题入手，首先积极控制糖尿病高糖高渗昏迷与酮症酸中毒，为进一步治疗赢取时间。待患者脱离危险后，再明确多尿多饮和继发闭经的原因，控制尿崩症、积极优化糖尿病的治疗方案，使得糖尿病急性并发症抢救成功，也使其他并存的疾病得到了全面治疗，患者病情显著改善。

（李乃适　李文慧）

病例 6　呕吐、腹泻、尿路刺激征、心悸、气短

女性，24 岁，因呕吐、腹泻、低热 3 个月，腰痛、尿频 7 天于 2005 年 9 月 12 日入院。

患者 3 个月前进食生鱼片后反复出现恶心、呕吐，为胃内容物，多于进食后 6～8 小时发生，伴腹泻，为黄色稀水样便，3～4 次/天，脱发明显，低热。在日本医院查血 WBC 2.2×10^9/L，EOS% 12.0%；胃镜提示轻度反流性食管炎；腹部 B 超提示少量腹腔积液，脾大；尿蛋白（+++）。给予保护胃粘膜、止吐等治疗后好转出院。4 周前回国，再次呕吐，低热同前，无盗汗。外院查尿蛋白（+++）；ANA 阴性；B 超示双肾未见异常；胃镜下胃粘膜活检示轻度胃炎，偶见嗜酸粒细胞浸润；结肠镜未见异常。给予营养支持治疗效果差。2 周前来我院，查 B 超：双肾盂轻度扩张，膀胱未充盈，盆腔积液深 2.6cm，直肠壁增厚，右附件区可疑包块。遂行"腹腔镜下右卵巢囊肿剔除术"，病理为右卵巢成熟性囊性畸胎瘤。术后呕吐、腹泻无好转。7 天前出现尿急、尿频、尿痛，伴腰部酸沉疼痛，行立位腹平片示中腹部有气液平，服用香油后好转，逐渐可进流食。查尿蛋白 1.0～3.0g/L，尿红细胞 0～200/μl；大便找寄生虫（－）；ESR 正常；2 次查 ANA 分别为均质斑点型弱阳性 1∶80 和阳性 1∶160，抗 ds-DNA 阴性；抗 ENA 抗体阴性；补体 C3 51.9mg/dl，C4 10.5mg/dl；24 小时尿蛋白定量 2.09g。期间仍低热（最高 37.8℃），伴双膝及双肘关节疼痛，尿频、尿急，每天排尿数十次，每次尿量 20～30ml。行胸腹及盆腔 CT：①双侧胸腔积液、双侧腋窝淋巴结肿大；②脾大；③膀胱壁厚，双肾盂、双侧输尿管扩张积

液；④盆腔积液，左半结肠壁增厚。UCG 提示 LVEF 46%，肺动脉压 31mmHg（正常值 12 ~ 20mmHg）。3 个月来体重下降 7.5kg。为进一步诊治收入院。近年来有雷诺现象，1 年来脱发明显。5 岁时患“血小板减少性紫癜”，后恢复正常。高血压史 1 年半，未正规治疗。月经史：经期及经量正常，无痛经史。

入院查体：T 36.6℃，P 84 次/分，BP 166/120mmHg。双肺未见异常，心界不大，心律齐，S_2 稍亢，$P_2 > A_2$，未闻器质性杂音。腹稍膨隆，脐下及脐右侧腹部压痛，肝脾肋下未及，双肾区有叩痛（+），移动性浊音阳性，肠鸣音弱，0 ~ 1 次/分。双膝关节轻度压痛，无肿胀，左膝关节有轻微骨擦感，双下肢轻微水肿。

患者为青年女性，病史仅 3 个月，以低热、呕吐、腹泻起病，迅速进展并伴尿路刺激症状。检查发现假性肠梗阻和肾盂输尿管扩张，少量蛋白尿，心功能减低并轻度肺动脉高压。诊断首先考虑泌尿系结核，尿路刺激症状和膀胱挛缩在结核患者最为常见，又有低热和腹腔积液；但假性肠梗阻和左室收缩功能低减用结核很难解释，需要多次查尿抗酸杆菌、结核培养、PPD 皮试等。其次，患者存在多系统受累，需要考虑有无自身免疫病，但仅有 ANA 低效价阳性，少量尿蛋白，补体轻度降低，此外没有更多证据。

患者立位腹平片有多个液气平面，肠鸣音弱，在小肠麻痹时，可以因小肠细菌生长过多而出现腹泻。成人假性肠梗阻多为继发性，可继发于电解质紊乱（尤其是低钾血症）、腹部手术后肠麻痹，或继发于结缔组织病、淀粉样变性、原发性肌病、内分泌疾病（糖尿病、嗜铬细胞瘤等）、药物等。尿路刺激症状在腹腔镜手术后出现，且 B 超提示双侧输尿管扩张，应警惕是否由于手术造成输尿管损伤，从而出现肾积水。但不好解释双侧同时出现。每日多次稀水样便，且与排尿同时出现，是否有膀胱－直肠瘘？但女性膀胱和直肠之间还有子宫，应不易出现尿液漏至直肠的情况。必要时需要行膀胱造影和输尿管逆行造影明确。

入院后检查：血 WBC 2.8 $\times 10^9$/L，EOS% 14.8%，Hb 及 PLT 正常；查尿 Pro 0.3g/L；尿沉渣：WBC 117.8/μl，上皮细胞数量 71.1/μl，细菌数量 8215.8/μl；24 小时尿蛋白定量 0.42g。多次查尿抗酸染色阴性。肝肾功能：ALB 32g/L，余正常；ESR 16mm/第一小时末；CRP 正常；C3 53.5mg/dl，C4 11.1mg/dl，CH50 34.5U/ml；ANA（+）H 1∶160，抗 ds DNA、抗 ENA、抗 rRNP 抗体、ACL、ANCA 均（－）。骨髓涂片：大致正常骨髓像。腹平片见肠管积气，未见明显气液平。行静脉肾盂造影（IVP）示（图 6－1）：双侧肾盂、输尿管积水扩张，未见明显充盈缺损，膀胱挛缩；膀胱造影（图 6－2）：膀胱容积明显缩小，未发现膀胱瘘或输尿管反流。PPD 皮试、血 TB－Ab 均阴

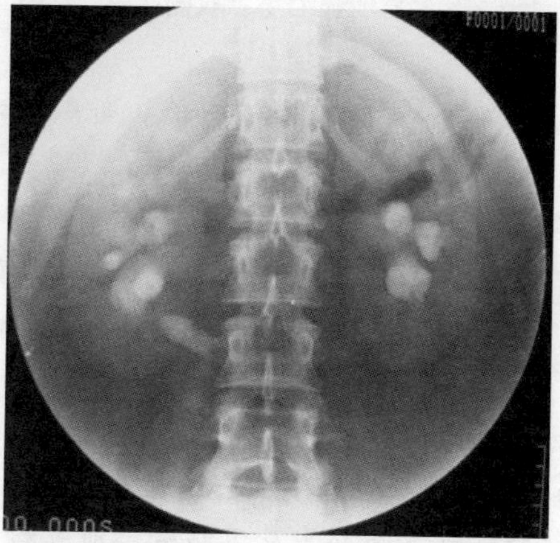

图 6－1　静脉肾盂造影，双侧肾盂扩张

性。泌尿外科会诊认为泌尿系结核不能成立，可能与全身疾病有关，因膀胱容积过小，取膀胱壁活检风险大，故未行膀胱镜检查。

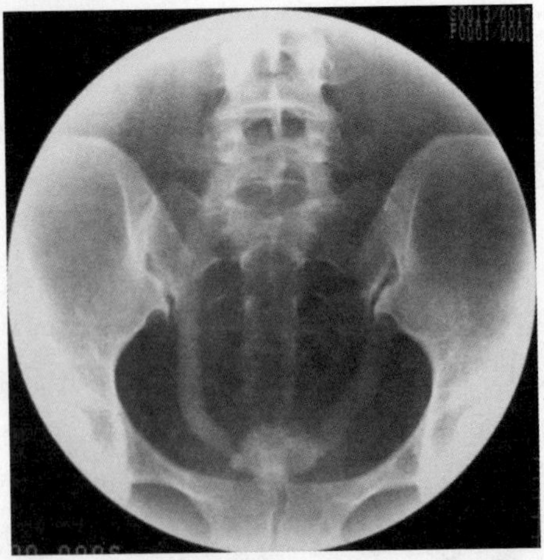

图6-2 静脉肾盂造影3天后行膀胱造影，膀胱明显缩小，双侧输尿管扩张

入院后予禁食水、胃肠减压、补液、抑酸等对症处理，患者呕吐、腹泻略好转，有呛咳，体温最高37.2℃。多科查房考虑虽然不符合系统性红斑狼疮（SLE）的诊断标准，但患者为青年女性，多系统受累（胃肠、泌尿系、心脏、肺等），仍倾向SLE。入院第6天，予琥珀酸氢化可的松300mg/d，CTX 0.2g，qod治疗。

治疗次日，患者出现心悸，心率120次/分，心尖部可闻及第三心音奔马律。治疗第三日夜间出现喘憋，呼吸困难，心率最快达170次/分，双下肺可闻及湿啰音。血气检查示Ⅰ型呼吸衰竭。考虑急性左心功能不全，予利尿、强心治疗后，喘憋好转，但心悸逐渐加重，复查 UCG 示 LVEF% 36%，肺动脉压 35mmHg。治疗第四日发热 38.9℃，伴咳嗽，咳少量白粘痰，双肺呼吸音粗，胸片提示双肺纹理明显增厚，以右下肺为主；胸部高分辨 CT：未见明确感染灶。予抗感染治疗后体温高峰下降不明显。

至此，诊断仍然考虑 SLE，没有证据表明有心脏瓣膜、心脏传导系统和冠状动脉受累，因此心衰可能为 SLE 累及心肌所致。在应用激素和免疫抑制剂的情况下出现心功能损害加重，应考虑：①原治疗方案强度不够，是否可给予冲击治疗以挽救重要脏器的功能；②应用激素后水钠潴留加重心功能不全。

患者同时出现高热、咳嗽、咳痰，胸片提示双肺纹理明显增厚。此时需要鉴别是应用激素后诱发的肺部感染，还是 SLE 在肺部的表现。患者因肠梗阻留置鼻胃管，仍有呕吐及呛咳；加之卧床、应用激素及有误吸情况，因此需要除外吸入性肺炎。但患者多系统表现突出，发热、肺部症状与心功能不全加重同时出现，无脓痰，胸部高分辨 CT 未发现感染灶，抗感染无效，故更有可能是 SLE 病情活动所致。

入院后第 2 周开始甲泼尼龙 1g qd×5 天冲击治疗＋静脉用免疫球蛋白（IVIg）20g qd×5 天。随后给予 CTX 1.0g 冲击，琥珀酸氢化可的松 300mg/d×8 天。此后改为泼尼松 55mg qd，同时间断应用 CTX。患者心悸渐缓解，心率正常，奔马律消失；体温正常；咳嗽、呕吐、腹痛消失，大便为黄褐色稀便，每天次数减少，1～3 次/天；逐渐恢复饮食，每次尿量渐增，间隔时间渐延长，复查憋尿 B 超膀胱内尿量约 200ml。24h 尿蛋白量由入院时的 0.42g 增至 2.58g，出入量平衡，肾功能正常。

在充分治疗后，患者的尿蛋白又有增多趋势，此时需要考虑是否肾脏病变在继续进展，是否拟再次冲击治疗。为明确肾脏病变应行肾穿刺活检。

经患者本人和家属同意，进行了肾活检术。病理结果：系膜增生性肾小球肾炎（轻度），结合临床，符合狼疮性肾炎Ⅱ型。激素及免疫抑制剂治疗计划不变，后监测尿蛋白逐渐减少。住院6周后出院，患者精神好，饮食、二便正常，查体无异常。心脏超声：少量心包积液，LVEF 56%；血常规、肝肾功能、补体正常；24h 尿蛋白 2.27g。

出院诊断：①系统性红斑狼疮（狼疮肾炎，多浆膜腔积液，假性肠梗阻，膀胱挛缩，双肾盂输尿管扩张，心肌病变，急性左心功能不全）；②右卵巢畸胎瘤剔除术后。

以内脏平滑肌受累为主要表现的 SLE，患者的抗核抗体多为低价效阳性，可以累及消化道和/或泌尿系，出现假性肠梗阻和肾盂积水、挛缩膀胱。当病变发展，出现多浆膜腔积液或肾脏损害时，诊断变得相对容易。早期诊断、积极治疗可以明显地改善预后，避免出现肠穿孔等严重并发症。

本例患者病情危重，累及多个脏器，诊断困难，严格套用诊断标准并不符合 SLE，但从临床实际出发，在充分排除其他可能的情况下，仍考虑为 SLE，及时给予甲强龙和 CTX 及 IVIG 的冲击治疗效果满意，最终挽救了患者的生命，为不典型的危重 SLE 病例的诊治积累了宝贵经验。

（管文娟　庄俊玲）

病例 7 二尖瓣置换术后发热、二次“脑出血”

男性，48 岁，因间断心悸 4 年半，发热 2 年余于 2003 年 7 月收入院。

患者 1998 年因头晕、心悸，外院诊为“冠心病，阵发房颤”。2000 年 6 月心脏二维 UCG 诊为“风心病、二尖瓣狭窄”。2001 年 3 月外院行“二尖瓣置换术”。手术 26 天后不规则发热，体温高达 38.5℃，偶达 40.0℃，多以午后中、低热为主，有盗汗，期间发生“脑出血”1 次。

患者主要的症状为心悸和不规则发热，而发热为此次就诊的原因。心悸显然和房颤相关。发热出现于二尖瓣置换术后 26 天，并有脑出血，因此首先考虑心内膜炎，但患者表现为午后中低热、盗汗，无寒战，且发热的时间长达 2 年余，似又不符合一般的细菌感染，因此，尚不能除外常见的慢性感染性疾病如结核，亦需考虑其他疾病，包括免疫病、淋巴瘤等。患者既往诊断“风心病”，还需考虑风湿热复发，但风湿热复发多发生于初发后的3~5年内，多见于 30 岁前，因此可能性较小。

外院多次血培养仅一次阳性，为“类白喉杆菌，微球菌类”，先后应用氧氟沙星、红霉素、阿奇霉素、庆大霉素、万古霉素、亚胺培南/西司他丁，每种抗生素治疗十余天体温均不降。2001 年 11 月外院 UCG 检查“腱索满布赘生物”。行二尖瓣置换术，切除腱索培养为“类白喉杆菌”。术后继续应用亚胺培南/西司他丁和华法林抗凝治疗。手术 3 天后体温下降并维持正常58天，以后再次出现午后发热，最高体温38.5℃，再次交替应用上述抗生素无效，UCG未提示赘生物。在体温正常期间再次“脑出血”，出现昏迷、抽搐，考虑“继发性癫痫”用苯妥英钠至今（2年）。半年前开始出现前臂、下肢淤点，下肢触痛。既往HBsAg（+）、HBcAb（+）。青霉素、头孢霉素、磺胺药物过敏。无不洁性接触史和吸毒史。由于手术后再次发热，入我院治疗。

因血培养和手术切除腱索培养均为同一种细菌，因此可诊断类白喉杆菌性心内膜炎。一般赘生物多位于低压腔面，如左房面、左室流出道，但是本例患者的赘生物位于不常见部位，且赘生物较多，故多种抗生素治疗效果不理想。在药物效果不理想的情况下有手术的必要性。目前存在3个问题：①腱索切除术后58天又发热，很可能心内膜炎复发；②脑出血出现于未发热期间，可能与华法林应用有关，亦可能是心内膜炎的表现之一，还可能是脑血管畸形所致；③下肢的触痛提示外周血管赘生物栓塞或血管炎的可能。

查体左前臂、下肢多个直径0.5cm陈旧淤点，结膜无出血点。颈静脉充盈，浅表淋巴结未及。双肺无殊，心界不大，心率85次/分，律不齐，第一心音强弱不等；心尖区可闻及3/6级收缩期杂音。腹软，肝脾未及，无移动性浊音。下肢不肿，左手、双足甲癣。经胸UCG显示无瓣膜破坏的迹象。

查体除瘀点和轻度心脏杂音外，未提示心内膜炎的更多证据，针对第二次手术后的发热，反复用过多种抗生素无效，且外院的经胸UCG无瓣膜破坏的明显迹象。淋巴结、肝脾无肿大，无淋巴瘤或骨髓病变的证据。类白喉杆菌是一种机会感染细菌，很少见，患者为中年男性，却有手癣，又出现第二次发热，提示可能存在免疫功能低下，应做相关免疫功能检查。患者无不洁性接触史和吸毒史，基本否定 HIV 感染和梅毒感染的可能。虽然入院后心内膜炎仍是首位诊断，但在诊断上尚有疑问，拟暂不应用抗生素，行多次血培养，此外由于二尖瓣赘生物位于左房面，经胸 UCG 左房面的影像容易被机械瓣的声影所干扰和遮盖，应行经食管超声心动图（TEE）。作为发热待查，应常规行骨髓检查和胸片。

入院检查：Hb 113g/L，WBC（4.58～8.27）$\times 10^9$/L，N 63.7%～77.4%，PLT（126～176）$\times 10^9$/L。HIV－Ab、梅毒血清、EB 病毒抗体均为阴性。ESR 19mm/第一小时末；PPD 皮试（－）；血培养5 次、骨髓培养1 次有"偶然分枝杆菌（mycobacterium fortuitum）"生长（图 7－1）。ANA、抗 dsDNA、ENA 均阴性。免疫球蛋白：IgA 0.22～0.27g/L，IgG、IgM 正常。T 细胞亚群测定：B 细胞和 NK 细胞明显减少，$CD4^+$淋巴细胞 212/

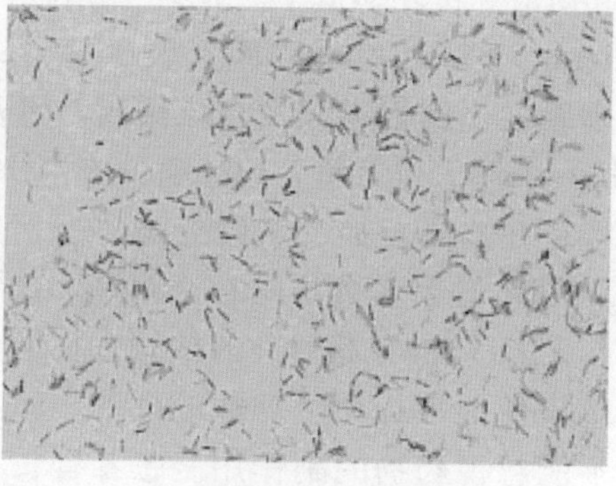

图 7－1　血培养涂片×100，见弯曲分枝状抗酸染色（萋尼染色）阳性的分枝杆菌

mm^3，$CD8^+$ 368/mm^3，$CD4^+$/$CD8^+$比例倒置。X 线胸片：双肺间质纹理增多，左膈抬高。入院第三天 TEE 示：二尖瓣左房面赘生物 11mm×4mm，二尖瓣轻度瓣周漏（图 7－2）。

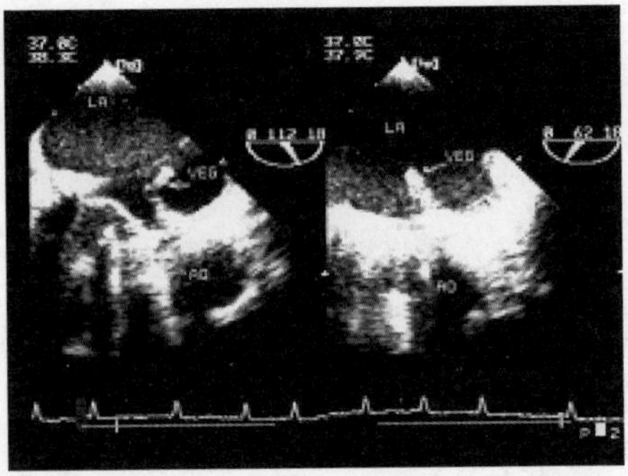

图 7－2 经食管超声心动图（TEE）二尖瓣机械瓣左房面赘生物

血培养和 TEE 的结果证实了感染性心内膜炎的诊断，而且是一种较为罕见的病原菌的感染。同时有关检查结果证实患者有明显的细胞和体液免疫功能低下。非结核分枝杆菌（nontuberculous mycobacteria，NTM）性心内膜炎较少见，NTM 多数累及猪瓣膜或人工瓣膜，个例报道累及自家瓣膜。常由快速生长菌群（1 周内生长）引起，包括龟分枝杆菌、脓肿分枝杆菌、偶然分枝杆菌，有报道在瓣膜置换或瓣膜处理时受污染，或由胸骨伤口感染引起。NTM 对大多数抗结核药耐药。患者无肿瘤、免疫病的证据，亦无 HIV 和梅毒感染的依据，长期的偶然分枝杆菌性心内膜炎感染似能解释免疫功能的低下，但在考虑某一疾病的同时，亦不能忽视药物的副作用。患者有长期应用苯妥英钠史，文献报道苯妥英钠可致免疫功能减低，为非剂量相关性，可影响体液和细胞免疫，以 IgA 降低最常见，多在用药后3～6个月降低，停药后可恢复。但患者先有发热后应用苯妥英钠，可能与上述两个因素均有关系。

患者入院后出现咳嗽、少量白痰，头痛，腰痛。

患者感染性心内膜炎诊断明确，既然血培养和骨髓培养出现偶然分枝杆菌感染，亦需考虑到其他器官可能受累，需除外肺部、颅内和椎体感染，应进一步行相关检查。

胸部CT：两下肺后基底段淡片状影、条索影，双下胸膜肥厚；脾轻度肿大。胸腰椎X片：腰5骶1椎间隙病变；腰椎CT：L_5、S_1椎间隙变窄、椎间盘变性。骨γ-显像：腰椎放射性分布不均匀；头颅CT平扫+增强：未见明显异常。脑脊液检查：常规：蛋白定性（+），糖定性（+），细胞总数8个/mm^3，白细胞1个/mm^3；生化：蛋白1.80g/L，糖1.3mmol/L，氯115mmol/L；墨汁染色、细菌培养、隐球菌乳胶凝集试验和涂片抗酸染色均阴性。

肺部和椎体影像学提示肺部、腰骶椎可能存在感染。患者虽无脑膜刺激征、脑脊液细胞数不高，但脑脊液蛋白高，故高度怀疑中枢神经系统感染，至少为感染中毒性脑病，外院诊断的二次“脑出血”可能并不存在。因此本患者诊断“播散性偶然分枝杆菌病，偶然分枝杆菌感染性心内膜炎”更合适。

随诊观察：患者应用克拉霉素、阿米卡星和利福平，观察1个月体温基本正常。后体温又在38℃上下波动，在继续治疗之中。

（方理刚）

病例 8 双下肢麻木乏力、声音嘶哑、发热

女性，38 岁，因双下肢麻木 5 个月、发热 3 个月于 2005 年 3 月 17 日入院。

患者 5 个月前逐渐出现左足底部麻木伴双膝、双肘关节疼痛。麻木感逐渐加重，范围扩大至左足背和胫前，并伴双下肢乏力，活动后加重，平路可步行 400m，无上肢上举、呼吸及吞咽困难，无饮水呛咳，无眼睑上抬困难等。1 个月后麻木感渐累及右侧足底，双下肢乏力较前加重，不能下地活动。3 个月前始发热，体温波动于 38 ~ 39.5℃，无其他伴随症状。先后予多种抗生素治疗无效，间断予地塞米松后体温可降至正常。入院前 10 天突然声音嘶哑，无憋气及饮水呛咳。我院门诊查血常规：WBC 18.88 $\times 10^9$/L，G 79.8%，Hb 115g/L，PLT 635 $\times 10^9$/L。为进一步诊治入院。患者为河南农民，不嗜烟酒，无牛羊接触史。入院查体：体温 38.1℃，无皮疹，浅表淋巴结无肿大，声音嘶哑，伸舌居中，舌腭弓可见 2 个小溃疡，咽反射存在。心肺腹部查体无阳性发现。左膝以下痛觉稍减退。四肢肌张力正常，左足背屈肌力 Ⅴ$^-$ 级，余肢体肌力 Ⅴ 级，无明显肌肉萎缩。双上肢腱反射对称正常，左膝腱反射略高于右侧，双侧巴氏征阴性。

患者为青年女性，慢性病程，进行性加重。以神经、肌肉系统症状为突出表现，伴中至高度发热，多种抗生素治疗无效，糖皮质激素有一定疗效。神经系统主要表现为非对称性双下肢感觉异常（麻木），左侧为著。四肢肌力除左足背屈肌力略减退外，余肢体肌力正常，生理反射基本对称，双侧病理征阴性。

近期出现声音嘶哑，咽反射正常，提示单侧喉返神经可能受累。综上，病变可定位于周围神经，多发性单神经病可能性大。

临床多发性单神经病患者 1/3 表现为脱髓鞘疾病，其余 2/3 表现为灶性轴突损害，多为神经滋养血管疾病所致。电反应诊断（electrodiagnostic，ED）对判断神经病变是原发轴索性还是脱髓鞘性病变具有重要意义。值得注意的是，多发性单神经病也可以是某些内科疾病在神经系统的表现，如麻风病、结节病、淀粉样变、冷球蛋白血症、艾滋病（AIDS）、系统性血管炎和糖尿病等等。结合患者有发热，要考虑系统性血管炎、结节病、AIDS 和代谢性疾病等可能，应行相关实验室检查明确。此外，该患者近 3 个月间断使用糖皮质激素，易合并各种感染，还需行相关病原检查除外有无继发性感染。

入院后查血常规：WBC 13.1×10^9/L，G 76.9%，Hb 103g/L，PLT 530×10^9/L。血涂片正常。肝肾功能：ALB 27g/L，余正常。尿常规：WBC 70 个/μl，蛋白和红细胞均阴性。大便常规和潜血正常。3 次血培养、3 次清洁中段尿培养均阴性。抗 HIV、RPR、莱姆病抗体、PPD 皮试等均阴性。胸腹 CT：肝右叶小囊肿，肝右后叶点状钙化灶。子宫及双附件 B 超正常。心电图及超声心动图正常。蛋白电泳：γ 球蛋白 22.30%。血 Ig 定量：IgM 3.21g/L，余正常。免疫电泳未见单克隆区带。骨髓涂片基本正常。甲状腺功能、血清叶酸及维生素 B_{12} 均正常。

患者入院后反复血培养、清洁中段尿培养、多部位影像学检查、血涂片及骨髓涂片结果均不支持普通细菌感染。抗 HIV 抗体、莱姆病抗体阴性可除外 AIDS 及莱姆病。患者 PPD 皮试阴性，无肺部、消化道、泌尿系统症状，影像学无结核感染证据，故结核感染可能性不大。本例无浅表淋巴结及肝脾肿大，影像学无纵隔及腹膜后淋巴结肿大，无脏器占位性病变，蛋白电泳及免疫电泳未见单克隆区带，骨髓涂片无异常细胞。故可基本除外肿瘤及副肿瘤综合征。患者空腹血糖，肝肾功能、甲状腺功能、血清叶酸及维生素 B_{12} 检查均正常，常见代谢性疾病所致多发性单神经病可能性不大。因此，此例应重点除外系统性血管炎。

患者入院后2天无诱因突然出现复视，无明显头晕、头痛、恶心和呕吐，无视物旋转，无意识障碍，无肢体活动障碍。查体：双瞳孔等大，对光反射正常，眼睑无下垂，左眼下视不全，双眼下视时出现复视，余各方向运动不受限，眼球震颤未引出；左侧巴氏征阳性。急诊头颅 CT 未见明显异常。腰椎穿刺，颅压 2.25kPa（230mmH_2O），脑脊液常规和生化无异常。

患者突然出现复视，左眼下视不全，同时新发左侧病理征阳性，因此病变可定位在中枢神经系统。结合急诊头颅 CT 正常，脑脊液压力稍高（常规和生化正常），定性上可除外出血性脑卒中，考虑为缺血性脑卒中。其病因可能有：①栓塞性疾病：如心源性栓塞、大动脉粥样硬化斑块和附着物脱落、感染性菌栓等；②脑血栓形成：如动脉粥样硬化、动脉壁炎症（结核性、梅毒性、化脓性、结缔组织病、变态反应性动脉炎等）、先天性血管畸形、真性红细胞增多症等。患者入院后查超声心动图正常，无普通细菌感染证据、无结核、HIV、梅毒感染和真性红细胞增多症等证据；患者为青年女性，无高血压、糖尿病和高脂血症，无吸烟，无高血压和心脏病家族史，因此动脉粥样硬化性缺血性脑卒中可能性小。综上，可除外心源性栓塞、感染性脓栓、动脉粥样硬化、动脉粥样硬化斑块和附着物脱落、真性红细胞增多症等所致缺血性脑卒中，而先天性血管异常难以解释病情全貌，故考虑血管炎引起缺血性脑卒中可能性大。

查 ESR 67mm/第一小时末、CRP 10.7mg/dl，ANA、抗 dsDNA、抗 ENA 均阴性，补体正常，RF 327.8U/ml，AKA、APF 阴性，p－ANCA 1∶160。肌电图示双下肢周围性神经源性损害（感觉运动纤维均受损）和肌源性损害。头颅 MRI 示右侧额叶皮层下点状略长 T_2 信号，考虑缺血性改变。电子喉镜提示右声带旁正中位固定，甲状腺 B 超未见异常。

患者有发热、多发性单神经病、缺血性脑卒中、肌病（肌电图提示肌源性损害），提示血管炎可能性大。血管炎可分为：

（1）继发性血管炎：①系统性红斑狼疮（SLE）。多系统性损害，常有 ANA、抗 ENA 阳性，补体减低。本例 ANA 及抗 ENA 正常，补体正常，故不支持。②类风湿性关节炎（RA）。虽然患者在病程中曾有关节痛，RF 阳性，但 RA 的神经系统受累主要表现为多发性周围神经病，如尺、桡、腓、胫神经分布区域感觉异常，正中神经受压也可引起腕管综合征。中枢神经系统受累较为少见，且 RA 早期标志物如 AKA、APF 等均阴性，故 RA 可能性不大。可行手、足关节 X 线检查进一步除外。③干燥综合征（SS）。SS 合并周围神经病变较多见，主要累及三叉神经及其他感觉纤维，导致感觉过敏、感觉缺失或运动障碍，但也可累及运动神经。患者无口、眼干燥症的表现，抗 ENA 抗体阴性，不支持该诊断。④其他系统性疾病，如混合性结缔组织病（MCTD）、皮肌炎/多发性肌炎（PM/DM）、硬皮病等疾病伴发神经系统损害罕见。

（2）原发性血管炎（primary vasculitides）：①结节性多动脉炎（PAN）。为一种中等血管炎。其常有神经系统受累，有时可为 PAN 的首发表现，如感觉异常，麻木、疼痛、四肢末端呈手套或袜套样改变，也可出现运动障碍，四肢均可受累。也可累及中枢神经，出现头痛、精神障碍、偏瘫、癫痫发作、脑出血等。可有 c-ANCA 阳性。中小动脉活检示动脉壁有中性粒细胞或中性粒细胞和淋巴细胞浸润。本例要考虑 PAN 的可能。②白塞病。其神经系统损害可侵袭脑干、脑膜及周围神经。其特点是男性多于女性，多在发病后 1~3 年出现，中枢神经系统受累较周围神经系统受累多见。全身血管均可累及，早期血管炎类似白细胞破碎性血管炎，或者中性粒细胞血管炎，晚期则为淋巴细胞性血管周围炎。③显微镜下多动脉炎（MPA）。可有周围神经病表现，p-ANCA 阳性，肾脏损害更为突出。病理为小血管的节段性纤维素样坏死，在小动脉、微动脉、毛细血管和静脉壁有中性粒细胞和单核细胞的浸润，可伴有血栓形成。④其他如变应性肉芽肿血管炎（CSS）、韦格纳肉芽肿（WG）等均可有周围神经病表现。因此为进一步明确诊断，需行相关神经及肌肉活检明确是否存在血管炎以及血管炎的类型。

患者双手、足关节 X 线检查正常。腓浅神经及腓骨短肌活检：横纹肌组织活动性炎性改变伴血管炎，神经重度亚急性活动性轴索性神经病，伴炎性反应（图 8-1）。考虑系统性小血管炎，予泼尼松 60mg/d×1 个月

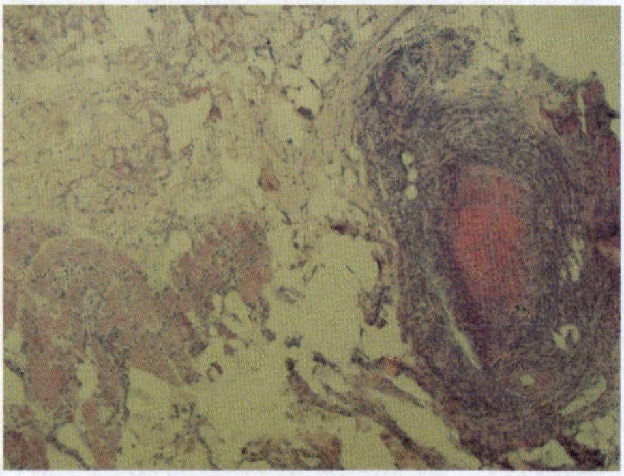

图 8-1 腓浅神经及腓骨短肌活检：横纹肌组织活动性炎性改变伴血管炎，神经重度亚急性活动性轴索性神经病，伴炎性反应

（规律减量），CTX 1.0g iv drip/w ×2，此后每月 1 次。治疗后患者体温正常，病情基本稳定。3 周后复查血常规：WBC 12.4 × 10^9/L，G 79.0%，Hb 106g/L，PLT 336 × 10^9/L；ESR 38mm/第一小时末，CRP 5.33 mg/dl，p - ANCA 1∶80。

患者的神经和肌肉病理结果均支持小血管炎，但是结合其临床表现和 ANCA 阳性，目前难以将其划分为具体某一类小血管炎（如 MPA、WG、CSS 等），故诊断为 ANCA 相关小血管炎。考虑到患者炎症活动明显，病情呈进行性加重，给予足量泼尼松及大剂量 CTX 冲击治疗后体温正常，病情基本稳定，复查炎症指标（血 WBC、PLT、ESR、CRP）和 p - ANCA 效价均下降，进一步肯定了上述诊断。

下面简要介绍系统性血管炎的诊断和治疗。系统性血管炎按其侵犯血管的大小可将其分为大、中、小血管炎。小血管炎可进一步按 ANCA 是否阳性分为 ANCA 相关及非 ANCA 相关小血管炎。ANCA 相关小血管炎包括 MPA、WG、CSS 以及药物诱导的血管炎等。因其短期内常可出现重要脏器致命性损害，而及时的皮质激素及免疫抑制剂治疗效果良好，故临床工作中迅速识别并诊断 ANCA 相关小血管炎具有重要意义。

在临床工作中，对于小血管炎的诊断，需要回答以下 3 个问题：①什么时候要怀疑小血管炎的可能？②如何诊断小血管炎？③具体分型。当患者出现多系统损害（如皮肤、肾、肺、神经系统、消化系统等），尤其是皮肤的紫癜样皮疹、蛋白尿或镜下血尿或肾功能异常、罕见部位的动脉血栓形成、急性肺间质病和弥漫肺泡出血以及突发的神经系统异常时要想到血管炎的可能。诊断时要注意与广泛动脉栓塞（心内膜炎、抗磷脂综合征、心房粘液瘤和易栓症）、药物中毒（重金属中毒等）的鉴别。另外，要注意除外有无感染（病毒、细菌、真菌等）或恶性肿瘤

(淋巴瘤、白血病、骨髓增殖性疾病，实体瘤罕见）所致的继发性小血管炎。

血管炎的诊断主要依据于血清学和病理学的诊断，在小血管炎中，ANCA 是一个比较特异的血清学指标，而病理学发现血管周围的非感染性炎症更是血管炎的金标准。根据抗体作用靶点的不同，ANCA 可分为两种：胞质型（c）ANCA 和核周型（p）ANCA。蛋白酶-3（PR3）是 c-ANCA 的抗原，常见于 WG 患者。髓过氧化物酶（MPO）是 p-ANCA 的主要抗原，常见于 MPA、CSS 和肺-肾综合征（Goodpasture 综合征）。

相对特异的临床表现和 ANCA 的类型是 ANCA 相关性血管炎的分型基础。例如，WG 主要侵犯上、下呼吸道和肾脏，可表现为鼻和鼻窦炎症、肺病变和进行性肾功能衰竭；CSS 主要受累器官为肺、心、肾、皮肤和外周神经，多数患者外周血嗜酸粒细胞增多，伴有哮喘或变应性鼻炎；MPA 主要侵犯肾、肺、皮肤和外周神经等，主要表现为亚急性进行性肾功能能不全、肺间质炎症、肺泡出血等。但是仍有许多 ANCA 相关性小血管炎无法被明确分型。事实上，因为治疗方法相似，同时 ANCA 相关小血管炎短期内常可出现重要脏器致命性损害，故在临床实践中，可在分型未明确之前即应给予积极的皮质激素及免疫抑制剂治疗。

ANCA 相关小血管炎的治疗包括：诱导缓解、维持治疗以及复发后治疗。药物治疗通常包括皮质激素及免疫抑制剂，目前尚无规范的治疗方案。但进展迅速、短期内出现重要脏器损害的病例，需要大剂量甲泼尼龙及环磷酰胺冲击治疗。

（裴丽坚　李　剑）

病例 9　腹胀、进行性四肢无力

女性，64 岁，因腹胀 1 个月，进行性四肢无力 1 周于 2005 年 2 月 7 日入院。

患者 1 个月前，无明显诱因出现腹胀，伴畏食、便秘，无腹痛，无恶心和呕吐。2 周前患者出现双下肢对称性肌肉酸痛，逐渐加重，累及到双上肢，伴恶心和呕吐，呕吐为胃内容物，无头痛、发热等不适。1 周前患者出现全身肌肉无力，进行性加重，逐渐发展到不能站立和翻身，无手足麻木，无饮水呛咳，无呼吸困难，能睁眼，同时出现尿量减少，每天 200 ~ 300ml。查体：血压 120/70mmHg，神志清楚，双肺呼吸音正常，心率 75 次/分，律齐，腹部查体未见异常，双下肢无水肿，颅神经查体正常，双上肢近端肌力 Ⅱ⁻ 级，远端 Ⅳ⁻ 级；双下肢近端肌力 0 级，远端 Ⅱ 级；四肢肌张力减低，腱反射弱，双侧病理征阴性。

本例为老年女性，急性起病，四肢肌无力进行性加重，下肢为主，近端较远端重，病理征阴性。可能引起肌无力的部位有中枢神经系统（包括皮层、传导束和脊髓等）、周围神经（传出神经及其神经元）、神经 - 肌肉接头和肌肉本身。中枢神经系统的病变包括脑梗死、脑出血、脊髓损伤（脊髓炎、外伤）等均可造成肌无力，但通常会伴有肌张力增高、腱反射增强和病理征阳性；周围神经病变也会出现对称性的四肢肌无力，虽然多数以慢性缓慢进展多见，但部分也可变现为急性起病，如格林 - 巴利综合征，其特点为短时间内出现四肢瘫痪和呼吸肌受累，脑脊液表现为蛋白和细胞数分离，肌电图表现为神经源性损害；重症肌无力是最常见的一种神经－肌肉接头病，可累及全身骨骼肌，但往往都有眼外肌的受累，同时血抗乙酰胆碱受体抗体阳性，肌电图有特征性改变；另一大类就是肌肉本身的疾病，包括各种炎性疾病（如多发性肌炎、皮肌炎等）、横纹肌溶解症等，主要表现为近端肌肉受损为重，腱反射弱，病理征阴性，肌酶升高等；最后就是电解质异常造成的肌肉收缩功能异常，如血钾、镁或钙的异常。

入院后检查：血 WBC $23.29 \times 10^9/L$，Hb 140g/L，PLT $302 \times 10^9/L$。尿 pH 6.5，Pro 1g/dl，RBC 大量。血 K^+ 1.1mmol/L，Na^+ 125mmol/L，Cl^- 92mmol/L，ALT 79U/L，ALB 31g/L，Cr 315.6μmol/L，BUN 19.53mmol/L。ABG：pH 7.341，PaO_2 93.7 mmHg，$PaCO_2$ 20.8mmHg，HCO_3^- 10.9mmol/L。CK 13247U/L，CKMB 68.9μg/L，cTnI 1.83μg/L，MYO 32864μg/L。ECG、胸片正常。腹部 BUS 未见异常。

化验结果明确为重度低钾血症（血 K^+ 1.1mmol/L）、横纹肌溶解症（CK、MYO 高，而 CKMB 和 cTnI 轻度增高）、急性肾功能衰竭和代谢性酸中毒。因为低钾血症可影响肌肉的动作电位，因此低钾血症可解释患者的肌无力表现和消化道平滑肌受累的表现。同时在低钾血症时，因肌肉运动时不能从细胞内释放出足够多的钾，以致于局部肌肉的血管不能充分扩张，导致局部肌肉供血不足，出现缺血和缺氧，而引起肌肉坏死和横纹肌溶解症。而在大量横纹肌溶解时，所释放出的肌红蛋白一方面可以通过其代谢产物（例如铁色素和铁蛋白）直接损伤肾小管上皮，另一方面大量的肌红蛋白管型也可以阻塞肾小管，导致肾内梗阻性急性肾功能衰竭。综上，本例的低钾血症可解释其全部临床表现和实验室异常。

诊断明确后经积极补充钾的同时要给予充分的水化和碱化，以减少肌红蛋白对肾脏的损害，避免肾功能的进一步恶化。补钾可以采取静脉和口服相结合的方式，但在补钾的同时时刻要警惕高钾血症的发生，尤其是对肾功能异常的患者，因此要严密监测血钾水平。

在治疗的同时，还需进一步寻找低钾血症的原因。低钾血症可以分为三大类：①吸收障碍：长期饥饿，进食不良都可能出现低钾血症，一般都为轻微异常，有研究表明若无基础疾病的健康人，只有在饥饿 10 天以上时才会出现严重的低钾血症。本例患者尽管在病初有畏食的情况，但这并不足以引起如此低的血钾水平。②排出过多：钾的排出主要是通过肾脏，部分通过胃肠道。在大量腹泻和呕吐的情况下可以出现顽固性低钾，但本例并无明确的胃肠道丢钾的证据。多种病因都可以导致肾脏丢钾过多，如果 24 小时内尿钾 >30mmol 就应考虑肾脏丢钾过多，本例需要进一步查 24 小时尿钾以评价有无肾脏丢失过多的情况。③细胞内外交换异常：在正常情况下，细胞内的钾要远高于细胞外的钾，在病理情况下，出现细胞外钾向细胞内钾转运过多时，也会出现低钾血症，而此时体内的钾总量正常。常见的病因如药物（胰岛素、β 受体激动剂）、甲亢性周期性麻痹等等。本例患者否认类似药物服用史，但仍需特别除外有无周期性麻痹发作。

本例明确低钾血症后给予静脉内补充 KCl（每日 120mmol）和口服枸橼酸钾（每日 12g）；同时给予大量液体水化（每日液量 4000～5000ml）和 5% $NaHCO_3$（每日 250ml）碱化。5 天后，血钾恢复到 4.2mmol/L，CK 下降到 303U/L，MYO 91.4μg/L；血 Cr 87.5μmol/L，血气恢复正常。同时完善相关检查：24 小时尿钾 104mmol；甲状腺功能正常；尿氨基酸阴性；血管紧张素、血浆肾素和醛固酮水平大致正常；ANA、抗 dsDNA 抗体和抗 ENA 抗体阴性；超声心动图正常。

24 小时尿钾高达 104mmol，证实为肾脏丢钾导致的低钾血症。肾性低血钾可以按照所并存的酸碱异常情况进行病因分析：①代谢性碱中毒：低钾血症是代谢性碱中毒最常见的并发症，一大类是与氯离子的大量丢失引起的碱中毒有关，例如胃肠减压引流、呕吐；还有一类是与盐皮质激素过量有关，例如原发性醛固酮增多症、肾素增多症、Cushing 综合征等等；最后一类是先天性异常，包括 Liddle 综合征（高血压、低血钾和代谢性碱中毒）和 Bartter 综合征（低血钾和代谢性碱中毒，但无高血压）等。②代谢性酸中毒：低钾血症是 I 型肾小管酸中毒（RTA）（远端 RTA）的特征性表现，I 型 RTA 主要表现为阴离子间隙（AG）正常型代谢性酸中毒、碱性尿、低钾血症等。③其他：低镁血症、药物（利尿剂、两性霉素 B 等）。

本例患者尽管在入院时有较严重的酸中毒（HCO_3^- 10.3mmol/L），但其 AG 升高（AG = 23.3），不符合 RTA，同时合并横纹肌溶解症和急性肾功能衰竭，因此当时的血气不能代表患者在发病前的酸碱情况。患者无明确相关药物服用史，无碱中毒，并且醛固酮、肾素和血管紧张素水平均正常，无高血压病史。似乎用上述所列的病因都不能解释患者的低钾血症。

那么患者的低钾到底是什么原因？我们发现了一个令人感兴趣的地方，就是患者在入院时虽然血 pH 低，HCO_3^- 10.3mmol/L，但其尿 pH 仍高达 6.5。这说明患者可能存在着肾脏排酸障碍。应在纠正肾功能衰竭后，重新评价患者的排酸功能，如果仍有异常发现，说明患者存在着隐匿性 I 型 RTA。

在停止碱化 2 周后，行 NH_4Cl 负荷试验，当血 pH 下降到 7.34，HCO_3^- 17.8mmol/L 时，尿 pH 仍为 7.1。

至此，Ⅰ型 RTA 诊断明确，一直以为在Ⅰ型 RTA 中，血钾的水平应该与酸中毒的水平平行。有文献报道，在Ⅰ型 RTA 中，低血钾的严重程度并不与酸中毒的程度直接相关，而与患者饮食中的钠、钾的摄入等有关。因此，患者虽然没有明显的酸中毒，但如果在存在摄入差（畏食等）的情况下，就有可能出现严重的低钾血症。

Ⅰ型 RTA 可分为原发性和继发性两类，继发性主要见于自身免疫性疾病（如干燥综合征、高球蛋白血症等）、药物（两性霉素 B）、间质性肾病、慢性肾盂肾炎等等。本例患者要重点除外有无干燥综合征。

追问病史，患者有轻度口干和眼干 2～3 年。查血 IgG、IgM 和 IgA 均正常，蛋白电泳正常，口腔科会诊除外了口干燥症，眼科会诊除外了眼干燥症，复查血抗 SSA/SSB 抗体仍阴性。

尽管患者有口干和眼干的主诉，但口腔科和眼科的检查都不支持口眼干燥症，同时血抗 ENA（抗 SSA/SSB）抗体均阴性都不支持干燥综合征的诊断。考虑原发性Ⅰ型 RTA 可能性大。

因患者无明显的酸中毒表现，故未给予纠酸治疗，而是继续给予患者补钾（每日枸橼酸钾 1g），出院后在门诊随诊，血钾一直保持在 4～4.5mmol/L 水平，无不适主诉。

低钾血症可能是临床实践中最常遇到的电解质异常，大约有 20% 住院患者都有不同程度的低钾血症。尽管这些患者中的大多数的血钾水平都在3.0~3.5mmol/L之间，但仍有近25%的患者的血钾低于3.0mmol/L。低钾血症可导致多种严重的并发症，包括心律失常、肌无力、横纹肌溶解症，增加药物的副作用（如洋地黄类药物）等。因此，在临床上要高度重视低钾血症，及时补充纠正并找出潜在病因。

（李　剑）

病例10　腹腔积液、巨大腹块

男性，58 岁，因腹胀、食欲减退 4 个月，腹围增大、腹块 1 个月入院。

患者 4 个月来无诱因出现全腹胀，饭后加重，食量减半，无腹痛、腹泻、黑便、恶心、呕吐，无发热、盗汗、咳嗽等，未诊治。2 个月来间断反酸、呃逆。1 个月来自觉腹围较前增大，自己可触及腹部包块，遂来我院门诊。发病以来，体重减轻 8kg，大小便正常。既往史、个人史、家族史无殊，否认阑尾炎病史。6 年前家中厨房屋顶换为石棉瓦，否认疫区接触史。吸烟 32 年，20 支/日，不饮酒。

入院查体：T 37.2℃，全身浅表淋巴结未扪及肿大，心肺未见异常。全腹膨隆（图10－1），腹围 112cm，未见胃肠型、蠕动

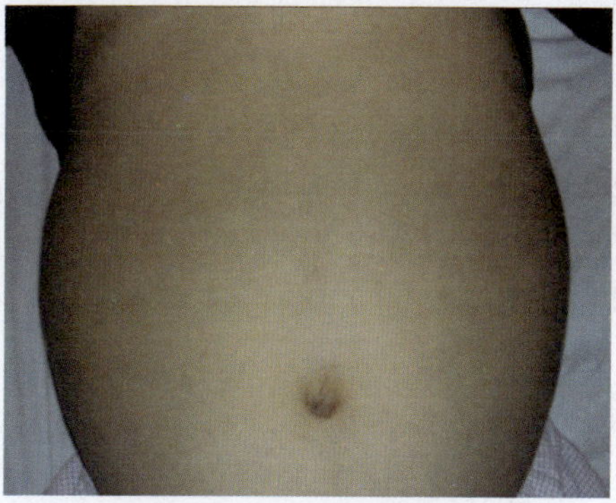

图 10－1　腹部膨隆明显

波，肝脾触诊不满意，全腹可触及一巨大包块，边界欠清，质地硬，表面呈结节样隆起，无明显压痛，活动性差，移动性浊音可疑。直肠指检：外痔，距肛门7～8cm直肠前壁处可扪及一外压性肿物，表面光滑，质硬，无触痛，活动性差，上界触不到，指套无染血，前列腺中间沟消失。

患者中年男性，隐匿起病，主要表现为腹腔内巨大包块，伴有消瘦、食欲减退，考虑诊断如下：

1. 腹腔恶性肿瘤　腹块边界欠清，质硬，表面有结节感，较固定，直肠指诊触及外压性质硬肿物，活动性差，所以首先考虑恶性肿瘤。腹腔的恶性肿瘤可分为原发性和转移性两类，后者多见。男性常见的原发灶部位有胃肠道、前列腺、胰腺、肝胆、腹膜后组织，可转移累及腹腔。少数腹腔外肿瘤也可转移至腹腔。原发性少见，来源于腹膜、网膜、肠系膜等，主要有间皮瘤、平滑肌肉瘤、脂肪肉瘤、纤维肉瘤、神经纤维瘤、淋巴瘤、（假）粘液瘤等。根据目前的资料，肿瘤的来源和类型难以确定。消化系统和腹膜肿瘤是考虑的重点。

2. 结核性腹膜炎　在我国常见，可隐匿起病，网膜和肠管粘连可形成大腹块，也称为“大饼”，亦可以引起消瘦、食欲减退等症状，患者有低热、血沉增快，故不能除外。

3. 包虫病　患者入院后腹部B超检查提示肝囊肿、腹腔积液、腹块，应注意排除肝包虫囊肿破入腹腔，继而引起腹腔积液、腹腔粘连、腹块的可能。但患者否认疫区接触史，无肝区症状，B超未见典型的肝内母子囊的征象，也不好解释如此广泛质硬的包块，可能性不大。

4. 慢性硬化性腹膜炎　也可以引起类似的症状。但本病少见，患者无长期服用β受体阻滞剂等药物，无结膜炎、皮疹、胸膜炎等伴随症状，无肠梗阻表现，可以排除。

入院后辅助检查：血、尿、便常规＋潜血（5次）均正常；肝肾功能正常；ESR 29～44mm/第一小时末；CRP 2.53mg/dl；PT＋A正常；蛋白电泳：α_1 4.2%，α_2 14.4%，余正常；HIV、HBsAg、抗HCV、PPD皮试、抗TB－Ab均阴性；AFP、PSA正常；肺癌筛选：TPA、NSE和Cyfra211均正常；血CA系列：CEA＞75ng/ml，CA50＞180U/ml，CA125 48U/ml，CA199和CA242正常。腹腔积液化验：外观血性（图10－2），内混有少量粘稠丝状絮状物，细胞总数20000/mm^3，白细胞数1900/mm^3，单核85%，多核15%，黎氏试验（＋），比重1.020，TP 50g/L，ALB 32g/L，TG 0.226mmol/L，LDH 165U/L，白蛋白梯度（SAAG）8g/L，腹腔积液LDH/血LDH＝80%，ADA 25U/ml，细菌培养（－），抗酸染色（－）。腹腔积液病理（3次）：增生的间皮细胞、淋巴细胞、柱状上皮细胞及中性粒细胞，未见瘤细胞；腹腔积液CA系列：CEA＞75ng/ml，CA50＞180U/ml，CA125 365U/ml，CA199和CA242正常。胸、腹平片正常。B超：大网膜弥漫性增厚，腹腔积液，肝囊肿；前列腺增大伴钙化；门脉彩超正常。胃镜：胃窦部外压性改变，幽门螺杆菌（＋＋），病理：（胃窦）粘膜显慢性炎。结肠镜：多发肠腔外压性改变。γ－骨显像：腹腔内摄取增高，余未见明显异常。腹部CT：大网膜巨块样，呈大饼样改变（图10－3），大量腹腔积液，肝表面有压迹（图10－4），肝囊肿，

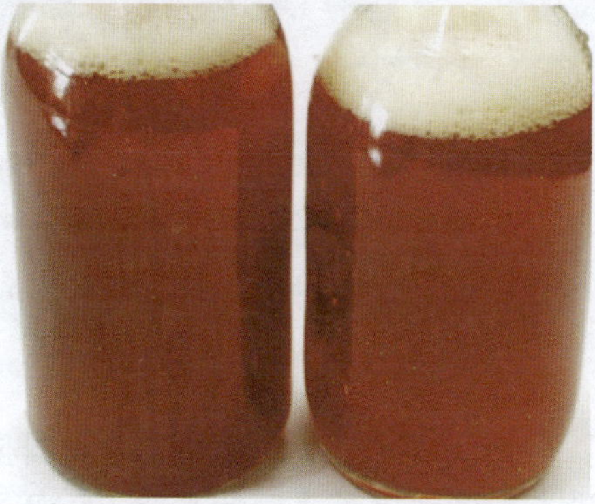

图10－2 血性混浊腹腔积液

右肾囊肿；腹部 CT 动脉重建正常。口服小肠造影：钡剂通过快，回盲部及阑尾显示好，余未见明显异常。密切观察患者的腹围和体重，腹腔积液增长缓慢，一般情况良好。

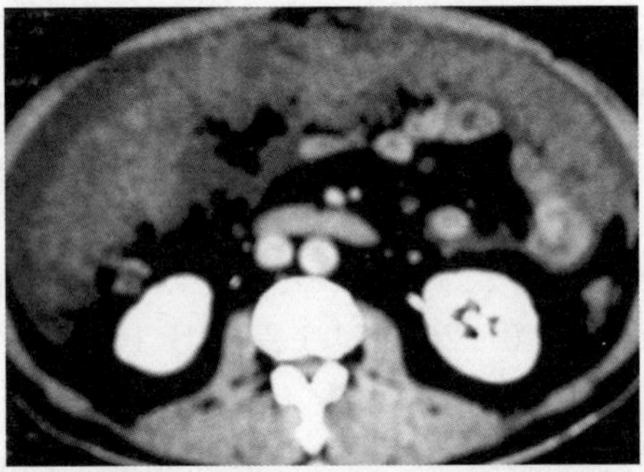

图 10－3 腹部 CT 示大网膜呈大饼状

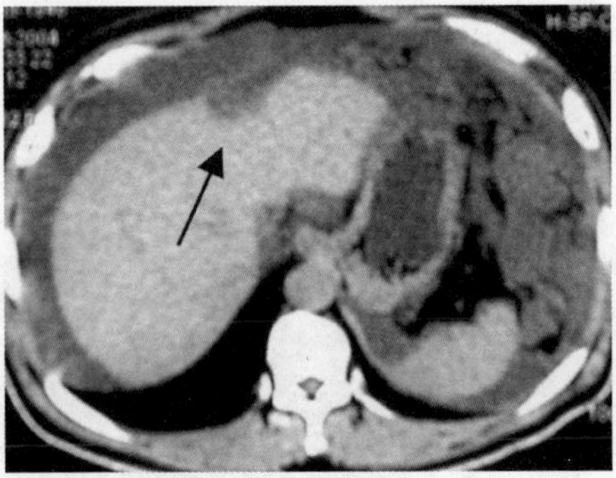

图 10－4 腹部 CT 示大量腹腔积液，肝表面有压迹

至此，结核性腹膜炎可能基本排除，腹腔恶性肿瘤的可能性进一步得到提示。病灶来源：①转移性肿瘤：通过影像学和肿瘤标志物等的筛查，可以基本排除肝、胆、胰、肺、前列腺

等实质脏器来源的可能，胃肠道成为考虑的重点，尤其是CA系列的明显升高，提示性很强。但不支持点如下：多次大便潜血(－)，无贫血，胃镜、结肠镜以及小肠造影均正常；尽管腹腔病灶广泛，但无全身其他部位转移的征象，无淋巴结肿大，且患者的一般情况好。②原发性肿瘤：间皮瘤的诊断往往很困难，腹腔积液病理阳性率低，可以表现为腹块、腹腔积液等，病程常较长，患者的一般情况较好，广泛转移相对较少，这些均与本例相符合。但是间皮瘤无法解释CA系列的明显异常。另外，腹腔穿刺中的一个细节引起了我们的注意，患者的腹腔积液中有丝样粘稠絮状物，是否可能是很少见的腹膜假粘液瘤？有必要做肿物穿刺行病理检查。

在B超引导下行腹腔内肿物穿刺活检术，回报病理：（腹腔）纤维脂肪组织显慢性炎，局部少量粘液柱状上皮及粘液，病变不除外腹膜假粘液瘤，建议查阑尾等。抗酸染色阴性，免疫组化：粘液上皮AE1/AE3阳性。患者腹膜假粘液瘤的诊断基本明确。全麻下行剖腹探查手术：见腹腔内大量草黄色腹腔积液，伴有粘液样液体，吸出约3000ml，大网膜增厚呈巨块状（图10－5），表面及深层串珠状粘液样病灶，大肠、小肠及肠系膜广泛粘连，腹腔及盆腔广泛粘液样结节种植，探查阑尾正常，行肿瘤减灭术（未切除阑尾），大量温蒸馏

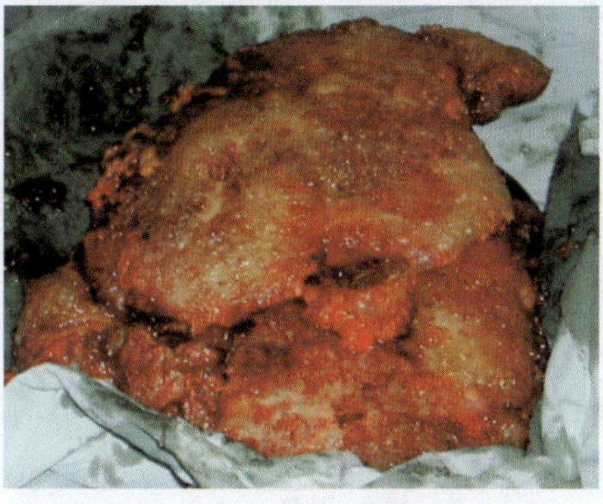

图10－5　手术中见大网膜增厚呈巨块状，表面可见粘液珠样

水冲洗腹腔，关腹。术后病理（图 10－6）：腹膜假粘液瘤，部分被覆上皮轻－中度不典型增生。术后患者恢复好，出院随访。

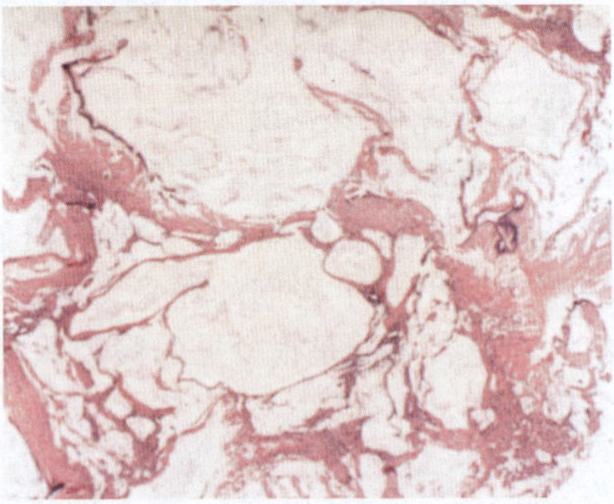

图 10－6 术后病理光镜见较多细胞外粘液

腹膜假粘液瘤（pseudomyxoma peritonei，PMP）是一种少见的腹膜肿瘤，发病率约为 1/100 万，均为散发。发病年龄为 17～79 岁，平均 53 岁。1884 年 Werth 首先命名该病。PMP 的核心特点为腹腔内充满大量粘液样液体以及腹膜和网膜等处多发粘冻样肿物，被形象地称为“果冻腹”。由腹腔内脏器来源的粘液腺瘤引起，目前普遍认为阑尾是 PMP 最主要的来源，可能的发病机制为：病变处的增生导致阑尾管腔狭窄和闭塞，阑尾腔内压力增高，逐渐扩张，最终破裂，潴留其中的粘液和病变脱落细胞流入腹腔内，细胞继续无限增殖，产生大量的粘液。在女性患者中围绕着卵巢是否是 PMP 的另一主要来源仍存在争论，近期的免疫组化和等位基因的分析似乎更支持阑尾起源假说。另外不断有少见部位起源的报道，如结直肠、胃、胆系、胰腺等，部分 PMP 来源不明。PMP 包含的疾病谱良恶性差异很大，因此 PMP 这个诊断术语对患者的诊断、治疗和预后无指导意义。

Ronnett 等将 PMP 分为 3 类：①弥漫性腹膜腺粘液病（disseminated peritoneal adenomucinosis，DPAM），特征为大量细胞外粘液，仅含有少量增生的粘液上皮细胞，细胞无明显异形性，有或无相关的原发粘液腺瘤病灶，本型多见，占 59.7%；②腹膜粘液腺癌病（peritoneal mucinous carcinomatosis，PMCA），特征为更加丰富的粘液上皮细胞，细胞具有癌的结构特征和细胞学特点，有或无相关的原发粘液腺癌病灶，占 27.5%；③中间型。这种分类方法对于预后有意义，DPAM 组年龄调整后的 5 年生存率为 84%，中间型组为 37.6%，PMCA 组仅为 6.7%。一些倾向于纯化理论的作者主张进一步限定 PMP 的范围。PMP 的细胞成分较少，细胞分化相对良好，很少发生淋巴和远处转移，多数患者的一般状态良好，因此 PMP 多被认为是交界恶性。PMP 细胞的粘附能力很弱，容易受到腹腔积液流动和重力等的影响，因此在腹腔内常分布于腹腔积液吸收的部位，如大小网膜、膈下（尤右侧）等；低垂部位，如直肠前凹、盆腔脏器等；相对固定的部位，如胃的幽门、回盲瓣周围、Treitz 韧带等。

多数 PMP 患者起病隐匿，进展缓慢，症状缺乏特异性，因此经常是在拟诊为阑尾炎或卵巢肿瘤进行剖腹探查时才意外发现。误诊率和延误治疗率很高。常见的症状和体征包括：腹痛（常类似于急性阑尾炎）、腹块（在女性多被怀疑为卵巢肿瘤）、腹胀、腹围进行性扩大、恶心、呕吐、乏力、食欲不振、新出现的疝气（以腹股沟疝多见）、体重下降等。并发症少见。

影像学检查具有重要的意义。应用较多的是超声和 CT，征象包括粘液样液体为脂肪密度、肝脾表面的扇形压迹、大量腹腔积液征、小肠被分割集中于腹部中央（但内径多正常，无明显压迫改变）、尤其是网膜饼样增厚和弧形钙化更具有提示意义。

在 PMP 患者中 CEA、CA199、CA125 等可有升高，尤其是

CEA对PMP具有重要的意义，明显升高往往提示病变趋于晚期、恶性程度较高、不易根除、容易复发、预后差等。治疗后随访肿瘤标志物有预测复发的意义。典型的PMP腹腔积液为大量粘液样液体，流动性较差，腹腔穿刺常不易抽出。部分PMP患者亦可以表现为无明显粘液的渗出液，甚至是血性液体。组织学检查是诊断的金标准，应进一步分型以便指导治疗。获取组织学的方式有剖腹手术、经超声或CT穿刺活检、腹腔镜、腹腔灌洗液及放腹腔积液化验等。

手术治疗是PMP的首选治疗方式。减瘤手术是最常应用的手术方式，目的是缓解症状，术中尽可能切除病变组织，清除粘液样液体。该术式简单易行，并发症相对少，适用于所有PMP患者。但容易复发，复发后又需要再次手术。根治手术的目的是切除所有的病灶，减少复发，能够取得更好的治疗效果。但该手术方式费时、复杂、危险性大、并发症多。近期还有报道使用腹腔镜和超声引导下吸引等新的手术进展。术中/后联合腹腔内（加热）化疗可以进一步提高治疗效果，常用药物有丝裂霉素、5-氟尿嘧啶、环磷酰胺、顺铂等。其他治疗方法包括：放疗（全身和腹腔内）、免疫治疗（腹腔内注射一种链球菌制剂OK-432）、粘液溶解剂（右旋糖酐、葡萄糖等，方便引流，利于手术切除病灶等）、光动力治疗（激光照射）等，均为少数病例报道，临床疗效难以评价。该病容易复发，约50%的病例于2.5年内复发，复发的患者多为PMCA型。复发后应再次或多次行减瘤手术，必要时辅助化疗。现有的治疗方式尚无统一的标准，多根据患者的个体情况、疾病发展的程度、组织学类型等个体化处理。Harshen等2003年汇总了相关病例后报道PMP患者总的5年生存率为10%～75%，平均为50%。Mayo中心报道的5年和10年生存率分别为53%和32%，中位存活期为5.9年。

（宋志强　孙晓红）

病例 11　发作性头痛、血压升高

女性，38 岁，因发作性头痛 16 年，发现血压升高 6 年于 2004 年 4 月门诊就诊。

患者 16 年前无诱因出现发作性头部胀痛，伴心悸、面色苍白，无恶心及呕吐，无视力障碍，无大汗，持续 2～3 小时，休息后可缓解，未进一步诊治。此后仍反复出现头痛，每年发作 2～3 次。6 年前外科手术前偶测血压为 220/160mmHg，不规律服用复方降压片等药物。平时未测血压。此后头痛渐加重，由每年 2～3 次渐增到每周 1 次，每次持续 2～3 小时，头痛时测血压最高 180/120mmHg，头痛缓解后血压降为 160/100mmHg。无夜间打鼾，无长期服用避孕药物史及高血压家族史。7 年前诊为："十二指肠溃疡"，不规律治疗。6 年前诊为甲亢，服丙基硫氧嘧啶半年，外院复查："甲状腺功能正常"。近来无怕热、手抖，无发热、关节疼痛，无体重变化。查体：T 37.2℃，R 20 次/分，Ht 160cm，Wt 47kg，BMI 18.3kg/m^2，BP 145/95mmHg。无卧立位血压变化，体型正常，脸稍圆，无多血质，锁骨上脂肪垫（－），水牛背（－）。背部可见痤疮，全身皮肤不薄，无紫纹，掌纹色深。轻度球结膜水肿。双乳Ⅴ期，乳晕不黑。心音清，未闻杂音，双肺清，未闻及啰音。腹软，未闻血管杂音，肝脾不大。双下肢不肿。成年女性外阴，阴毛Ⅴ期，阴蒂不大。

患者主诉为发作性头部胀痛，休息后可缓解，测血压升高，考虑头痛症状与血压升高有关。患者青年起病，体形不胖，且无吸烟史，无高血压家族史，应除外继发性高血压可能。首先考虑肾上腺性及肾性高血压。肾上腺性高血压多由3种激素分泌增多引起：儿茶酚胺、皮质醇、醛固酮。患者有阵发性头痛，发作时伴心悸、大汗、血压升高，需考虑嗜铬细胞瘤可能，可查24小时尿儿茶酚胺等。至于患者血醛固酮水平，可行卧、立位醛固酮实验评价。皮质醇增多症患者有向心性肥胖、水牛背、锁骨上脂肪垫、皮肤紫纹等表现，患者无上述表现，不支持皮质醇增多症，可查24小时尿游离皮质醇除外。肾性高血压常有肾功异常或蛋白尿等表现，且多为顽固性高血压，可进一步查尿常规、血肌酐、尿素氮、电解质、肾脏B超等评价肾脏功能。其次，对于中青年女性高血压，还应警惕大动脉炎，但患者无发热、关节疼痛表现，且全身血管未闻及杂音，可查自身抗体、肾动脉及主动脉超声等除外。此外，甲状腺功能亢进症可引起高血压，但常合并有怕热、心悸、手抖、体重下降、大便次数增多等表现，且高血压多为收缩期高血压，脉压大，该患者虽曾有“甲亢症”史，但目前无手抖、体重下降、便次增多等表现，且高血压不符合收缩期高血压表现，可查甲状腺功能除外。此外，睡眠呼吸暂停、长期服用避孕药或交感神经兴奋药物也可引起高血压。详细的病史询问除外了药物和睡眠呼吸暂停等原因引起的高血压。

门诊检查血常规：WBC 7.5 $\times 10^9$/L，GR 70.6%，HG 154g/L，PLT 348 $\times 10^9$/L；尿常规：RBC 25/μl，Pro（−）；血K 4.6mmol/L，肝肾功能正常。甲状腺功能：FT_3 3.47pg/ml（正常值1.8～4.1pg/ml），FT_4 1.19ng/dl（正常值0.81～1.89ng/dl），TSH 2.574μU/ml（正常值1.38～4.34μU/ml）。24小时尿儿茶酚胺：去甲肾上腺素10.8μg（正常值28.6±11.9μg）；肾上腺素0.40μg（正常值4.08±2.34μg）；多巴胺214.95μg（正常值

225.7±104.3μg）。24 小时尿钙：199.1mg。B 超：右肾结石，胆囊多发息肉。双肾动脉彩超：未见异常。超声心动图：心脏结构和功能未见异常，左室射血分数：60%。卧立位醛固酮试验见下表。24 小时尿游离皮质醇（24 小时 UFC）：143.44μg/24h（正常值 20～78μg/24h）。

卧立位醛固酮试验结果

	PRA［ng/（ml·h）］	AT－Ⅱ（pg/ml）	ALD（ng/ml）
卧位	0.2（0.42±0.37）	39.8（40.2±12.0）	7.2（8.37±2.92）
立位	0.5（2.97±1.02）	66.2（85.3±30.0）	6.3（12.33±7.09）

门诊进一步检查提示，患者肾功能、小便检查和甲状腺功能正常，除外了肾性高血压和甲亢症引起的高血压。卧立位醛固酮试验正常不支持原发性醛固酮增多症。24 小时尿儿茶酚胺正常，嗜铬细胞瘤可基本除外。双肾动脉无狭窄，也不支持肾血管性高血压及大动脉炎。有意义的是患者 24 小时尿游离皮质醇水平升高，但患者无任何皮质醇增多症临床表现，是否是化验误差？我们复查了 24 小时尿游离皮质醇，并评价了下丘脑－垂体－肾上腺轴（HPA 轴）的功能。

8am 血皮质醇：15.76μg/dl（正常值 4～25μg/dl）。血 ACTH：23.0pg/ml（正常值＜46pg/ml），行地塞米松抑制试验结果见下表。CT：双肾上腺结节样增粗，右肾多发结石，肝右叶囊肿可能。鞍区 MRI：垂体饱满，信号不均，可见长 T_1、长 T_2 信号，垂体柄右偏，垂体微腺瘤可能大。

地塞米松抑制试验结果

	24 小时 UFC（服药前）	24 小时 UFC（服药后）
小剂量地塞米松抑制试验	178.06μg/24h	110.76μg/24h
大剂量地塞米松抑制试验	280.08μg/24h	194.09μg/24h

小剂量地塞米松试验明确库欣综合征（Cushing 综合征）的诊断。但是还存在以下问题：①Cushing 综合征患者常有满月脸、水牛背、向心性肥胖、皮肤紫纹等典型临床表现。该患者检查提示高皮质醇血症，而临床却无上述表现，这如何解释？②皮质醇增多症可分为 ACTH 依赖型及非 ACTH 依赖型，患者血 ACTH 不高，大剂量地塞米松抑制试验不被抑制，CT 发现双肾上腺结节，符合非 ACTH 依赖型皮质醇增多症；但鞍区影像学提示垂体饱满，信号不均，存在垂体微腺瘤，又支持 ACTH 依赖型皮质醇增多症，患者究竟为何种原因引起的库欣综合征（Cushing 综合征）呢？初步文献复习后，发现原发性糖皮质激素抵抗综合征，可表现为高皮质醇血症、高血压，患者可无典型的 Cushing 综合征表现，似与本例相符。

为进一步明确诊断将患者收入院。入院检查：血皮质醇节律：8am：18.18μg/dl；4pm：21.17μg/dl；0am：14.51μg/dl。行胰岛素低血糖血皮质醇，血 ACTH 兴奋试验结果下表。血雌二醇 489.59pmol/L，血 FSH 2.1mU/ml，血 LH 2.3mU/ml，血睾酮 1.6nmol/L。复查 24 小时尿儿茶酚胺：去甲肾上腺素 13.5μg，肾上腺素 1.05μg，多巴胺 276.10μg。

低血糖血 ACTH 兴奋试验结果

	0 分	30 分	60 分	90 分
血糖（mg/dl）	82	25	82	87
血皮质醇（μg/dl）	14.29	19.19	18.49	17.80
血 ACTH（pg/ml）	38.1	30.3	23.4	19.4

原发性糖皮质激素抵抗综合征（glucocorticoid resistance syndrome，GRS）1976 年被首次报道，机制与糖皮质激素受体基因突变使糖皮质激素与受体结合力减弱有关，导致血 ACTH 水平升高，肾上腺雄激素和去氧皮质酮分泌增加，造成高血压、女性假两性畸形、男性假性性早熟等表现。但 GRS 的病人皮质醇分泌自主性不强，昼夜节律存在，且对应激有反应。本例以高血压为主要表现，实验室检查支持皮质醇增多症，却无皮质醇增多症的典型表现，支持 GRS 诊断，但血皮质醇昼夜节律消失，对应激无反应，且大剂量地塞米松抑制试验不被抑制，说明患者体内自主分泌皮质醇能力强，不支持 GRS。此外，血 ACTH 及睾酮水平无升高，垂体 MRI 示微腺瘤，也不支持 GRS。高皮质醇血症却无典型 Cushing 表现的疾病还有亚临床 Cushing 综合征（subclinical Cushing syndrome，SCS）。SCS 最早在肾上腺意外瘤中观察到，占肾上腺意外瘤的 5% ~20%，但目前也有垂体 ACTH 腺瘤，双侧肾上腺大结节样增生引起亚临床 Cushing 综合征的报道。SCS 患者有自主分泌皮质醇的能力。虽然病人无典型 Cushing 综合征表现，但易出现高血压、2 型糖尿病或肥胖等，这与高皮质醇血症有关。SCS 患者皮质醇分泌自主性也各不相同，从血皮质醇昼夜节律消失到大剂量地塞米松抑制试验不可抑制均可见到。SCS 的筛查主要根据小剂量地塞米松抑制试验。患者肾上腺肿瘤术后因对侧肾上腺萎缩，故常有食欲减退、乏力等肾上腺皮质功能减退表现。该患者有自主分泌皮质醇的能

力，却无典型的 Cushing 综合征表现，且以高血压来诊，符合 SCS 的表现。患者垂体可见微腺瘤，双侧肾上腺增生，虽血 ACTH 水平不高，仍考虑 ACTH 依赖型 Cushing 综合征。下一步应行垂体瘤手术，以明确诊断并治疗。

2004 年 7 月 27 日全麻下行经左鼻孔蝶窦垂体腺瘤切除术，完整全切肿瘤，同时切除1/3瘤周垂体组织。病理回报：垂体腺瘤，ACTH（+），GH（-），TSH（-），PRL（-），LH（-），FSH（-）。术后患者出现恶心、食欲减退等不适，查血钠正常。术后使用糖皮质激素替代，逐渐减量。术后 2 个月停用糖皮质激素。术后 3 个月时，复查血 ACTH 12.2pg/ml，24 小时尿游离皮质醇 < 0.2μg，血皮质醇 8.77μg/dl，血钾 3.92mmol/L，血钠 140.8mmol/L。术前患者用尼群地平 20mg/d 及倍他乐克 25mg/d，血压控制在（130～150）/（90～110）mmHg，术后用络活喜 5mg/d 即可控制血压在（115～120）/90mmHg。

从手术病理及免疫组化结果看，垂体 ACTH 腺瘤诊断明确。患者术后 24 小时尿游离皮质醇降至正常，血 ACTH、皮质醇水平也有不同程度下降，支持垂体 ACTH 腺瘤为 Cushing 综合征的原因。术后患者血压虽未完全正常，但用药种类及剂量减少，支持高皮质醇血症为高血压原因。所以，从临床症状、实验室检查和术后表现看，最终诊断为亚临床 Cushing 综合征。

（陈　适　童安莉）

病例12　多关节肿痛、肺部阴影

男性，64岁，因对称性多关节肿痛3月余于2004年8月19日入院。

患者于2004年4月底无诱因逐渐出现双侧对称性腕、肩、膝关节疼痛及活动受限，活动后加重。无发热、皮疹。2004年5月中旬出现双侧近端指间关节、掌指关节、踝关节肿痛，伴晨僵5分钟，双膝疼痛也加重，甚至夜间痛醒。外院查ESR 35mm/第一小时末，RF（－），Ig定量正常。X线胸片：右下肺炎性斑片影。双手像：骨质疏松，未见关节间隙破坏，示指及无名指旁可见软组织钙化。双膝像：骨质增生。予非甾体抗炎药物（NSAIDS）及中药治疗无效。病程中无盗汗及体重下降。既往有高血压病。吸烟20支/日×40年。家族史无特殊。查体：T 36.2℃，P 70次/分，R 20次/分，BP 130/90mmHg，全身浅表淋巴结无肿大，右下肺可闻少量湿啰音，心脏腹部未见异常。双手近端指间关节、掌指关节对称性轻度肿胀，左第3掌指关节压痛，双膝及肩关节活动轻度受限，无肿胀及压痛。

患者系老年男性，隐匿起病，病程近4个月，主要表现为多关节肿痛，ESR轻度增快，影像学提示双膝骨质增生明显，双手骨质疏松。入院诊断考虑：①骨关节炎（osteoarthritis，OA）：OA是一种关节退行性变，老年人常见，主要累及膝、髋等承重关节。患者双膝关节疼痛症状十分突出，并且关节疼痛于活动后加重，休息后缓解。其晨僵时间短（小于半小时），外院查

RF 阴性，故符合 OA 的特点。影像学检查，双膝关节像可见骨赘，骨质增生明显，因此可诊断 OA。但是，尽管 OA 也可以累及手的小关节，但以远端指间关节受累多见，而患者以双腕、掌指关节和近端指间关节受累为主，且 OA 一般 ESR 不增快，因此 OA 不能解释病情全貌。②类风湿关节炎（rheumatoid arthritis，RA）：患者有双手近端指间关节及掌指关节肿、痛和活动受限，呈对称性，症状持续时间大于6周，从关节分布情况看符合 RA，但晨僵时间短，RF 阴性，影像学改变不典型（双手像仅提示骨质疏松，双膝像符合 OA），诊断 RA 证据不足。但患者病程尚短，也不除外早期 RA。③OA 合并 RA：无论单纯用 OA 或者 RA 都不能解释病情全貌。OA 患者可以同时患 RA，而 RA 患者也可继发 OA。从患者病程来看，不考虑后者。④假性痛风：患者关节疼痛症状很突出，其程度超过关节肿胀，同时伴 ESR 增快，双手像可见关节旁软组织钙化，因此要注意除外假性痛风，可行关节液检查以鉴别。下一步应行检查：AKA、APF，复查 ESR、RF、关节像，如有关节腔积液则行关节腔穿刺抽液检查。此外，患者虽无咳嗽、咳痰等肺部症状，但肺部可闻湿啰音，外院胸片提示右下肺炎性影，这是与原发病无关的单纯肺部感染还是与原发病相关的肺部表现？应复查胸片，必要时行胸部 CT。治疗上可予二丙酸倍他米松及倍他米松酯（得宝松）肌内注射、NSAIDS 及氨基葡萄糖（葡立胶囊）口服缓解症状。

入院后检查：血常规、尿常规、便常规 + OB、肝肾功均正常。ESR 11mm/第一小时末，CRP 0.702mg/dl（0 ~ 2.5），蛋白电泳、Ig 定量正常。ANA、抗 dsDNA、抗 ENA、RF、AKA、APF（ - ）。自身抗体：ANA^{H}（ + ）1∶160，SMA（ + ）1∶160，余（ - ）。ECG 及 UCG 正常。腹部 BUS：脂肪肝，右肝囊肿。关节像：右手拇指、示指、中指末节及小指中节指骨基底部骨质增生，部分关节间隙狭窄；双足部分远节趾骨骨质增生；双膝髁间嵴骨质增生；双腕、双踝未见异常。X线胸片：右下肺斑片影。胸部CT：右下肺近胸膜团块影，有分叶及短毛刺，考虑占位病变可能性大，双肺散在斑片状影呈间质改变，纵隔及肺门未见肿大淋巴结。肺功能正常。骨扫描：双肩、肘、腕、膝、踝摄取异常增高，考虑为炎性病变。

根据检查结果考虑：①OA：患者双膝关节及指间关节疼痛，与活动有关，影像学提示双膝骨质增生，双手及双足远端指间关节骨质增生，RF（－），ESR正常，因此OA可以确诊。但OA不能解释肺部病变。②RA：患者虽有双手近端指间关节、掌指关节等多发小关节肿痛，但查体未见明确关节压痛，关节肿胀不甚明显，晨僵时间短，RF、AKA、APF均为阴性，关节像未见上述关节的软骨破坏、关节间隙狭窄或变形，因此诊断RA证据尚不足。RA的关节外表现在肺部可以出现肺间质病变、肺内单发或多发的结节影，但目前RA不能诊断，肺部团块影也不能用RA来解释。③肺性骨关节病：这是副瘤综合征的表现之一。副瘤综合征是由于肿瘤组织分泌具有生物活性的蛋白质或多肽类激素，或肿瘤激发自身免疫反应，从而引起的局部或全身非特异性临床表现。肺性骨关节病可表现为骨膜增生、新骨形成，主要见于长骨远端，出现杵状指和肥大性骨关节病。副瘤综合征可出现于肿瘤诊断之前或同时。患者有长期大量吸烟史，肺内占位病变可见分叶及毛刺，故应高度怀疑恶性肿瘤。同时恶性肿瘤也可以解释ANA阳性。因此下一步重点是需要尽快明确肺内占位的性质。

经过1周抗感染治疗复查胸部CT，右下肺占位无变化。放射科会诊认为病变接近肝脏，随呼吸活动度大，经皮肺穿刺活检风险较大，宜首选手术；呼吸科会诊认为老年男性，长期大量吸烟史，右下肺外基底段阴影直径约3cm，边缘不整齐，牵连胸膜，首先考虑恶性肿瘤，目前未见纵隔淋巴结肿大，尚无转移征象，患者一般情况也较好，应予手术切除；免疫科会诊认为虽然RA病情活动时也可以出现肺内结节、肺间质改变，但患者目前证据不足以诊断RA，关节症状应首先考虑继发于恶性肿瘤；胸外科会诊认为肺内原发肿瘤可能性大，关节症状考虑副瘤综合征，同意手术，如果手术后关节症状消失，则可确诊为肺性骨关节病。患者于2004年9月15日行右下肺切除术，术后病理：（右肺下叶）中分化腺癌，支气管断端未见癌，淋巴结未见转移癌。9月30日患者出院。

患者术后病理证实为肺腺癌，至此诊断基本明确肺性骨关节病，合并OA。肺性骨关节病多见于非小细胞肺癌，在肿瘤组织切除之后，关节症状可减轻或消失，肿瘤复发又可出现，应密切随诊患者的症状变化。

患者出院后8个月即2005年6月再次到门诊随诊，主诉多关节肿痛情况在术后并未改善，并渐有加重。复查血常规、尿常规正常，肝功能：ALT 61U/L，AST 39U/L，GGT 62U/L，其余正常。肾功能正常。ESR 16mm/第一小时末，CRP正常，γ球蛋白23.4%。CEA、CA50、CA199正常。肺癌筛查：TPA、NSE、cyfra211正常。AKA（+），APF（+），RF 127.2U/ml。头颅MRI（-）。骨扫描：未见骨转移，双膝、踝关节摄取增高处考虑炎性病变。双手像：双手、腕组成骨关节周围骨质密度减低，骨小梁稀疏，双手多个掌指、近端指间及远端指间关节关节面骨质增生，右手第2、3、5近端指间关节和左手第4近端指间关节间隙略窄，右手第5近端指间关节对位不良，软组织未见肿胀。

患者肺癌切除术后已半年多，关节症状非但没有消失反而有所加重。此时考虑：①肿瘤进展：以副瘤综合征起病的肺癌，肺外表现的再次出现或加重往往是肿瘤复发进展的征象。但患者复查各种影像学检查及肿瘤指标，并未发现任何残留原发灶或转移病灶，因此肺性骨关节病难以解释患者的多关节肿痛，但仍不能除外肿瘤对关节病变的影响。②OA 进展：患者双手小关节症状日趋突出，不符合 OA 表现，并且 OA 也不能解释 RF、AKA、APF 阳性。③RA：患者经过半年病程以后再次复查 RF、AKA、APF 均阳性，并且双手对称性关节肿痛、超过 3 个关节区、以近端指间关节和掌指关节为主，因此可以诊断 RA，因目前影像学尚未出现 RA 典型改变，病程仅 1 年，考虑属早期 RA。

肿瘤科会诊认为目前肿瘤分期为 $T_1N_0M_0$ Ⅰa 期，暂不需要放化疗。免疫科会诊考虑诊断 OA 合并早期 RA，建议加用雷公藤多甙，继续门诊随诊。

本例诊治经过的经验教训：①恶性肿瘤可以多关节肿痛为首发表现，并可以出现 ANA 阳性。对于关节肿痛患者，尤其是老年人、临床症状不典型者，一定要慎重除外肿瘤或其他疾病。②OA 是老年人的常见疾病之一，除膝、髋等负重关节外也可出现手小关节受累，但如小关节症状突出、关节肿痛及滑膜炎症明显、RF 阳性、ESR 增快的患者需与 RA 鉴别，二者也可合并存在。③RA 的早期诊断常甚为困难。AKA、APF 以及目前抗环瓜氨酸抗体（抗 CCP 抗体）等检测方法的出现，为 RA 早期诊断提供了重要线索。

（沈　敏　黄晓明）

病例 13 呼吸困难、发热、双肺阴影

男性，28 岁，长途货运司机。因活动后气短 4 个月，加重伴发热 2 周来我院看急诊。

患者 4 个月前出现气短乏力，活动后明显，进行性加重，无阵发性夜间呼吸困难。2 周来发热，体温最高 39.8℃，干咳，呼吸困难加重，不能活动。无畏寒、寒战，无咳痰、咯血，无盗汗。起病以来体重下降 10kg。既往体健。入院查体：T 40.0℃，P 135 次/分，R 36 次/分，BP 90/60mmHg。神清，呼吸窘迫，口唇发绀，颈静脉无怒张。心界不大，未闻及心脏杂音。双下肺少量湿啰音。腹软，无压痛反跳痛，肝脾肋下未及。无杵状指，双下肢不肿。不吸氧时血氧饱和度为 65%，储氧面罩吸氧 10L/min 时为 92%。

青年男性，既往无慢性心肺疾病史，慢性起病，急性加重，突出的临床表现是高热和呼吸困难，应重点考虑肺部病变。从病史及查体结果不支持常见的肺部疾病，如支气管哮喘、尘肺、肺间质纤维化和过敏性肺泡炎等。值得注意的是，患者虽然发生呼吸衰竭，但呼吸系统的症状和体征都相对较轻，且在发热之前有长达 4 个月的气短病史，同时病程前后变化很大，似难以用一个病来解释。

入院后检查：血常规：WBC $23.57 \times 10^9/L$，GR 94%，Hb 123g/L，PLT $230 \times 10^9/L$。肝肾功正常。ESR 38mm/第一小时

末。CRP > 160mg/dl。血气分析（储氧面罩吸氧 10L/min）：pH7.47，$PaCO_2$ 25mmHg，PaO_2 60mmHg，HCO_3^- 18.2mmol/L。X 线正位胸片：弥漫性结节索条影，以双下肺为著（图 13－1）。

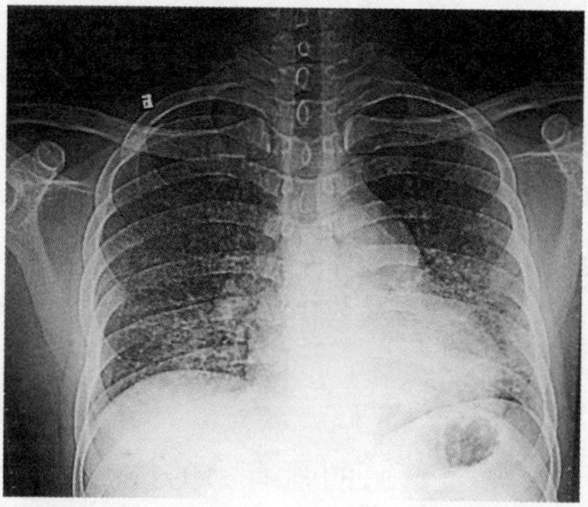

图 13－1　X 线正位胸片：双肺弥漫性结节索条影，中下肺明显

从发热的角度看，常见的疾病包括感染、自身免疫病和肿瘤三大类。自身免疫病的肺部表现多种多样，但患者没有其他相关的征象，可进一步筛查相关自身抗体以除外。肿瘤性疾病可出现发热和肺部浸润，例如弥漫性肺泡癌，肺转移癌，尤其是淋巴瘤，但相对少见，且属于恶性疾病，应暂缓考虑。患者高热，血白细胞及中性粒细胞显著升高，双肺浸润影，无疑肺炎最为常见。若诊断肺炎必须回答以下两个问题：①病原体是什么？②为什么肺炎会如此严重？要回答第一个问题必须完善病原学资料，患者起病以来始终无痰，应行浓盐水雾化吸入诱导痰行相关检查；若仍然没有线索，纤维支气管镜检查将有助于诊断。第二个问题耐人寻味，一个既往无基础病的青年男性发生Ⅰ型呼吸衰竭很不寻常，除了病原方面的考虑外，应想到

是否免疫力低下。患者从事的职业属性传播疾病的高危人群，应明确有无艾滋病（AIDS）。面对如此危重的病人，按重症社区获得性肺炎开始经验性治疗刻不容缓。

患者诱导痰呈白色泡沫状，涂片合格，多次查细菌、真菌及结核杆菌均阴性，多次血培养阴性。HIV 抗体初筛（－）。ANA、抗 dsDNA、抗 ENA、ANCA 均为阴性。抗生素选用亚胺培南/西司他丁 0.5g q8h、万古霉素 0.5g q12h、氟康唑 0.2g qd（首剂加倍）静点，并加强支持治疗。治疗 3 天后病情无好转，仍高热，大汗，明显呼吸窘迫，吸氧条件无法降低，已出现呼吸肌疲劳。

患者经广谱、覆盖真菌的强有力的抗生素治疗 3 天仍无好转，社区获得性肺炎的常见病原体基本可以除外，应重点考虑非典型病原体如军团菌、奴卡菌、卡氏肺孢子菌（PCP）、耐氟康唑的真菌及病毒等。此外，尽管患者症状和影像学都不支持结核病，且多次痰检阴性，但结核病的临床表现可以很不典型，故仍不能除外。此时患者已经发生 ARDS，将不得不进行机械通气，否则患者生存机会渺茫。

入院第 3 天的胸部高分辨 CT：双肺间质病变，双下肺实变（图 13－2A，图 13－2B）。加用甲强龙 40mg qd 静点，患者体温降至 37.5℃，呼吸困难明显缓解，但仍不能脱离高流量吸氧。

患者的病情有所缓解，显然和加用皮质激素有关。其可减轻肺间质水肿，改善氧合，争取时间。但若感染不能有效控制反可掩盖病情。最迫切的问题仍是明确病原。

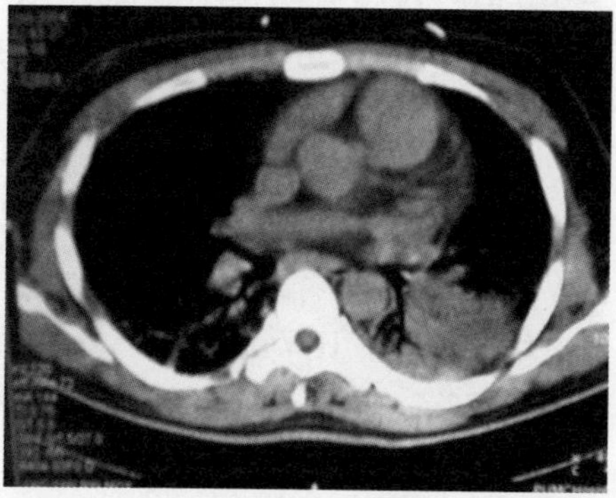

图 13－2A　胸部 CT（纵隔窗）示双下肺实变，有支气管充气征

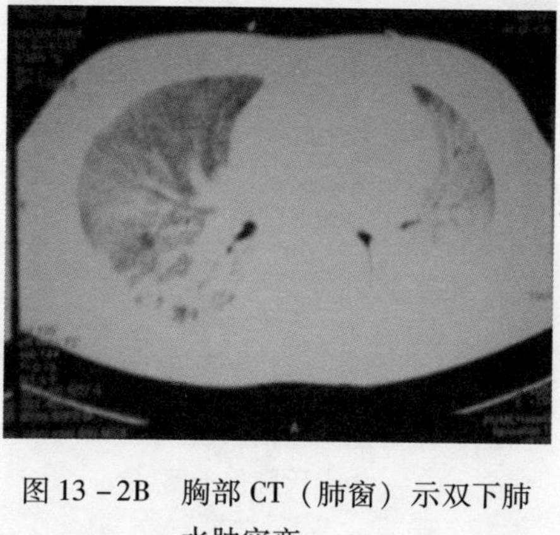

图 13－2B　胸部 CT（肺窗）示双下肺水肿实变

追问病史，患者起病前曾有多次冶游史，近半年来反复发作口腔溃疡，表面有黄苔，外院曾诊断为“鹅口疮”，抗真菌治疗后好转。

患者多次冶游史必须明确是否存在 AIDS 的可能，虽初筛检测 HIV 抗体（-），但一次检查阴性不能排除 AIDS。有研究表明 AIDS 病人发热 2 周以上同时并发鹅口疮是卡氏肺孢子菌肺炎的独立预测因子。换言之，如果患者的 AIDS 诊断能够确立，则 PCP 的可能性将大大增加。此重要线索必须慎重对待。

立即复查 HIV 抗体，同时行淋巴细胞亚群分析，再次留痰找卡氏肺孢子菌。结果回报：HIV 抗体初筛和确证试验均阳性。CD4 淋巴细胞比率 2.7%，计数 5 个/mm^3，CD8 淋巴细胞比率 70.2%，计数 140 个/mm^3，CD4/CD8 比值 0.04。痰六胺银染色发现大量卡氏肺孢子菌（图 13-3）。

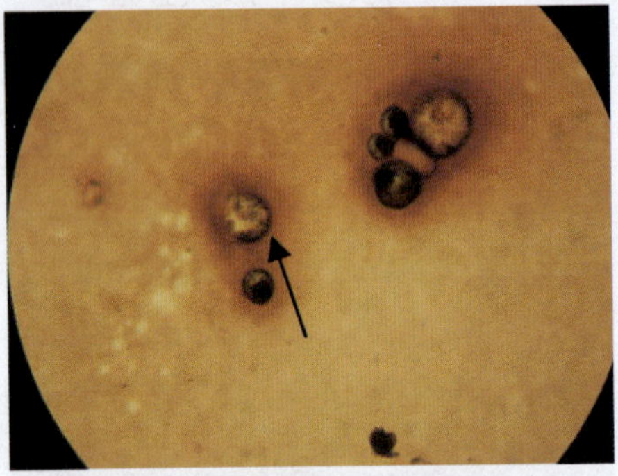

图 13-3　痰六胺银染色，箭头所示为卡氏肺孢子菌

至此诊断明确：AIDS 合并卡氏肺囊虫肺炎。患者 CD4 淋巴细胞计数仅 5 个/mm^3，细胞免疫功能极度低下。以往多中心队列研究认为，若 AIDS 病人的 CD4 淋巴细胞计数 < 200 个/mm^3 时，发生 PCP 的可能性即大大增加，95% 以上的 PCP 发生于这类病人。用 PCP 可以解释整个病程：①隐袭起病，病程可长达数周乃至数月。②一般不出现脓痰，有作者认为以此可与细菌

性肺炎鉴别。③体征少，与严重的低氧血症不平行。有研究表明约半数患者无肺部阳性体征，若出现双肺湿啰音即提示病变严重。④典型的胸片改变为双侧对称性网格影及结节影，由肺门向外周延伸。较少见的情况包括粟粒样结节、实变和空洞形成，一般不出现胸腔积液和纵隔淋巴结肿大。高分辨 CT 较 X 线胸片更敏感。有报道患者在胸片改变之前即可出现低氧血症，因此推荐 CO 弥散率（DLco）作为早期诊断指标，但缺点在于特异性不够。本例就诊时胸片尚以结节索条影为主，3 天后胸部 CT 即出现大片肺实变，提示已经进展至 ARDS，若再得不到有效治疗，病人将死于呼吸衰竭。

此时停用上述 3 种抗生素，改用复方新诺明（SMZco）4 片 tid，将甲泼尼龙加量至 40mg bid，1 周后减至 40mg qd，逐渐减量至停用。经上述处理，患者病情逐渐好转，体温降至正常，呼吸困难逐渐缓解。离院回家后继续口服 SMZco 治疗，2 周后随访，已能下地活动。

由于治疗初期很可能加重肺泡损伤，因此推荐同时使用糖皮质激素以减轻肺水肿，改善氧合。前瞻性随机临床试验证实，重症 PCP 患者应用糖皮质激素可减少并发症，降低死亡率。本例以 SMZco 和糖皮质激素联合治疗挽救了病人的生命。整个诊治过程还是值得总结经验教训的：一是忽略了相关病史的采集，二是过于依赖实验室检查，三是 AIDS 已不是罕见、少见病，应列入常见病的鉴别诊断范畴。本例的诊治经过也再一次说明正确完整的病史采集极为重要。

20 世纪 80 年代初期在男同性恋患者身上出现的 PCP 导致了 AIDS 的发现，在 AIDS 流行初期，几乎 2/3 的病人罹患此病，近年来随着抗 HIV 治疗的进展和预防性治疗的普及，该病在 AIDS

病人中的发病率已经有所下降。随着我国 AIDS 发病率的日渐上升，做为主要并发症的卡氏肺囊虫肺炎也时常可见。临床医师应对该病保持警惕，注意对高危病人的筛查，早诊断、早治疗，以改善病人的预后。

（吴　东　曹　彬）

病例14　腹泻、腹痛、发热

男性，43岁，因反复腹泻、腹痛、腹胀9个月，发热4个月，于2005年6月22日入院。

患者9个月前无明显诱因出现腹泻，4~5次/天，为黄色稀便，无脓血、粘液，不伴发热、腹胀等，但有脐周持续性绞痛及间断便秘，服用大黄通便后腹痛稍缓解，给予抗炎治疗无明显好转。后逐渐出现右下腹胀痛，并发现右下腹可移动性质软包块，有压痛，偶有恶心、呕吐，为胃内容物，非咖啡样物质，多为餐后1小时出现，呕吐后腹痛稍缓解。6个月前当地医院考虑为慢性阑尾炎，予手术切除阑尾（术中见肠壁增厚），术后未行病理检查。4个月前患者受寒后出现寒战、高热，T 39.9℃，体温高峰时自觉腹部游走性胀痛，排气减少。上述症状于体温下降后可缓解。无盗汗、午后潮热，无头痛、头晕，无咳嗽、咳痰等。体重较前下降7.5kg。

慢性的腹痛、腹泻、发热、消瘦，是较为常见的临床表现，主要有以下原因：①慢性肠道感染：如细菌、寄生虫、结核等。细菌和寄生虫感染大便中多数可找到病原体。结核也可以引起腹泻、腹痛、右下腹压痛，也可有腹块、原因不明的肠梗阻，多伴有盗汗、午后潮热等症状；②炎性肠病，如克罗恩病、溃疡性结肠炎，依赖内镜、消化道造影和病理检查可明确；③肠道肿瘤，如结肠癌、小肠恶性淋巴瘤等，表现多样且无特异性，需病理检查才能明确；④其他原因的肠炎，如嗜酸粒细胞性胃肠炎，表现为外周血嗜酸粒细胞增多，胃与小肠粘膜的病理组织活检发现粘膜和粘膜下层广泛的嗜酸粒细胞浸润，激素治疗常有效；⑤肠消化、吸收不良：如吸收不良综合征、Whipple 病等；⑥胃、胰、肝胆疾病所致腹泻、腹痛；⑦全身疾病：如甲亢、过敏性紫癜、结缔组织病、系统性肥大细胞增多症等，均较少见；⑧其他功能性疾病，如肠易激综合征，但必须首先排除器质性疾病才能诊断。

本例根据起病时情况，应首先除外肠道感染性疾病和炎性肠病，需要查大便常规、培养并及时进行内镜检查和病理活检。遗憾的是，患者在当地曾行阑尾切除术，术中发现肠壁增厚，但未行病理检查。

患者于当地医院查血常规大致正常。大便常规 1 次 WBC 0～1/HP；1 次大便潜血试验（OB）阳性，无红细胞；1 次涂片染色查真菌，有酵母样菌。血沉（ESR）40～68mm/第一小时末，CRP 68.8mg/L。PPD 皮试（－）。血 ALB 低，免疫指标基本正常。肥达－外斐反应：H 1:40，O 1:80，A 1:40，B 1:40，OX_{19} 1:40。骨髓涂片感染性骨髓象。腹部 CT 示肝囊肿，腹腔未见明显占位和肿大淋巴结。结肠镜灌肠未见明显异常。给予头孢三嗪、左氧氟沙星抗炎治疗无缓解。

除一次大便中找到真菌外，未发现病原学证据，肥达－外斐反应结果无临床意义。由于未做大便培养和大便寄生虫检查，尚不能除外慢性感染性腹泻，但抗生素治疗无效不支持细菌性感染。ESR、CRP 明显增高，感染性骨髓象，提示体内存在慢性炎症，结合其有不全肠梗阻表现，肠结核亦应考虑，但临床无盗汗、潮热等全身症状，且 PPD 皮试阴性。另外，炎性肠病尤其是克罗恩病也可有上述表现，但发热如此突出不好解释，且消化道造影未发现显著异常。

当地医院考虑“肠结核”予正规三联和四联抗结核治疗1个月，甲泼尼龙（40mg qd ×7天，后逐渐减量至停药）治疗，体温高峰稍下降，腹部症状无明显好转。为进一步治疗收入我院。既往有长期吸烟及饮酒史，个人婚育及家族史无特殊。入院查体：T 37.6℃。消瘦体型，贫血貌。全身浅表淋巴结未触及。心肺查体未见异常。上腹部和右下腹有轻压痛及反跳痛，无肌紧张，未及包块，无液波震颤，肝脾肋下未及。墨菲征（Murphy征）阴性。移动性浊音阴性，肠鸣音7次/分，无气过水声。肛门视诊未见外痔，指诊未触及肿块、无触痛，指套无血染。双下肢中度可凹性水肿。

通常诊断性抗结核治疗两周应出现初步效果，此患者经正规抗结核治疗1个月效果不佳，是抗结核的治疗时间和强度不够，还是存在其他疾病？入院时考虑虽然肠结核不能除外，但炎性肠病的可能性更大。克罗恩病（CD）可累及全消化道，为肠壁全层炎，病变呈跳跃性，不连续性；可有肠外表现，如关节症状、葡萄膜炎、肛瘘、肛周脓肿、腹腔脓肿等表现。患者有发热，症状以结肠病变为主，伴不全肠梗阻表现，阑尾炎手术中发现肠壁增厚，大便无红白细胞、细菌等，均支持CD。而溃疡性结肠炎（UC）病变呈弥漫性分布，多数在直肠、乙状结肠；临床表现为腹痛与便秘交替，里急后重明显，大便应为粘液脓血便；肠镜下为连续性病变，浅溃疡弥漫分布；也可有结肠外表现，激素治疗敏感。此患者激素治疗效果不佳，且无粘液脓血便，肠镜所见不支持，钡灌肠正常，故不首先考虑UC。但有时临床鉴别困难，最终需要内镜和病理结果确诊。

入院后继续四联抗结核。患者一般情况差，每日高热，腹痛、腹泻加重，查血 ALB 17g/L，前白蛋白 58mg/L，无法耐受肠镜检查。复查腹平片示腹部多个气液平，考虑不全肠梗阻，予禁食、补液、肠外营养支持及抗生素治疗。

其他检查：血常规：Hb 93～102g/L，余大致正常。尿常规：Pro 微量，WBC 15/μl。尿沉渣：RBC 227.2/μl，异型红细胞 100%，WBC 88.2/μl，大量草酸钙结晶。3 次大便常规无红白细胞，OB（+），大便培养无阳性发现。肝功能：ALT 7U/L，A/G 0.83，肾功能正常。补体正常。自身抗体、ANA、抗 dsDNA、ANCA（－）。抗啤酒酵母抗体（ASCA）IgG（－），IgM（+）。ESR 14 mm/第一小时末，CRP 9.26 mg/dl。胸正侧位片未见明显异常。胃镜：食管裂孔功能障碍，慢性浅表性胃炎，十二指肠球炎（轻度）。B 超：盆腔少量积液，深 4.9cm。诊断性腹腔穿刺，腹腔积液提示为渗出液，白细胞高，单核为主，ADA 高，涂片镜检未找到真菌、细菌及抗酸杆菌。

住院后在没有更多其他线索的情况下暂时未停止抗结核治疗，因为少数患者在抗结核 2 个月左右才出现体温下降。基于上述检查，可以判断：①病变部位应在小肠：因为胃镜大致正常，而 OB 持续（+），大便中无红白细胞等结肠炎改变，外院检查也显示钡灌肠无显著异常。②关于诊断：UC 病变一般在结肠，不首先考虑。高度怀疑 CD，ASCA IgM 阳性对 CD 诊断有一定特异性，且 CD 易出现肠梗阻、穿孔等并发症。仅 1/3 患者可出现低－中度发热，持续高热难以解释，除非合并感染，但血 WBC 不高，抗生素治疗无效，大便培养和腹腔积液（渗出性，以单核细胞为主）培养阴性均不支持。故要考虑其他小肠疾病，如原发小肠肿瘤，尤其是淋巴瘤，可有发热、腹痛、腹泻、便血等表现，影像学缺乏特异性。③进一步检查，尤其是病理证据至关重要，否则无法决定是否按照 CD 治疗。但因梗阻不宜行小肠造影。患者的白蛋白太低，营养状况差，肠镜风险过大，因此先予支持治疗，纠正低蛋白血症，以期尽快行肠镜检查。

按照肠梗阻保守治疗后，患者仍寒战、高热，腹部持续有压痛和反跳痛，并扩散至全腹，伴恶心、呕吐，遂以“急性腹膜炎”行急诊手术，术中见混浊腹腔积液 200ml，屈氏韧带下 1m 处小肠折叠，粘连成团，与横结肠紧密相连，折叠后空肠后壁有一 0.3cm 的穿孔，切除病变肠段约 20cm，见有多个直径 0.5 至 1cm 的肿大淋巴结。

术后病理：小肠非霍奇金淋巴瘤（T 细胞性），侵透肠壁全层，上、下两断端可见肿瘤（图 14－1），肠周淋巴结受累（2/5）。免疫组化（图 14－2）：CD20（－），CD79a（－），CD3（++），CD5（－），CD10（－），CD23（－）。

骨髓穿刺：反应性粒系统增生。腹部 CT：腹腔积液，脂肪肝、肝大，腹腔内及腹膜后淋巴结肿大，胃壁增厚。

小肠非霍奇金淋巴瘤（Ⅳ期）诊断明确，给予化疗，但患

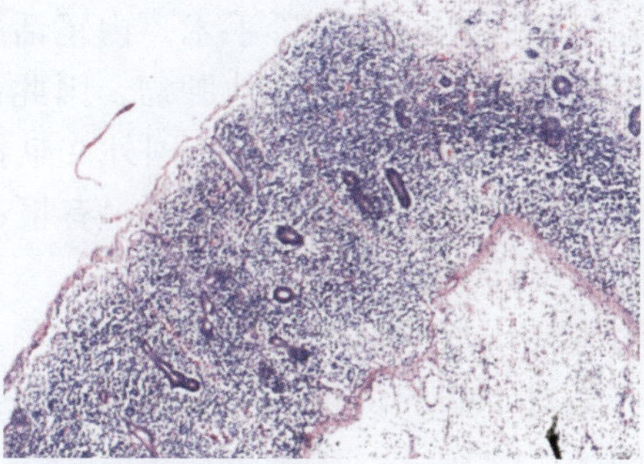

图 14－1　手术切除的小肠病理：肠壁全层见肿瘤细胞浸润

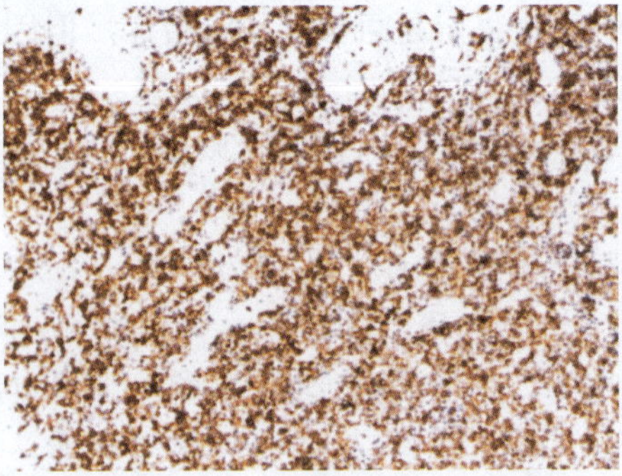

图 14－2　小肠病理免疫组化，肿瘤细胞 $CD3^+$

者消化道症状缓解不明显，且出现消化道大出血，最后自动出院。

胃肠道淋巴瘤仅占胃肠道肿瘤的1%～4%，但却是结外恶性淋巴瘤最常累及的部位，因为其缺乏特异临床表现，与结核、炎性肠病、胃肠道溃疡相似，常被误诊。早期症状往往不明显，常表现为腹痛不适、食欲减退、体重减轻、腹部肿块及发热，并发急性大出血、穿孔和梗阻急诊手术。内镜活检是诊断本病的首选方法，但活检阳性率低于其他肿瘤，因此高度怀疑胃肠淋巴瘤时最好行手术探查取病理明确。国外文献报道约40%患者因急诊手术才明确诊断。术前误诊率高，有报道42%的人延迟了半年才得到正确的治疗。

肠道淋巴瘤容易误诊的原因，除客观上因临床缺乏特征性外，主观上主要是对本病的认识不足或满足于原始的诊断而未再继续追究原因。

（罗金梅　庄俊玲）

病例 15 皮疹、血细胞减少、发热、呼吸困难、黄疸

男性，67 岁，因反复皮疹 5 年，白细胞、血小板下降 3 年，发热 20 天入院。

患者 5 年前始反复出现背部红色丘疹，未在意。3 年前查血常规：WBC 1.1×10^9/L，PLT 78×10^9/L。给予泼尼松 50mg qd，WBC 波动于（2.8～4.8）$\times10^9$/L、PLT 波动在（125～170）$\times10^9$/L。之后泼尼松逐渐减量，WBC、PLT 也随之下降。后皮疹渐累及颜面和胸部。我院门诊查尿常规正常，ANA、抗 dsDNA、抗 ENA、ACL、抗 Jo－1 抗体、自身抗体（－）；ANCA 1∶320（＋），MPO、PR3－ANCA（－）；补体正常；ESR 4mm/第一小时末。胸部 CT 提示右肺中叶淡片索条影。皮肤病理：角化过度，基底细胞液化、变性，真皮水肿，血管和附属器周围淋巴细胞和组织细胞浸润，考虑亚急性皮肤红斑狼疮（SCLE）。

患者为老年男性，主要表现为皮疹，后出现血 WBC、PLT 下降，皮肤活检无疑对患者的诊断提供了非常重要的帮助。SCLE 病变主要在皮肤，以环形红斑或丘疹鳞屑性皮疹为特征，可有发热、光过敏、关节痛等表现，可伴有白细胞和血小板下降，免疫指标可以阴性，一般内脏损伤较轻。用 SCLE 可以解释患者的所有表现，且激素治疗有效。但有几个问题需要置疑：①ANCA：1∶320（＋），是否存在系统性血管炎或皮肤血管炎？虽然有 ANCA 的阳性，但其 MPO、PR3－ANCA 均阴性，特异性差。SLE 或其他疾病如肿瘤或感染均可以有非特异性 ANCA 升高，皮肤活检无典型血管炎改变也不支持血管炎诊断。②除

SCLE外是否还有其他可能?因WBC、PLT下降也是病程中较为突出的表现,因此要考虑有无血液系统疾病,尤其是淋巴瘤易伴有皮疹,皮质激素有一定疗效。因此必要时需要重复行皮肤活检除外淋巴瘤,并检查浅表和深部淋巴结及肝脾、骨髓有无淋巴瘤证据,尤其是惰性淋巴瘤病程可长达数年。

1年半前我院门诊将泼尼松加至40mg qd,后渐减至5mg qd维持,同时予羟氯喹、雷公藤、CTX等,WBC波动于(2.14~3.70)$\times 10^9$/L、PLT正常。20天前患者出现持续高热,伴畏寒、喘憋,偶有干咳,血WBC 0.97$\times 10^9$/L,PLT正常,将泼尼松加量至60mg/d仍无效,为进一步诊治收入院。近1个月刷牙时易出现牙龈出血。既往患乙型肝炎40余年。入院查体:生命体征平稳。四肢皮肤可见色素沉着。肝掌,巩膜轻度黄染。双肺呼吸音稍粗,未闻干湿啰音。心脏查体无异常。腹软,肝肋下未及,脾肋下2cm,无触痛,余无异常。辅助检查:抗ENA,抗SSA 52kD、抗RNP 32、17.5kD(+)。骨髓涂片增生尚可,血小板少见,未见异常细胞。胸部CT示左上肺斑片影及左肺多发结节影。腹部CT示肝内多发低密度影。

因皮质激素减量后病情反复,故加用了羟氯喹、雷公藤、CTX等免疫抑制剂,病情平稳,诊断仍然考虑SCLE。但此次入院前出现高热,喘憋,无新发皮疹,WBC再次下降,皮质激素加量无效,是否为SCLE活动造成值得怀疑。结合患者长期应用皮质激素和免疫抑制剂,白细胞降低,免疫力低下,加之胸部CT左肺有多发斑片影,首先考虑肺部结核感染,可行痰抗酸染色,查ESR、PPD皮试等进一步明确。但WBC如此减少难以解释,除非为重症结核感染,但入院时患者生命体征平稳,结核中毒症状不重,且既往SCLE病程中也表现为WBC下降,因此,此次发热和WBC下降原因仍不明确。

患者入院后仍持续高热。复查血常规：WBC 0.88×10^9/L，PLT 21×10^9/L。肝肾功：ALT 180U/L，ALB 21g/L，TBil 41μmol/L，DBil 18.6μmol/L。间断给予尼美舒利退热，并予以琥珀酸氢化可的松300mg qd静脉点滴及RFP、INH、EMB抗结核治疗和对症支持治疗。4天后患者出现喘憋，并进行性加重，BP 110/70mmHg，HR 120次/分，听诊双肺广泛哮鸣音，SaO_2（自然）86%～88%，测肘静脉压约1.76kPa（18cmH_2O）。床旁胸片示右中肺条索状影（叶间积液可能大）、右肺大片斑片影、左肺渗出性病变。肝功能：ALT 180U/L，TBil 197.5μmol/L，DBil 163μmol/L。PT 20.4s，APTT 81.5s，Fbg 0.85g/L。血BNP 56.5pg/ml。胸腹CT示胸腔积液，双肺渗出较前明显。

入院后情况急转直下，主要突出表现为喘憋加重，Ⅰ型呼吸衰竭，同时出现黄疸，凝血障碍，ALB降低，提示肝功能进行性恶化。呼吸衰竭考虑以下原因：①肺结核。长期应用皮质激素和免疫抑制剂是诱发因素，双肺多发尤其是上肺斑片影支持结核诊断，高热、病情进展迅速虽然在结核不常见，但血行播散性结核、干酪性肺炎等也可出现。②肺部真菌感染。长期应用皮质激素和免疫抑制剂的患者同样是真菌感染的易感人群，且肺影像学团片状改变也见于真菌感染。③卡氏肺孢子菌肺炎（PCP）。为免疫力低下者的机会感染，可有发热、盗汗、干咳等，呼吸困难突出，胸片为非特异性间质性改变，这一点与此患者不符，需病原学证实。④心衰。患者出现喘憋，双肺满布哮鸣音，胸片示渗出影，不能除外心衰肺淤血所致。但患者夜间能平卧，呼吸衰竭而血压正常，BNP值正常，均不支持心衰的诊断。肝功能恶化有以下考虑：①药物性。患者入院前后因发热曾多次给予 NSAID 类药物退热，不除外药物性肝损害。②肝结核或血行播散性结核感染。③在 SCLE 基础上并发淋巴瘤，肝功能恶化为淋巴瘤浸润造成，但最好用一元论解释，或者自始至终即为淋巴瘤造成，但不好解释肺内快速进展的病变。

此时支持治疗非常重要，包括呼吸支持，必要时机械通气；输注血浆、血小板、白蛋白；应用保肝药。由于结核是可治疗的疾病，且该患者结核感染可能性较大，因此仍应抗结核治疗，但肝功能损害会限制抗结核药的应用。另外，应进一步寻找病原学证据，包括痰细菌培养、真菌培养、抗酸染色、六胺银染色等。

患者经强心、利尿及保肝、退黄治疗，同时补充维生素 K_1，输注血小板、血浆纠正出血倾向以及给予头孢吡肟抗感染，喘憋改善不明显，肝功能损害继续加重。改用肝功能损害小的药物继续抗结核治疗（INH、EMB、丁胺卡那、可乐必妥），呼吸困难曾一度好转，ALT 进行性下降，胆红素曾降至 TBil 167.6μmol/L、DBil 128.3μmol/L，但之后再次升高。患者症状进行性加重，血压、血氧分压下降，嗜睡，呼吸道可吸出大量陈旧性血性痰。家属拒绝进一步抢救及治疗，入院 20 天后呼吸、心跳停止。患者死亡后血结核杆菌快速培养回报阳性，痰抗酸染色和痰结核菌培养也回报阳性。

根据痰和血培养结果，确诊为血行播散性结核感染、肺结核及肝结核，死亡原因为呼吸衰竭，肝衰竭。纵观全部病程，此患者起病时的 WBC、PLT 降低考虑与原发病有关，应用皮质激素和免疫抑制剂有效。本次入院前 WBC、PLT 再次下降却难以用 SCLE 解释，而为重症结核感染所致。

此例诊疗过程有如下启示：①要注意仔细分析病程中反复

出现的相同临床表现，不能轻率地认为是同样原因引起；②肝功能异常或既往有肝炎史的患者应用有可能致肝损害药物时须十分谨慎，尤其合并感染时可导致肝功能急剧恶化；③虽然临床上血结核杆菌快速培养阳性罕见，但非常有意义，对怀疑结核感染并稽留高热的患者应常规检查。

（赖晋智　庄俊玲）

病例 16 发热、水肿、肾功能衰竭

男性，71 岁，因间断发热2 个月于2005 年11 月21 日入院。

患者2 个月前无明显诱因出现发热，未测体温，伴畏寒、盗汗，无其他伴随症状。服用抗感冒药及阿莫西林1 周无效。6 周前出现双膝关节酸痛，无红肿或活动异常。体温最高 38.2℃，多于傍晚出现，夜间达高峰。4 周前渐出现咳嗽，咳白粘痰，无咯血或胸痛，并逐渐出现双下肢水肿，偶有双下肢肌肉酸痛，无肌力或感觉异常。查血常规：WBC 10.9×10^9/L，G 78.8%，Hb 91g/L，PLT 306×10^9/L。肝肾功能正常。ALB 33g/L。ESR 81mm/第一小时末，CRP 13.7mg/L。ANA、抗 ENA 均正常。尿常规：Pro（++），WBC 2 ~4/HP，RBC 5 ~8/HP。予多种抗生素治疗无效。病程中患者有尿急、尿不尽感，夜尿2 ~3 次/日，食欲差，体重下降2 ~3kg。既往有高血压、胆囊炎、前列腺炎。查体：BP 160/80mmHg，HR 84 次/分，心、肺、腹未见异常，双下肢轻度可凹性水肿，右侧小腿可见静脉曲张。

患者老年男性，慢性病程，以畏寒、中低热为主要症状，伴有盗汗，食欲欠佳，体重减轻，轻度咳嗽，咳痰，肌肉关节轻度疼痛，后出现双下肢水肿；抗生素治疗效果欠佳。诊断上要考虑：①感染性疾病：其为常见的发热病因，感染部位：患者有轻度咳嗽、少量咳痰，应排除肺内感染；另外患者有尿急、尿不尽感，应排除泌尿系感染，但外院尿常规异常以血尿和蛋白尿为主，非泌尿系感染的典型表现，拟复查尿常规和查尿沉渣明确。在病原体方面，病程较长（2 个月），不支持病毒感染；阿莫西林等多种抗生素抗感染无效，要考虑非典型细菌感染、特殊病原体感染可能，患者有结核中毒症状，还应排除结核病。拟查血 ESR、TB - Ab、X 线胸片、PPD 皮肤试验等排除。②肿瘤性疾病：老年男性，低热，食欲减退，体重下降，恶性肿瘤如实体瘤（肾癌、肝癌、结肠癌等）及血液系统肿瘤（淋巴瘤）等均可出现副肿瘤综合征，可导致肌肉和关节症状，故应重点排除肿瘤，查 AFP、PSA、CA 系列，肺癌筛查及胸腹部影像学检查。③自身免疫性疾病：尽管老年男性不是好发人群，且 ANA、抗 ENA 阴性，但患者有低热，肌肉、关节疼痛、肾脏损害，多系统受累的表现，应排除血管炎等。

入院后查血常规 WBC $10.9 \times 10^9/L$，G 78.8%，Hb 91g/L，PLT $306 \times 10^9/L$。尿常规：Pro 1g/L，RBC 200/μl。尿沉渣：RBC 120/μl，异常形态 100%。血清 ALT 66U/L，TP 67g/L，ALB 26g/L，AST 38U/L，Cr 255μmol/L，BUN 16.35mmol/L。ESR 97mm/第一小时末，CRP 6.29mg/dl。

患者尿中有红细胞和蛋白，无 WBC，不支持泌尿系感染，尿沉渣见 100% 异常形态 RBC，伴肾功能异常，考虑为肾小球病变，患者 4 周前外院查肾功能正常，但当时尿常规可见红细胞和蛋白，考虑当时就有肾脏病变，目前 Cr 上升（255 μmol/L），考虑为急性肾功能衰竭。病因上考虑为：①药物性肾损害：患者在病程中应用多种抗生素及中药治疗后出现肾脏损害，需考虑药物性肾损害。药物性肾损的临床表现多样，有急性间质性肾炎，急性肾小管坏死，也可有肾小球滤过膜功能损伤等，临床经过也缓急不一。②感染伴发的肾损害：很多细菌、病毒、真菌和原虫感染可引起肾脏损害，其发病机制是肾脏直接感染、病原体产生的毒素、免疫机制介导等，也可因慢性感染引起的继发性淀粉样变。患者病程2个月，肾功能损害发生在近1个月内，需除外免疫介导或继发淀粉样变。③自身免疫病的肾损害：患者ANA、抗ENA正常，无相关症状，系统性红斑狼疮和干燥综合征等基本可排除。但需除外ANA、抗ENA阴性的血管炎，累及肾脏肾小球的多为小血管炎：以ANCA相关性血管炎如显微镜下多血管炎（microscopic polyarteritis，MPA）、变应性肉芽肿性血管炎（Churg - strauss syndrome，CSS）、韦格纳肉芽肿病（Wegener's granulomatosis，WG），可引起急性肾功能损害。而经典的结节性多动脉炎（polyarteritis nodosa，PAN）属中等血管炎，临床表现以高血压，轻、中度蛋白尿为主，肾功能损害常缓慢进展，多无血尿。

连续监测肾功能3天，Cr 255→261→270μmol/L，BUN 16.35→16.56→18.14mmol/L，肾功能进行性恶化；同时胸部CT示：双肺间质病变。

病变同时累及肺和肾，考虑肺肾综合征，如MPA、CSS、WG、Goodpasture syndrome等。WG、MPA、CSS三者属ANCA相关血管炎，三者均可引局灶节段性肾小球毛细血管袢坏死，伴新月体形成。WG肾损害累及率为80%，就诊时80% cANCA阳性，肺部肉芽肿病变常见，同时多有上呼吸受累的表现。MPA常累及肾脏，其次为肺、皮肤、关节，近80%患者ANCA阳性，但cANCA和pANCA比例接近。CSS肾脏受累相对较少，常仅有轻度蛋白尿和镜下血尿，且肾功能不全少见。Goodpasture syndrome常有抗GBM抗体阳性和肺泡出血，多呈急性临床过程。

经检测血MPO - ANCA 250RU/ml，PR3 - ANCA（ - ），IIF

-ANCA（+）1∶640。结合临床表现及其他实验室检查结果，符合MPA。患者肾功能进行性恶化，ESR、CRP明显增高，提示病情活动，予甲泼尼龙1g qd冲击治疗3d，后予琥珀酸氢化可的松300mg qd，同时监测并控制血压、血糖，监测电解质，预防低血钾。

MPA是一种主要累及小血管的系统性坏死性血管炎，可侵犯肾脏、皮肤和肺等脏器的小动脉、微动脉、毛细血管和小静脉，病因未明，可能与免疫异常有关。病理主要表现为小血管的节段性纤维素样坏死，在血管壁上有中性粒细胞和单核细胞浸润，可有血栓形成。任何年龄均可发病，但以40～60岁最常见，男女之比为1.5∶1。发病急缓不一，可有发热、乏力、畏食、关节痛和体重减轻等全身系统性炎症性疾病的症状；各种皮疹，以可触及的充血性斑丘疹多见；肾脏损害最常见，可呈亚急性进行性肾功能不全，病理多为系膜增殖和新月体形成的局灶节段性坏死性肾小球肾炎；肺部损害：弥漫性间质改变和炎症细胞浸润，约1/3患者有肺泡出血、咳嗽、咯血、呼吸困难、贫血等；部分患者出现神经系统和消化道血管炎表现。治疗上糖皮质激素和CTX联合治疗常有较好疗效，诱导治疗可采用CTX和（或）甲泼尼龙冲击治疗以及足量糖皮质激素和CTX的维持治疗，维持治疗至少1年。

为明确肾脏病变程度和活动性，行B超引导下肾脏穿刺活检，病理：23个肾小球，其中1个细胞纤维性环形体，2个纤维素性环形体，2个大型细胞新月体，4个大型细胞纤维素性新月体，4个小细胞性新月体，1个小细胞纤维素性新月体，符合坏死性小血管炎肾损害。经治疗后肾功能逐渐好转，冲击治疗后1个月患者肾功能恢复正常：Cr 111μmol/L，BUN 8.0mmol/L，

ESR 16mm/第一小时末，CRP <0.1mg/dl。

本例老年患者临床表现不典型，病程较长，以发热、畏寒等肺、肾损害以外的非特异症状为主诉，有多系统症状和体征。其治疗成功的关键在于临床医生能通过仔细分析常规化验，密切关注病情变化，并积极完善有关检查，保证患者在最短的时间内获得明确诊断和及时治疗。

（王秋梅　李　剑）

病例 17　乏力、水肿、呼吸困难、昏迷

男性，71 岁，因乏力 5 个月，水肿、食欲减退 1 个月，意识丧失 3 天于 2005 年 6 月 1 日入院。

患者 2005 年初无诱因出现四肢无力伴便秘，未诊治。2005 年 5 月 1 日四肢乏力明显加重，伴颜面、四肢持续非可凹性水肿，同时出现便秘、发音含糊，伴咳嗽、咳白痰，无胸闷及憋气。否认特殊服药史。外院予含大黄的中药治疗后，大便通畅，但颜面、四肢肿胀无缓解。

患者主要表现为颜面、四肢非可凹性水肿，伴四肢无力、便秘、发音含糊、咳嗽和咳痰。首先从水肿的病因出发进行鉴别诊断。全身性水肿主要可分为心源性、肾源性、肝源性、营养不良性、粘液性、药物性和特发性水肿等。各种水肿都有其自身的特点。心源性水肿为可凹性水肿，先出现于身体的下垂部位，颜面部一般无水肿；肾源性水肿的特点是晨起颜面水肿，后可进展为全身可凹性水肿；肝源性水肿主要表现为腹腔积液，也可先有踝部水肿，渐向上蔓延，而头面部及上肢常无明显水肿；营养不良性水肿的主要特点是常伴有消瘦等表现，水肿常从足部逐步蔓延到全身；粘液性水肿是甲状腺功能减退症（甲减）的临床表现之一，主要为非可凹性水肿，部位以颜面和下肢明显；药物性水肿常常由糖皮质激素、雄激素、雌激素、胰岛素和甘草制剂等药物引起；特发性水肿以女性多见，主要为身体下垂部分水肿。该患者为老年男性，水肿的特点是颜面及

四肢持续性非可凹性水肿，无明确的用药史，无体重下降，未发现心脏、肾脏、肝脏等基础病，结合其便秘、乏力等表现，故首先考虑甲减引起的粘液性水肿。

2005 年 5 月 17 日患者出现食欲减退，伴夜间打鼾，无发热、肢体运动障碍和感觉异常。外院查：血 Na^+ 108mmol/L。头颅 MRI："双侧基底节放射冠多发脑腔梗"，考虑为"脑梗死"，给予丹参治疗 6 天后症状无改善。2005 年 5 月 22 日来我院急诊查：血 Hb 126g/L，血 Na^+ 115mmol/L，ALT 121U/L。动脉血气：PaO_2 52.9mmHg，$PaCO_2$ 51.8mmHg，予补液和支持治疗。5 月 24 日 8am 患者突然意识丧失伴呼吸困难，复查动脉血气 $PaCO_2$ 增至 78.9mmHg，予呼吸机辅助呼吸，当时从气管内吸出大量黄粘痰，经静脉予头孢哌酮/舒巴坦钠 1g q8h、谷胱甘肽 0.6qd、丹参 20ml/d 和支持治疗 3 天后，顺利脱机。复查血气：PaO_2 60.4mmHg，$PaCO_2$ 45.3mmHg；同时血 Na^+ 上升至 131.7mmol/L；甲状腺功能：FT_3 0.37pg/ml，FT_4 0.22ng/dl，TSH 38.67U/ml；肾上腺皮质功能：24 小时尿游离皮质醇：161.07（20～78）μg/24h；心脏彩超示少－中量心包积液；腹部 B 超示：肝大，少量腹腔积液。患者无颈痛史，无颈部手术、照射史，否认发热、寒冷刺激史，无手术麻醉史，无镇静镇痛剂及抗抑郁药使用史，病程中无肤色改变，不易感冒，无咯血、胸痛，无消瘦，无肢体感觉活动障碍。无脱发、关节疼痛、皮肤红斑。体重变化不详。

患者病情逐步加重，出现食欲减退、睡眠呼吸暂停和严重低钠血症。低钠血症是该阶段病情的重点，首先要除外假性低血钠，本例血液中无非溶性物质和高渗性物质增多，不支持假性低血钠。钠的代谢主要与胃肠道的吸收和肾脏的排泄有关，并受肾素-血管紧张素-醛固酮系统、抗利尿激素、糖皮质激素、甲状腺激素和心钠素等内分泌激素的调节，以上脏器和/或内分泌激素的紊乱均可能引起低钠血症，如精神性多饮、抗利尿激素不适当分泌综合征（SIADH）、肾上腺皮质功能不全、甲减以及严重的心、肾、肝脏疾病等。结合该患者病史和辅助检查，可除外严重心、肾、肝脏疾病、精神性多饮和肾上腺皮质功能不全，结合血 T_3、T_4 降低，甲减诊断明确，因此低钠血症系甲减所致。同时甲减也可解释患者的全身性水肿、食欲减退、便秘、反应慢、心包和腹腔积液、睡眠呼吸暂停等表现。结合患者的 TSH 升高，考虑为原发性甲减。因为患者非来自碘缺乏地区、无颈部手术和照射史，故甲减病因可能为慢性淋巴细胞性甲状腺炎，需进一步行有关抗体检查明确。

粘液水肿性昏迷是甲减未及时诊治而导致的严重并发症，除有严重甲减的临床表现外，还可有低体温、昏迷、通气障碍、稀释性低钠、休克等。该患者可诊断粘液水肿性昏迷，诱因可能为肺部感染。但也有一些特殊之处：首先，粘液水肿性昏迷常伴低体温，但该例体温正常，可能和感染有关；其次，粘液水肿性昏迷通常治疗效果差，死亡率高，常需大剂量甲状腺激素替代，而本例患者症状严重，有Ⅱ型呼吸衰竭，但经补液、呼吸机辅助通气治疗后，未用甲状腺激素病情即好转，可能的解释是其粘液水肿性昏迷相对较轻，且抢救比较及时。

查甲状腺自身抗体：抗甲状腺球蛋白抗体：超过正常可测值上限（正常 <60U/ml），抗 TPO 抗体：1416.2U/ml（正常 <60U/ml），ANA 散点型 1:80 阳性，故考虑甲减的病因为慢性淋巴细胞性甲状腺炎。予左甲状腺素钠 25μg/d 替代治疗后，患者神志渐清，乏力缓解。患者自 6 月 4 日开始出现 Hb 进行性下降，由 100g/L 降至 60g/L，为正细胞正色素贫血，多次查尿便

潜血阴性，B超腹腔积液无增加，血总胆红素无升高，血网织红细胞3%；骨髓涂片示红系增生活跃；血清铁25μg/dl，铁蛋白487ng/ml，血清叶酸1.4ng/ml，维生素B_{12} 328pg/ml。给予铁剂、叶酸、维生素B_{12}及促红细胞生成素6000U qd等治疗后，Hb渐回升到110g/L。6月8日出现尿量增多，伴意识模糊，血钠渐下降至119mmol/L，即停用利尿剂同时限水后，血钠渐升至135mmol/L，同时予甲状腺激素缓慢加量，由25μg/d渐加量至100μg/d。

在甲状腺激素替代过程中，患者血红蛋白进行性下降，最低达6.4g/dl。贫血可以是甲减的表现之一，可能和促红细胞生成素分泌减少和血液稀释有关，甲减还可能合并有内因子抗体介导的恶性贫血，通常在替代治疗后可好转。该患者为正细胞正色素性贫血，血清叶酸和维生素B_{12}均正常，可除外巨幼细胞贫血及恶性贫血；多次查尿常规、大便潜血均阴性，B超未见腹腔积液增多，可除外消化、泌尿系统出血所致的缺铁性贫血；血胆红素和尿胆素正常都不支持溶血；血清铁蛋白升高，同时血清铁下降，符合慢性病性贫血表现。慢性病性贫血的原因可能是感染、自身免疫病、肿瘤等慢性疾病。该患者已确诊为自身免疫性疾病慢性淋巴细胞性甲状腺炎，是发生慢性病性贫血的原因。

综上可见，甲减并粘液水肿性昏迷的抢救，进行早期辅助呼吸非常重要，能为进一步的治疗赢得时机；积极的左甲状腺素替代治疗是纠正甲减的关键措施；积极的支持治疗、抗感染、纠正电解质紊乱及贫血也是不可缺少的治疗环节，本例经综合治疗终于挽救了患者的生命，并明显缓解了其病情。

（陈　适　李　梅）

病例18 发热，胸痛，呼吸困难

男性，55岁，因发热、胸痛、呼吸困难1个月于2005年11月9日入院。患者1个月前无明显诱因出现发热，最高体温38.3℃，伴盗汗，无畏寒、寒战。病程初期有一过性前胸、后背及剑突下针刺样剧痛，深吸气时加重，严重时不敢大声说话。数日后疼痛缓解，渐出现进行性加重的呼吸困难，步行200m或上三层楼即需要停下休息。无咳嗽、咳痰、咯血，体重无明显下降。

详细询问病史，了解患者既往健康状况、生活习惯、职业、旅游史、特殊疾病接触史以及先前治疗经过等资料对于发热的诊断常有重要意义。当发热、胸痛和呼吸困难三个症状同时存在时，大多数医师会将注意力集中于胸腔内病变，肺脏、心脏和大血管将是进一步检查和诊断的重点。最初胸痛的性质是针刺样锐痛，且于深吸气时加重，胸痛与呼吸困难有明确关系，疼痛缓解后呼吸困难趋于明显。单从症状上看，重点考虑胸膜或心包病变是合理的。

患者为机械工程师，平时工作压力很大，吸烟20～30支/天，有高血压病，最高血压达165/95mmHg，未服药控制。否认饲养宠物。发病前半年内一直生活在北京，未去过外地。否认外伤史和结核接触史。入院前2周曾在外院查血常规及胸片“正常”，接受青霉素及头孢呋辛静点1周无效。

根据上述资料，我们可进一步缩小鉴别诊断的范围。发热、胸痛和呼吸困难是社区获得性肺炎的常见症状，但患者起病较隐袭，无咳嗽咳痰，血常规和胸片检查阴性，抗生素治疗无效，该诊断可基本除外。患者除高血压病外，无其他基础疾病，下呼吸道各种机会性感染的可能性也不大。吸烟是肺癌的重要危险因素，常规胸片检查并不能检出所有的肺癌病变，需重点排除。但呼吸困难在肺癌并不多见，除非是以下情况如弥漫性肺泡癌、晚期肿瘤压迫大气道或导致大量胸腔积液，患者一般情况良好，临床上不支持晚期肿瘤。胸痛为一过性，持续数日后自发缓解，也不符合肿瘤疼痛的特点。希望详细的体格检查能有更多的发现。

查体：T 38.2℃，P 115 次/分，R 28 次/分，BP 145/85mmHg。血氧饱和度（SaO_2）97%（自然状态）。可平卧，浅表淋巴结未及，无颈静脉怒张。心界向双侧扩大，心音遥远，未闻及病理性杂音。双肺呼吸音清，双侧对称。奇脉（+）。腹软，无压痛反跳痛，移动性浊音（-）。无下肢无水肿。肘静脉压2.02kPa。

查体所见提示病因可能在心脏而不是肺脏。心界扩大，心音遥远，奇脉，肘静脉压升高，提示心包积液可能性较大。伴有发热的心脏疾病还应包括感染性心内膜炎，但该病很少导致胸痛，多有体循环栓塞表现，查体往往有心脏杂音，因此可能性小。肺栓塞可出现发热、胸痛和呼吸困难，但患者无明确血栓形成的危险因素，无下肢深静脉血栓的表现，且肺栓塞若导致心界扩大，心音遥远则需考虑右心功能不全，但患者无体循环淤血表现，血流动力学尚稳定，因此肺栓塞目前难以诊断，需要进一步检查。常规检查之外重点是心脏彩超。

血常规：WBC 6.85 × 10^9/L，GR 70%，Hb 110g/L，PLT 269 × 10^9/L。ESR 95mm/第一小时末，肝肾功能正常，血ALB 45g/L。ECG正常。胸片（图18－1）：纵隔增宽，心影增大，双肺野未见明显异常。UCG：升主动脉增宽，主动脉瓣轻度关闭不全，大量心包积液，心脏各腔室大小正常。

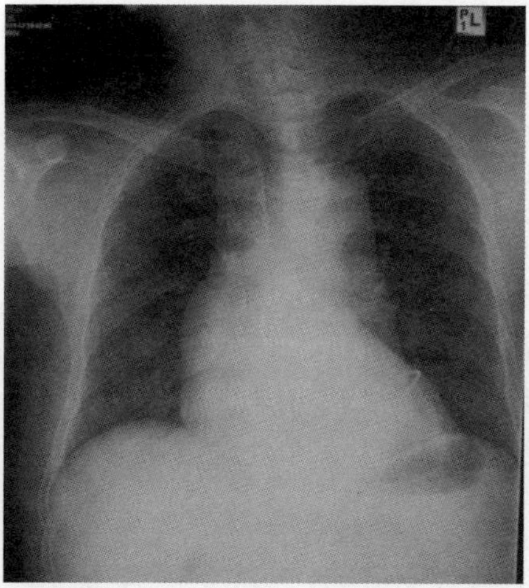

图18－1　X线胸片可见纵隔增宽、心影增大

心包积液的诊断已经明确，心包积液的病因是什么？国外一项研究纳入了204例急性心包积液的病例，其中107例（52%）得以明确诊断，病因包括急性非特异性心包炎（48%）、感染（16%）、恶性肿瘤（15%）、自身免疫性疾病（10%）、代谢性疾病（主要是尿毒症和甲状腺功能低减）（10%）和肾功能衰竭（2%），其他较少见的病因还包括心肌梗死、药物和创

伤等。我国结核病的发病率较高，国内报道一组106例心包积液病例，其中66例为结核。结核性心包炎若不能及时诊断，常常发展至缩窄性心包炎，对患者心功能影响很大。可见急性心包炎病因很多，目前资料尚不足以明确诊断，需要进一步有针对性的安排检查。

多次血细菌培养阴性，TB－Ab（±），PPD皮试（++），甲状腺功能、CK、CK－MB、cTnI均正常。ANA、抗ENA、抗dsDNA抗体、ANCA均阴性。ASO正常。NSE、TPA、CEA及CA199均正常。

病史不支持药物或创伤引起心包积液的可能。患者长期吸烟，有高血压病史，且未正规治疗，有冠心病的危险因素，但胸痛不典型，病程长，结合心电图和心肌酶检查可排除急性心肌梗死。患者没有口腔溃疡、皮疹、关节炎等自身免疫病的常见临床表现，自身抗体检查均阴性，因此自身免疫性疾病基本可以除外。实验室检查已经除外了尿毒症和甲状腺功能低减。结合发热和心包积液的表现，应重点考虑急性非特异性心包炎，感染性疾病（尤其是结核）和恶性肿瘤。一项针对232例患者的前瞻性研究表明，当急性心包炎临床症状持续3周以上不缓解时，诊断性心包穿刺可能对患者有利。2004年欧洲心脏病协会关于心包穿刺指征的讨论中，强调了心包穿刺对于化脓性心包炎、结核性心包炎和肿瘤性心包炎诊断的重要意义（ⅡA级推荐）。为了获取更多的资料以利诊断，也为了减轻症状，有必要行心包穿刺检查。

入院后第5日在超声引导下行心包穿刺置管引流术，共引流血性心包积液约450ml，心包积液细胞总数$4.93 \times 10^5/mm^3$，

WBC 380/mm^3，单核76%；总蛋白52g/L，ALB 26.2g/L，LDH 1654U/L，GLU 7.78mmol/L，ADA 21.9U/L；革兰染色、抗酸染色及细菌培养均阴性；病理检查：心包积液外观血性，镜下可见淋巴细胞、中性粒细胞及大量红细胞，未见瘤细胞。

穿刺证实心包积液为血性，一项对96例血性心包积液病例的分析发现，常见的病因包括心脏手术后（31%）、肿瘤（26%）、急性非特异性心包炎（10%）和主动脉夹层（4%）。急性非特异性心包炎目前尚不能除外，该病多见于青壮年，28%的病例起病前1～2周有上呼吸道感染病史，发热多为高热，可有ASO升高，心包积液少至中量，典型心包积液外观草绿色多见，亦可有血性心包积液；该病预后良好，但属于排除性诊断，目前下结论还为时过早。

多数结核性心包炎表现为血性心包积液。本例患者长期低热、盗汗，ESR快，TB－Ab及PPD阳性，心包积液中WBC升高且单核为主，头孢类抗生素治疗无效，结核不能除外。但患者无结核接触史，胸片未发现结核病灶，ADA正常，心包积液多次抗酸染色均阴性，因此结核目前尚不能诊断，应做心包积液结核杆菌快速培养。同时应行胸腹CT检查，重点排除肺结核、深部淋巴结核及其他脏器结核。如上述检查仍不能明确，则考虑心包活检。

恶性肿瘤出现血性心包积液多见于肺癌、乳腺癌、淋巴瘤及间皮瘤。本例患者一般情况尚可，消耗症状不明显，查体无肿瘤线索，胸片未见肿瘤病灶，血清肿瘤标志物正常，心包积液多次找瘤细胞阴性。因此不支持恶性肿瘤，需进一步行影像学检查排除恶性病变。

主动脉夹层破裂是血性心包积液较少见的病因。本例患者为中年男性，有吸烟史，长期高血压未控制，有主动脉夹层的危险因素。病初曾有剧烈胸背痛，临床医师容易将该症状简单归于急性心包炎所致而忽略仔细询问疼痛特点。经反复询问，患者回忆起最初疼痛性质为刀割或撕裂样，从胸部向下腰背部放射，约数小时后才表现为与呼吸相关。少数主动脉夹层病例可有发热，可能与血管内膜撕裂，内生性致热原暴露以及血块吸收热等因素有关。想到主动脉夹层后立即测双上肢血压，结果右上肢血压125/75mmHg，左上肢血压105/65mmHg。病史和查体已经初步提供了一些信息提示主动脉夹层的诊断，下一步应立即行增强CT检查。

入院后第10日胸腹部增强CT（图18－2，图18－3，图18－4）发现主动脉夹层，自升主动脉至肾动脉水平广泛撕裂（DebakeyⅠ型），升主动脉血肿，立即转入心外科病房。于入院后第12日行升主动脉及部分主动脉弓置换术。手术顺利，术中见主动脉夹层破裂导致心包内大量陈旧性血块，主动脉假腔内大量机化血栓，假腔破口在右无名动脉和左颈总动脉开口之间。患者术后恢复良好，体温降至正常。复查超声心动图：心包积

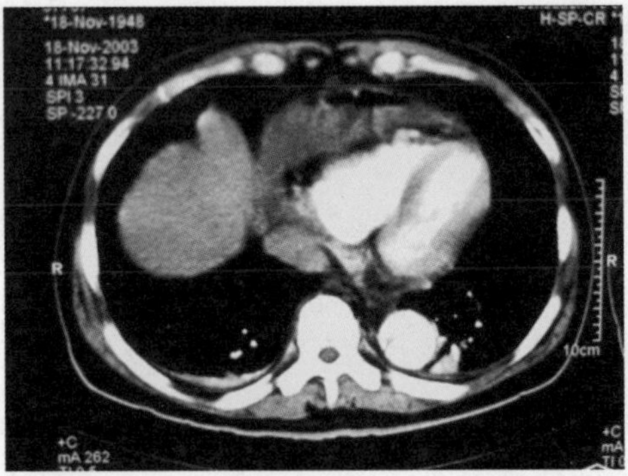

图18－2 胸部增强CT可见主动脉夹层形成、心包积液

液及主动脉瓣反流消失。术中心包活检病理报告“血管纤维组织慢性炎症伴钙化出血，未见肿瘤组织及干酪样坏死”。

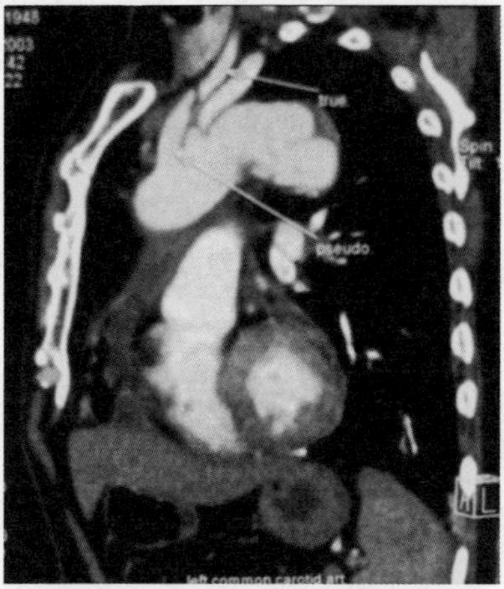

图 18－3　增强 CT 矢状面可见升主动脉夹层形成

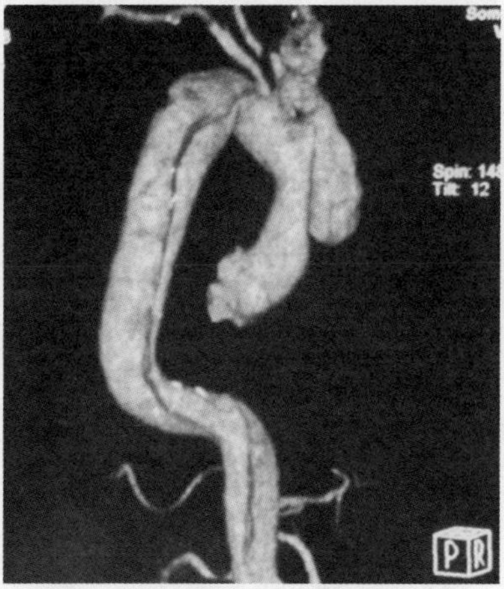

图 18－4　CTA 重建后可见主动脉至肾动脉水平广泛夹层形成

至此真相大白。这是一例罕见的以发热、心包积液为主要表现的主动脉夹层病例，极易误诊，而一旦误诊后果可能非常严重。病程在2周以上的主动脉夹层出现心包积血较为罕见。这类患者可以长期无明显症状，心包积血逐渐机化，最终发展为缩窄性心包炎。

由于经胸心脏彩超对升主动脉远端主动脉夹层的诊断敏感性不高，因此，我们建议对于心包积液的患者，若存在高血压等危险因素，有胸背痛的症状及双侧脉搏不对称等体征时应行CT检查以除外主动脉夹层的可能。

（吴　东　刘晓清）

病例 19　雷诺现象、心包积液、肾功能衰竭

女性，33 岁，因双手指肿胀、遇冷变白变紫 10 月余，关节肌肉疼痛 2 个月，发热伴胸闷憋气 10 日入院。

患者 10 个月前出现双手指肿胀、麻木、活动受限，晨僵十余分钟，伴双手遇冷变白变紫，口干，双眼干涩感。外院肌电图示“腕管综合征”。2 个月前出现双膝关节肿痛及上臂、小腿肌肉疼痛。10 日前出现发热，最高体温 39.4℃，伴活动后心悸、胸闷、憋气。查体：BP 110/70mmHg，HR 88 次/分，双下肺呼吸音低，无啰音。心律齐，心界向左扩大，心音遥远，双手指端硬化，指端充血，指垫无萎缩，四肢肌力正常。

青年女性，主要表现为雷诺现象、关节肌肉疼痛和发热，查体发现有心包积液体征，活动后憋气与此有关。因有多系统受累表现，又为青年女性，首先考虑结缔组织病。主要表现为雷诺现象和关节肌肉症状者多见于系统性红斑狼疮（SLE）、多发性肌炎/皮肌炎（PM/DM）、混合性结缔组织病（MCTD）。需进一步行免疫指标检测、肌电图（EMG）、UCG 等明确诊断。

入院后检查血常规：WBC 7.6×10^9/L，Hb 97g/L，PLT 136 $\times10^9$/L。肝功能：ALT 57U/L，AST 147U/L，LDH 1116U/L。肌酶谱：CK 920U/L，CKMB 4.7μg/L，cTnI 正常。肾功能正常。尿常规：Pro 0.3g/L，BLD 25/μl。24h 尿蛋白 0.43g。蛋白电泳：γ35.5%。Ig 定量：IgG 28.3g/L。补体：CH50 略低，C3、C4 正常。ESR：52mm/第一小时末。CRP 正常。ANA：1∶1280（+）

均质斑点型。抗 dsDNA（-）。抗 ENA 抗体：抗 RNP 1∶4（+）；抗 SSA 1∶64 52kD（+）；抗 SSB 45kD、47kD（+）。抗 Jo-1、ANCA、RF、ACL 均正常。ECG：广泛低电压、T 波低平。UCG：EF 65%，大量心包积液，轻度肺动脉高压（53mmHg）。胸片：双肺纹理粗，心包积液。眼科检查：角膜染色（+）；Schirmer 试验：3mm（右），3mm（左），诊断双眼干燥症。EMG：肌源性损害。肌活检病理：轻度肌源性改变，伴Ⅱ型肌纤维萎缩和小血管炎性反应，常见于结缔组织病合并肌肉损害。

根据美国风湿病学会 1982 年 SLE 分类诊断标准，患者有关节炎、浆膜炎（心包炎）、肾脏病变、ANA（+），已满足四条，可以诊断 SLE。口干眼干症状及客观检查支持眼干燥症，考虑干燥综合征（SS）可能性大，进一步行唾液流率、腮腺造影、唇腺活检病理等检查确诊。由于 SLE 诊断明确，如有 SS 也为 SLE 继发。

需要指出的是，病程中雷诺现象、关节炎、肌炎症状突出，且伴肺动脉高压，要考虑 SLE 是否由 MCTD 转变而来。MCTD 的主要表现为雷诺现象、肺动脉高压、关节炎，具有多种结缔组织病包括 SLE、SS、PM/DM 特征。但 MCTD 通常为 ANA 高效价斑点型阳性，患者却为斑点核仁型（SN），且抗 RNP 抗体效价低，同时 MCTD 通常无肾脏受累。此外，手指端硬化，雷诺现象、肺动脉高压，尤其是 ANA 呈斑点核仁型，当考虑有无系统性硬化症，但是无指垫萎缩和肺间质病变，且 SLE 明确，故暂不考虑。

因考虑 SLE 病情活动，入院后给予甲泼尼龙 1g/d 冲击治疗 3 天，CTX 一次 1g 静脉注射，之后以泼尼松 60mg qd 维持，间断应用 CTX 共 4.6g，1 个月后症状好转出院。出院时复查 UCG 提示少量心包积液，BP 150/100mmHg，之后血压逐渐升高，3 周后达 200/130mmHg，并出现头痛、视物旋转、恶心、呕吐，曾有一次晕厥，数分钟后清醒，无神经系统定位体征。尿量正常，无水肿。头颅 CT 示“颅内多发低密度影”。查尿常规：ERY 200/μl，Pro 1.0g/L。肾功能：Cr 253μmol/L，BUN 26.42mmol/L。ESR 及补体正常，血常规较前无明显变化。

患者出院时即有血压升高，当时考虑为应用皮质激素的并发症，因此给予氨氯地平降压。但为什么会出现之后的一系列病情变化？考虑：①SLE 活动。尿沉渣中红细胞、尿蛋白增多，伴急性肾功能不全；头痛、恶心、呕吐，颅内出现多发低密度影，不除外狼疮脑病。虽然狼疮脑病、颅内压升高可并发血压升高，但患者血压高至达 200/130mmHg 难以用脑病解释，且 ESR 和补体正常、血象无变化，并不提示病情活动；②恶性高血压。血压急性升高，导致脏器出血和水肿，急性靶器官功能障碍，常见心血管、肾脏、神经系统损害。可解释尿中红细胞、蛋白增多及急性肾功能不全。应用大剂量皮质激素可导致水钠潴留，血压升高，但是发生高血压急症罕见，是否有其他因素参与？③颅内占位性病变：可导致颅内压升高、头痛、恶心呕吐，血压升高。头颅 CT 显示的低密度病灶，可排除脑出血可除外，但多发脑梗死不除外，但无定位体征。颅内病变发生在激素冲击治疗后，且为多发病灶，应考虑感染的可能，但是无发热等全身表现，且无法解释肾脏病变。

考虑 SLE 活动，狼疮脑病不除外，再次予甲基泼尼松龙 1g/d 冲击治疗 3 天。同时加用钙离子拮抗剂、β 受体阻滞剂、利尿剂等降压，但患者逐渐出现呼吸困难，不能平卧，少尿，BP

190/130mmHg，HR 140 次/分，双肺干湿啰音，双下肢水肿。复查肾功能：Cr 460μmol/L，BUN 26.8mmol/L。UCG：心肌病变，EF 44%，肺动脉压轻度升高，少量心包积液。ABG（储氧面罩10L/min）：pH 7.51，$PaCO_2$ 25.3mmHg，PaO_2 71.4mmHg，HCO_3^- 19.6mmol/L。急诊予颈内静脉插管，规律透析，血压渐降至120/70mmHg，心率降至110 次/分，双肺湿啰音明显减少。但尿量逐渐减少至无尿。

第二次激素冲击治疗后病情不仅没有得到缓解，反而加重肾功能衰竭，并诱发心衰。病情加重主要与血压急进性升高有关，而与 SLE 活动关系不大。此时需要考虑是否合并硬皮病，激素冲击后诱发肾危象。患者有双手指尖硬化、雷诺现象、肺动脉高压，ANA 斑点核仁型以及激素治疗后反应不佳，均不能除外硬皮病肾危象。需行肾穿刺明确病理，因为硬皮病肾危象时需要及早加用大剂量血管紧张素转换酶抑制剂（ACEI）类药物，而其他原因导致的急性肾功能衰竭，Cr 超过 265 μmol/L 时不宜选用 ACEI。

查血清抗 Scl－70（+）。肾活检病理：硬皮病肾危象合并狼疮肾炎Ⅲ－（A）型。至此诊断明确，应用大剂量 ACEI 药物，卡托普利逐渐加至 50mg q6h，后加用 ARB 类药物氯沙坦 50mg qd，血压控制在 150/90mmHg 左右。仍无尿。激素规律减量，加用小剂量免疫抑制剂。免疫指标复查基本稳定。

本例为系统性红斑狼疮、系统性硬化症重叠综合征。在大剂量激素治疗后，诱发硬皮病肾危象，出现恶性高血压、急性肾功能衰竭、脑水肿。硬皮病肾危象基本病理改变为血管增生狭窄的基础上血管收缩、血栓形成，导致肾小管旁器缺血，肾素分泌增加，血管紧张素Ⅱ生成，使肾血管进一步收缩，形成恶性循环，导致血压急剧升高。主要表现为恶性高血压、急性肾功能衰竭、微血管病性溶血性贫血。治疗要点是迅速诊断，尽快控制血压。首选大剂量 ACEI 类药物，必要时可用 ARB 类或静脉降压药物。虽然本例的这种重叠非常少见，但当 SLE 患者 ANA 为斑点核仁型（SN），应用激素后血压升高者，一定要警惕是否合并系统性硬化症。

（陈　华　庄俊玲）

病例20 口腔、外阴糜烂，纵隔肿物，呼吸衰竭

女性，18岁，因口腔、外阴糜烂1年，咳嗽、憋气3个月于2004年1月15日入院。

患者1年前无诱因出现口腔粘膜糜烂，伴脱发，无发热、关节肿痛、光过敏等伴随症状。1个月后出现外阴皮肤破溃。当地医院给予地塞米松口腔内局部封闭及泼尼松口服治疗，症状无缓解。3个月前出现干咳，伴活动后气短，并逐渐加重，夜间不能平卧，无少尿、腹胀、水肿。CT及MRI均提示后纵隔占位性病变。入院前10日于我院门诊查ANA（+）1∶160（细胞骨架型），抗dsDNA（Farr氏法）49.47%～60.58%、IF（－），ESR 65mm/第一小时末，血和尿常规、肝肾功能、CRP、RPR、HIV－Ab、Ig定量、ANCA及抗ENA均正常。入院前2日憋气症状加重，查指氧 SpO_2 70%，面罩吸氧后复查血气：PaO_2 264mmHg，$PaCO_2$ 61mmHg，SaO_2 100%。UCG：肺动脉高压（估测肺动脉收缩压59mmHg），EF 70%。外院胸部CT会诊：后纵隔占位性病变，约5cm×7cm，对主气道、双侧支气管无明显压迫；双肺纹理少。免疫科会诊，考虑结缔组织病不除外。遂给予琥珀酸氢化可的松300mg iv qd治疗。

患者发病以来，体重下降约15kg。二便正常。既往史、个人史及家族史无特殊。

入院查体：T 37.1℃，P 120次/分，R 26次/分，BP 90/60mmHg。端坐体位，表情痛苦，神清。右手中指近端指间关节屈侧可见暗红色皮疹伴脱屑。口唇明显发绀，下唇及口腔、咽部粘膜广泛糜烂，表面有白色膜状物（图20－1）。右下睑结膜

可见红色皮损（图 20－2）。三凹征（＋），双下肺呼吸音低，未闻及干湿啰音。心腹查体未见明显异常。会阴皮肤破溃，表面较多黄白色脓性分泌物（图 20－3），伴触痛。双下肢不肿。

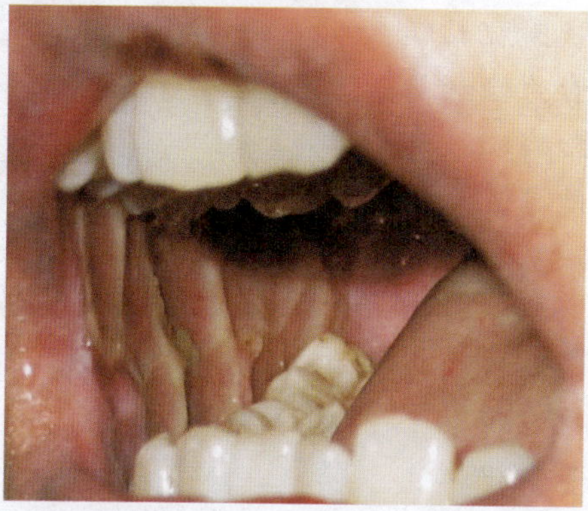

图 20－1 口腔粘膜广泛糜烂

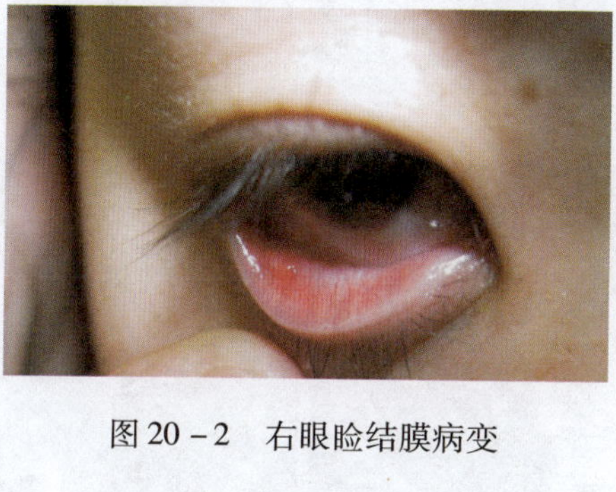

图 20－2 右眼睑结膜病变

实验室检查：ABG：Ⅱ型呼吸衰竭（$PaCO_2$ 63.2 → 102mmHg）。ESR：30mm/第一小时末。ANA（＋）1∶160 细胞浆型。抗 dsDNA（＋）48.99%（Farr 氏法），（－）（IF 法）。胸部 CT：后纵隔占位性病变，与 1 个月前 CT 相比，未见明显改

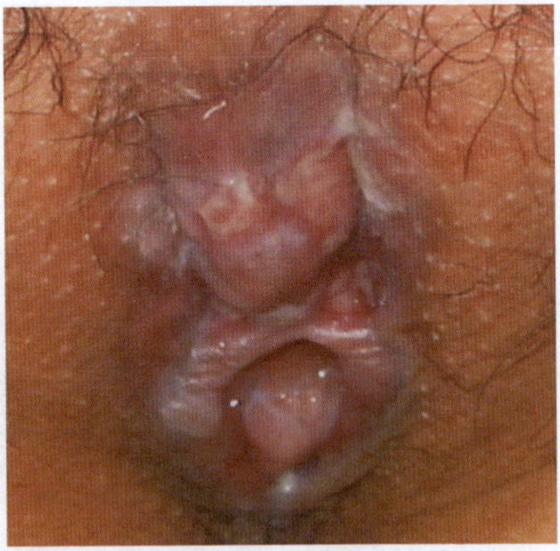

图 20-3 外阴粘膜病变

变（图20-4）。腹部CT平扫+增强：未见明显异常。抗表皮细胞间质抗体（天疱疮抗体）：（+）1:1280（IIF法，以大鼠膀胱粘膜/猴舌/大鼠食管为检测基质）。皮肤活检病理：部分表皮中上层缺损，真皮乳头上可见单层基底层细胞，部分表皮尚存，其基底层上可见裂隙形成，可见棘层松解现象及棘层松解细胞，有少量角化不良细胞，真皮浅层血管扩张，周围密集淋巴细胞及浆细胞浸润。符合副肿瘤性天疱疮（PNP）。皮肤活检组织间接免疫荧光：皮肤各层未见有IgG、IgM、IgA及C3沉积。抗ScL-70、抗Jo-1、ACL（-）。

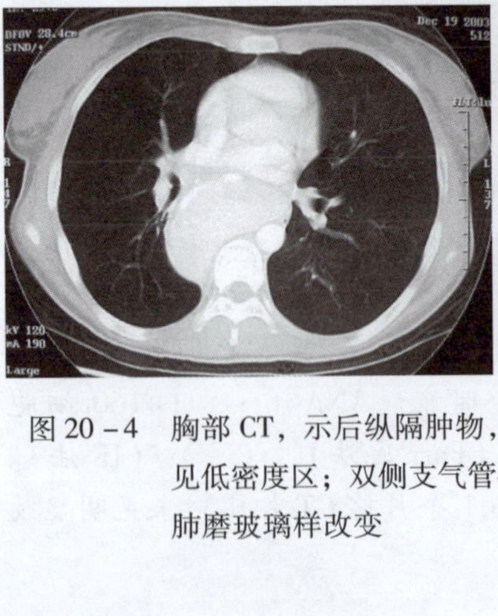

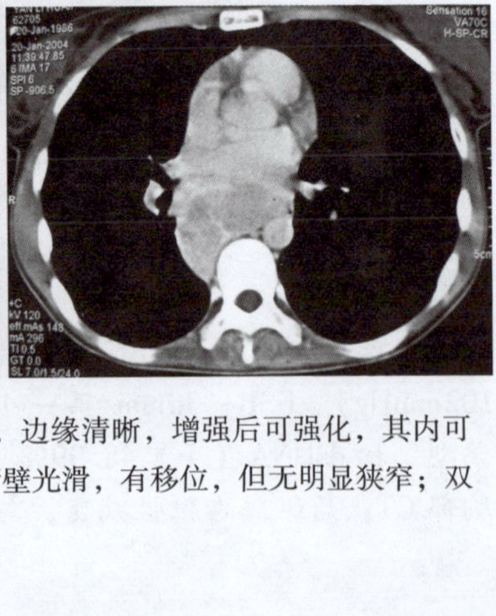

图 20-4 胸部CT，示后纵隔肿物，边缘清晰，增强后可强化，其内可见低密度区；双侧支气管壁光滑，有移位，但无明显狭窄；双肺磨玻璃样改变

该患者的病例特点为：①青年女性；②口腔、外阴糜烂 1 年，激素治疗无效；咳嗽、气短 3 个月，进行性加重；③血气示Ⅱ型呼吸衰竭，影像学检查见纵隔占位性病变，对气道无明显压迫。入院时的诊断：①纵隔肿瘤是主要问题，它可能来源于淋巴系统，需要手术治疗；②皮肤、粘膜病变可能是免疫病或副肿瘤综合征的表现，需请皮科会诊行皮肤粘膜活检；③Ⅱ型呼吸衰竭用肿瘤的局部压迫难以解释，可能是呼吸肌疲劳所致。鉴别诊断包括肺部感染、AIDS、肺癌、纵隔转移癌、自身免疫性疾病（SLE 或白塞病、系统性血管炎）等。

皮肤科会诊，考虑副肿瘤性天疱疮（PNP）可能性大，并经抗体检测及皮肤活检证实。

PNP 是一种获得性大疱性疾病，由 Anhalt 等于 1990 年首先报道。北京协和医院至今已有 5 例确诊病例。其皮肤粘膜病变特点为：①多处较严重的粘膜损害：表现为难治性口腔炎（90%），疼痛性、糜烂性眼结合膜炎，外阴、支气管、食管及肠道粘膜损害等；②皮损为多行性、瘙痒性：可表现为红斑、丘疹、水疱、大疱、糜烂、结痂、多形红斑样的靶形损害、扁平苔藓样皮损等。其组织病理特点：①棘层松解：出现在基底细胞层上及棘细胞上层；②基底细胞液化变性；③表皮内散在坏死角质形成细胞；④真皮浅层致密的淋巴细胞为主的炎性浸润。免疫荧光表现：①直接免疫荧光：IgG 和 C3 沉积于棘细胞间和基底膜带；②间接免疫荧光：血清中 IgG 沉积于棘细胞间及基底膜带。

PNP 的诊断标准：①主要标准：a. 多形性皮肤粘膜的损害；b. 内脏肿瘤；c. 典型的血清免疫沉淀试验阳性；②次要标准：a. 以大鼠膀胱为底物的间接免疫荧光试验阳性；b. 损害周围组织的直接免疫荧光试验示 IgG 和 C3 沿表皮细胞间和基底膜带沉积；c. 至少一个受累部位组织活检示棘皮松解改变；③确诊标

准：3 条主要标准或 2 条主要标准 + 至少 2 条次要标准。

文献报道，非霍奇金淋巴瘤是最常见的合并 PNP 的肿瘤，其次分别为慢性淋巴细胞白血病、Castleman 病、胸腺瘤等。最新的研究提示，PNP 的致病机制与肿瘤产生的抗表皮蛋白抗体有关。

患者的Ⅱ型呼吸衰竭是否与 PNP 有关？进一步复习文献，提示：呼吸系统受累在 PNP 中较常见，其病理基础为闭塞性细支气管炎（BO）。BO 是一种小气道疾病，临床表现为快速进行性呼吸困难；查体肺部可闻及高调的吸气中期干鸣音；胸片可见肺过度充气，但无浸润性阴影；肺功能检查表现为阻塞性通气功能障碍，一氧化碳弥散功能正常；计算机三维重建提示呼吸道阻塞发生在直径 0.4 ~0.9mm 的终末支气管，受累支气管腔狭窄达60% ~90%，呈限制性损害，使气道和肺泡的通气严重受阻，最终导致呼吸衰竭；肺活检病理示直径 1 ~6mm 的小支气管和细支气管的瘢痕狭窄和闭塞，而肺泡管和肺泡正常。BO 对激素治疗反应差，预后不良。文献报道，20% PNP 患者合并肺部损害，且呼吸系统受累者多预后不良，最终发展为呼吸衰竭。PNP 合并 BO 的发生机制为肿瘤相关自身抗体沉积在特定区域的细支气管粘膜，产生不可逆的病理改变。BO 一旦出现，切除肿瘤和药物治疗均不能缓解症状，患者多死于呼吸衰竭。因此，应该在出现呼吸系统症状前进行手术，根除肿瘤，否则预后不佳。

该患者病程中曾多次查 ANA 及抗 dsDNA 抗体阳性，结合其有口腔、外阴粘膜病变，的确应想到免疫病存在的可能性，但有以下不支持点：①皮肤粘膜病变顽固，皮质激素疗效差；②ANA 虽阳性，但不是常见于 SLE 的均质型或核周型，而是细胞骨架型；③抗 dsDNA Farr 法强阳性，但 IIF 法阴性，而 IIF 法阳性对 SLE 更具诊断意义；④病情明显活动，但补体正常；⑤结缔组织病（CTD）在 SLE 可以引起网状内皮系统增生，但表现为局限性异常增大淋巴结者罕见。因此，该患者不能诊断CTD。随着对自身抗体及自身免疫病的深入了解，不是所有抗体阳性的都是CTD。文献报道，抗dsDNA抗体亦可在肿瘤患者血中检出。因此，在临床工作中，应结合病人的具体情况分析自身抗体的临床意义和诊断价值。

至此，患者诊断基本明确：纵隔肿瘤，伴副肿瘤性天疱疮及闭塞性细支气管炎。住院期间的主要治疗为皮质激素、静脉丙种球蛋白及无创通气，试图行手术治疗、纵隔占位穿刺明确肿瘤类型并化疗，但家属最终自动出院。

（舒慧君）

病例 21 由腹泻所引发的系列并发症

女性，83 岁，因呕吐、腹泻 8 天，加重伴发热、神志模糊 2 天于 2005 年 8 月 8 日入院。

患者 8 天前进变质食物后腹泻 4 次，水样便，伴剑突下疼痛、恶心、呕吐胃内容物。外院予环丙沙星、甲氰咪呱治疗后好转，进流食。2 天前发热 38℃，伴神志模糊、言语混乱、定向力差、不能进食。1 天前出现腹泻 5 次，黄色稀便。既往史：高血压 50 余年。否认心脏病史。查体：T 36.8℃，P 90 次/分，BP 140/90mmHg。一般情况较差，神志萎靡，懒言，对答不切题。皮肤巩膜无黄染。颈抵抗可疑。心肺未见异常。腹软无压痛，肝脾未及，肠鸣音 5 次/分。双下肢无水肿。神经系统查体无异常发现。

辅助检查：血常规：WBC 24.63×10^9/L，GR 92.0%，Hb 113g/L，PLT 267×10^9/L；大便常规未见异常。肝功能正常，Cr 104.3μmol/L，BUN 9.67mmol/L，GLU 6.39mmol/L，K^+ 3.0mmol/L，Na^+ 124mmol/L，Cl^+ 84mmol/L，Ca^{2+} 2.12mmol/L。CXR：未见异常。ECG：窦性心律，广泛 T 波低平。入院诊断：急性胃肠炎，高血压病，低钾、低钠、低氯血症。

给予头孢呋辛抗感染和补液、补充电解质治疗。入院当晚患者突发憋喘，查 P 130 次/分，BP 160/100mmHg，SaO_2 99%，双肺闻及呼气相哮鸣音。CXR 未见异常。ECG：窦性心律，多发房性早搏，广泛 T 波倒置，胸前导联 R 波较入院前降低。CK 169U/L，CKMB 7.0μg/L，cTnI 5.98μg/L。诊断：急性心肌梗死，急性左心功能不全。给予利尿和扩血管治疗后症状改善。同时给予阿司匹林、氯吡格雷、福辛普利、比索洛尔和辛伐他汀等冠心病二级预防药物。入院第3天转入心脏监护病房(CCU)，加用地高辛0.125mg，每周五次。因患者无言语、右侧肢体抽搐请神内科会诊，考虑“脑梗死不除外”，因患者一般情况差，未能行头颅CT和经颅多普勒检查。

患者以“急性胃肠炎”入院，迅速并发急性心肌梗死、急性左心衰和脑梗死。虽然存在老年、高血压等冠心病危险因素，但入院前ECG仅为T波低平，无明确心肌缺血证据，因此考虑发热、腹泻及入量不足等原因导致血容量不足、血流缓慢，诱发心肌梗死和脑梗死。

入院后持续发热，最高体温38.8℃，伴咳嗽，咳痰困难。CXR示：右上肺斑片渗出影，感染可能大。10天内先后应用多种抗生素，包括头孢呋辛、头孢他啶、克林霉素、环丙沙星、阿奇霉素、亚胺培南/西司他丁、阿莫西林/克拉维酸，仍持续高热。入院第10天心功能相对平稳转入普内科。继用阿莫西林/克拉维酸，加用氟康唑0.2g iv drip qd，体温高峰逐渐下降。痰培养回报：光滑念珠菌，白色念珠菌。入院第17天，痰量明显减少。复查CXR：右肺片状影基本吸收。此后痰培养有多种细菌，包括阴沟肠杆菌、绿脓杆菌等。

患者高龄，卧床，咳痰不畅，极易并发肺部感染，初用头孢呋辛有效，因再次高热频繁更换抗生素，体温控制不满意。此时应当考虑继发二重感染，尤其是真菌感染的可能。我们在经验性应用抗真菌药物的同时行痰培养，证实存在念珠菌感染，由于仅20%的光滑念珠菌对氟康唑敏感，曾改用伊曲康唑

200mg bid 口服，因发热、咳痰等改善，1 天后又改为氟康唑。患者长期卧床，咳嗽无力，长时间使用抗生素，痰培养除真菌外，一直有各种各样的细菌，间或有体温升高，表明肺部感染未彻底控制。

入院第 18 天，出现深茶色尿。尿常规：Pro ＞3g/L，RBC 200/μl，WBC（－）。尿沉渣：RBC25/μl，正常形态 70%，WBC 113/μl，细菌大量。肝肾功能：ALT 192U/L，Cr 98.1μmol/L，BUN 13.6mmol/L。给予保肝治疗。第 21 天，心率缓慢（45～55 次/分），BP（100～120)/(50～70）mmHg，ECG：交界性逸搏，偶见室性逸搏，ST V_{3-6}压低 0.1mV，广泛 T 波倒置，较前无改变。肾功能：K^+ 5.1mmol/L，Cr 145μmol/L，BUN 22.35mmol/L。心肌酶：CK 13177U/L，CKMB 49.9μg/L，cTnI 0.37μg/L。MYO 61230μg/L。血地高辛浓度 1.57ng/ml（正常＜2.0ng/ml)。

停用辛伐他汀、地高辛和比索洛尔。给予水化、碱化尿液及利尿治疗。注意监测肾功能、电解质及出入量、心功能。第 23 天，HR 70～80 次/分，律齐，BP 120/70mmHg，尿色转清，体温正常，无咳嗽咳痰。第 28 天，CK 961U/L。血常规：WBC 7.77×10^9/L，GR 84.4%，Hb 96 g/L，PLT 224×10^9/L；肝肾功能：ALT 73U/L，Cr 90.2μmol/L，BUN 14.14mmol/L。

这一阶段出现的问题主要由药物不良反应及药物相互作用引起。交界性逸搏心律考虑与洋地黄类和 β 阻滞剂联合应用有关，而横纹肌溶解最初考虑与他汀类药物有关，后查阅文献发现他汀类药物与其他多种药物合用时肌溶解的发生率显著提高，包括抗真菌药物（如氟康唑、酮康唑和伊曲康唑)、华法林和大环内酯类（如克拉霉素）等，这些药物的共同特点是均为细胞

色素 P_{450} 的抑制剂，合用后提高他汀类药物的血药浓度，易于引起肌溶解。

患者住院 7 周后，体温正常，间断咳痰，尿色尿量正常。四肢无自主活动。

本例老年患者在整个病程中陆续出现：①急性胃肠炎诱发急性心肌梗死、脑梗死；②卧床继发肺部感染，多种抗生素的应用造成真菌二重感染；③由于药物不良反应及药物间的相互作用引起急性横纹肌溶解综合征和心律失常，使诊疗过程复杂化。但可吸取如下的经验和教训：①老年人的重症腹泻不可轻视，造成的水、电解质紊乱可能诱发一系列的并发症；②不合理的抗生素使用可启动二重感染的级联反应，因此应选择针对性强的抗生素，且尽量缩短疗程；③要重视药物不良反应和药物间的相互作用。他汀类药物可引起横纹肌溶解，与抗真菌药物合用更可加重肌溶解；洋地黄类药物可引起缓慢性心律失常，与 β 阻滞剂合用更可加重心律失常。同时，老年人肾功能有不同程度的减退，致体内药物代谢缓慢，更容易发生药物不良反应。

（庄俊玲　陈　华）

病例22 发热、骨髓噬血细胞增多

男性，37岁，因发热1月余于2005年6月23日入院。

患者2005年5月初开始发热，体温高峰39.9℃，以午后及晚间为著，咳嗽、咳白色粘痰，伴乏力，无盗汗。查体：生命体征平稳，浅表淋巴结未及，心肺查体无阳性发现，脾肋下2cm，质软、无压痛，肝肋下未及。查血常规：WBC 0.9×10^9/L，GR 70.8%，Hb 126g/L，PLT 33×10^9/L。

本例青年男性，急性起病，病程短，以发热、血两系降低为主要表现，白细胞减少尤为突出。病因考虑：①感染：最常见引起白细胞降低的感染为病毒感染，如EBV、HIV、CMV等病毒。严重细菌感染特别是革兰阴性细菌感染时也可引起白细胞减少。其他感染见于伤寒、结核、布氏杆菌病、疟疾等；②血液系统疾病：如白血病、再生障碍性贫血等；③自身免疫性疾病：发热、白细胞和血小板降低是系统性红斑狼疮（SLE）的常见表现。类风湿关节炎伴脾大及中性粒细胞减少即Felty综合征合并感染时也可出现发热；④药物：许多药物都可通过骨髓抑制或免疫介导引起白细胞减少。本例病程较短，病毒感染可能性大，有必要进行骨髓穿刺及活检、有关的病原学检查、免疫指标的筛查明确诊断。

入院后检查：肝肾功能：ALT 93～125U/L，LDH 723～968U/L，ALB、BIL正常。TG 1.98mmol/L。PT、APTT正常，

Fbg 1～1.8g/L。ESR 2mm/第一小时末。腹部B超：胆囊壁增厚毛糙，脾大（厚6.5cm，肋下2.1cm）。病原学：EBV－Ab：IgG/VCA（＋）；CMV IgG 1∶16；CMVpp65（－）；乙肝五项除HBsAb（＋）外余阴性；HCV－Ab（－）；HIV－Ab（－）；RPR（－）；肥达及外斐反应（－）；PPD皮试（－）；血培养×4（－）。免疫指标：ANA、抗dsDNA、ANCA、抗ENA均（－）。血涂片：有核细胞少，红细胞形态大致正常，血小板较少见，形态未见异常。骨髓象：增生活跃，粒系中性分叶核比例降低，红系各阶段比例增高，片尾噬血细胞易见，并可见吞噬血细胞现象。

噬血细胞淋巴组织细胞增生症（hemophagocytic lymphohistiocytosis，HLH）又称噬血细胞综合征（hemophagocytic syndrome，HPS），是有类似临床表现的一组疾病，包括原发性（遗传性或家族性）和获得性两种类型，前者是常染色体隐性遗传性疾病，后者常与感染、恶性肿瘤、自身免疫病或药物相关。2005年美国血液病协会推荐的HLH的临床诊断标准为：①发热，高峰＞38.5℃；②肝脾大；③累及两系以上的血细胞减少；④高甘油三酯血症（≥3mmol/L）和/或低纤维蛋白原血症（＜1.5g/L）；⑤高铁蛋白血症（≥500μg/L）；⑥sCD25≥2400U/ml；⑦NK细胞活性减低或缺失；⑧骨髓涂片噬血细胞≥2%，或（和）累及淋巴结、肝、脾及中枢神经系统的组织学表现。8条中符合5条可诊断。肝功能异常（肝酶及胆红素升高，LDH＞1000U/L）则支持HLH的诊断。

结合患者发热、血两系降低、脾大、Fbg降低、骨髓涂片噬血细胞易见，HLH诊断明确。临床上获得性HLH常见。患者无免疫病证据，重点需鉴别感染或恶性肿瘤继发HLH。感染中最常见的是病毒，细菌、寄生虫和真菌也有报道。虽然病毒学指标无明确现症感染的证据，但受限于临床上病毒检测种类，且患者一般情况较好，故首先考虑病毒感染。

给予糖皮质激素（泼尼松60mg/d）、抗感染及血浆等支持治疗后患者体温基本稳定于38℃以下，血WBC波动于（1.5～3.0）$\times 10^9$/L、PLT一度稳定于40 $\times 10^9$/L，LDH 723～900U/L。此间经细致查体发现胸壁结节，行活检送病理。上述稳定状态持续约20天，患者体温高峰再次升至39℃，血WBC仍低〔（0.8～0.39）$\times 10^9$/L〕、PLT进行性下降〔（30～10）$\times 10^9$/L〕，LDH进行性升高（1000～1880U/L），Fbg逐渐下降（0.8～0.63g/L），PT、APTT延长，出现进行性加重的黄疸（TBil/DBil为158.2/136.3μmol/L），患者一般情况逐渐恶化，临床上高度怀疑恶性组织细胞病（malignant histiocytosis，MH）。

非肿瘤性HLH与恶性组织细胞增多症（malignant histiocytosis，MH）的鉴别：①前者多数患者经细菌培养、血清免疫学、组织病理学等检查可找到原发病；②前者经针对原发病进行治疗往往有效，多数患者随原发病好转而恢复；MH患者病情进展快，预后差，抗生素、抗病毒、激素治疗无效，绝大多数患者在数月内死亡；③前者骨髓中增多的组织细胞多为成熟型，异常组织细胞少见、无多核巨细胞；MH患者骨髓常见幼稚多形态的异常组织细胞，有时可见多核巨组织细胞。MH由于病变分布呈局灶性和不规则性，凡病因不明疑为MH的患者应在多部位多次骨髓穿刺或活检，以提高异常组织细胞检出率；④中性粒细胞碱性磷酸酶染色（NAP）积分对细菌相关性HLH与MH的鉴别有一定参考意义，前者多数NAP积分增高，而MH患者NAP积分降低甚至为0。

本例患者病情呈进行性加重，肝功能迅速恶化，伴凝血功能障碍，并出现消化道出血、肺出血。此时结节活检病理回报：非霍奇金淋巴瘤（T 细胞性）。免疫组化：CD3（+），CD68（大细胞+），CD20（-），CD79α（-），CD8（-）。T 细胞受体基因重排：γ1~8（+），β（-），γ10（-），γ11（-）；B 细胞重链基因重排：VH（-）。患者在糖皮质激素（泼尼松 60mg/d）治疗基础上予 CTX 0.6g、VCR 2mg 化疗，同时予血制品积极支持治疗，但出血未能有效控制、化疗后 2 天死亡。发病至死亡不足 3 个月。

WHO 关于淋巴瘤的分类已将 MH 归入 T 细胞非霍奇金淋巴瘤。但亦有人认为确实存在有来源于组织细胞的恶性组织细胞病，只是极为罕见。由于目前还缺乏识别组织细胞的特异性抗体，通常以 $CD68^+$、溶菌酶（+）、抗胰蛋白酶（+）、α1-抗糜蛋白酶（+）为组织细胞的标志。是否存在真正的“MH”及如何确定其诊断，尚有待进一步研究。MH 大部分为 T 细胞非霍奇金淋巴瘤，特别是 $CD30^+$ 的间变性大细胞淋巴瘤（ALCL）。细胞遗传学研究证实 45% ALCL 患者有 t（2；5）（p23；q35）染色体异常，还发现许多与 2p23 有关的基因重排。

临床上成人 HLH 大多为获得性，因此不能仅停留于疾病表象，尤其那些临床呈进行性进展，对症支持治疗效果差、Fbg 降低、肝功能恶化者，要警惕淋巴瘤的可能，应积极寻找病理学证据，必要时行免疫组化染色、细胞遗传学等相关检查有利于明确诊断。本例最后确诊有赖于皮肤结节的活检病理，因此细致的查体对于疾病的诊断是必不可少的。

（朱燕林　黄晓明）

病例23 反复腹胀、恶心、呕吐

男性，55 岁，因腹胀、恶心 2 月余，加重伴呕吐 1 个月入院。

患者入院前 2 月余无明显诱因出现腹泻，稀糊状便每天 2～4 次，总量 400～500ml/d，当地医院诊为“急性肠炎”，给予抗生素和止泻药物治疗，腹泻停止，但随后出现大便次数减少，5～6 天大便 1 次，伴腹胀、恶心，且进行性加重。1 个月前开始反复呕吐，多于进食后出现，呕吐物为胃内容物，含胆汁，无粪臭，伴腹胀，无明显腹痛，同时大便次数进一步减少，（1～2）次/10 天，为少量稀水样便，有排气。在当地医院检查，腹部 B 超（BUS）示“胆泥淤积”；腹部 CT“未见明显异常”；全消化道造影示“各肠管均可见造影剂，通过时间大致正常，未见明显液气平”，给予禁食、补液等治疗，症状有所缓解，但恢复进食后上述症状反复发作。遂来我院门诊。查：ALT 36U/L，TP 65g/L，ALB 37g/L，TBil 46.3μmol/L，DBil 21.2μmol/L。大便 OB（－）。立位腹平片示“左上腹可见小气液平”。腹部 BUS 示“肝内多发中强回声，考虑血管瘤；胆汁淤积”。腹部 CT 示“肝右叶血管瘤，余未见明显异常”。胃镜示“慢性浅表性胃炎伴胃窦充血”。胃电图正常。全消化道造影“未见明显异常（9:00am 服用泛影葡胺后 9:00pm 开始排出）”。为进一步诊治入院。发病以来患者体重下降明显。既往：慢性乙肝 10 余年，未治疗。

入院查体：患者体形消瘦，皮肤、巩膜轻度黄染，浅表淋巴结无肿大，心肺未见异常，舟状腹，腹软，无包块，无压痛、反跳痛及肌紧张，Murphy 征（-），肝脾肋下未及，移动性浊音（-），肠鸣音正常。

患者为中年男性，急性起病，主要表现为腹胀、恶心、呕吐，呕吐物含胆汁，排便次数减少，进食后症状加重，禁食后症状缓解。从临床表现推测，考虑为高位单纯性肠梗阻。病因方面：①肠道肿瘤：患者系中老年，伴消瘦，症状进行性加重，首先需除外恶性疾病。但外院全消化道造影及腹部 CT 正常，需行小肠气钡造影及小肠镜检查以明确诊断；②肠道炎症性病变：如肠结核、克罗恩病等，但患者无低热、盗汗、关节痛等症状，无结核病史；③慢性假性肠梗阻：是一种有肠梗阻症状和体征但无机械性梗阻证据的综合征。原发性假性肠梗阻一般认为是肠神经丛和/或平滑肌变性的结果，30% 左右患者有家族史。梗阻可影响全消化道，亦可影响某一孤立部位，如十二指肠、小肠，呈急性发作与缓解交替的病程。X 线检查表现为受累部位肠管显著扩张、运行迟缓。但该病一般于儿童期或青春期起病，本例为老年起病，故要考虑继发性假性肠梗阻。其可继发于结缔组织病、淀粉样变性、原发性肌病、内分泌病（糖尿病、嗜铬细胞瘤等）、药物等，该患者应行上述疾病有关的检查；④肠道外压性病变：如肠系膜上动脉压迫综合征、肠外肿瘤或腹块压迫、腹内炎症粘连等，但该患者外院的全消化道造影及腹部 CT 均未见明显异常。

入院后检查：血常规正常。肝肾功能：ALP 65U/L，TBil 80.7μmol/L，DBil 45.5μmol/L，GGT 108U/L，AST 69U/L，K^+ 2.8mmol/L，Na^+ 132.5mmol/L，Cl^- 73.7mmol/L。CA 系列前列腺特异性抗原（PSA）及肺癌血清学筛选均未见异常。腹平片：胃扩张，未见液气平面。腹部 BUS：肠系膜上动脉内径 0.63cm，

收缩期峰值流速(PSV)：35.7cm/s（流速稍慢），血流通畅，充盈好，肠系膜上动脉与腹主动脉间夹角为36°；胆囊9.4cm×4.6cm，内充满点状中强回声，肝脏回声稍强。小肠造影（图23-1)：钡剂大量潴留于胃部，十二指肠降部明显扩张，水平部未见造影剂，远端小肠有少许造影剂通过，未见明显梗阻，诊断考虑“肠系膜上动脉综合征”。腹部增强CT（图23-2)：肝右叶血管瘤，余未见明显异常。

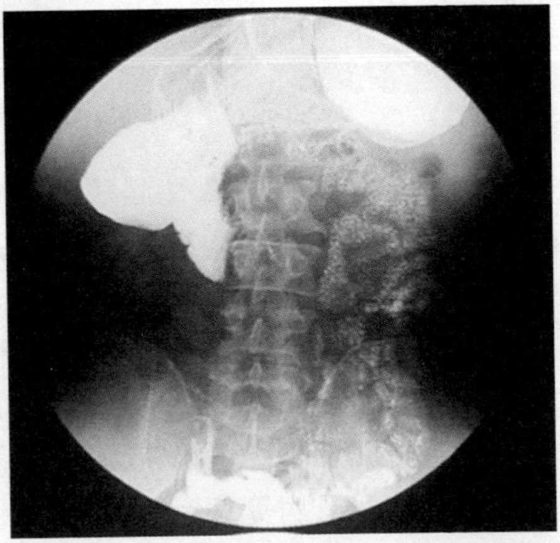

图23-1 小肠造影示钡剂大量潴留于胃部，十二指肠降部明显扩张，水平部未见造影剂显影，呈“刀切征”；远处小肠有少许造影剂通过，未见明显梗阻

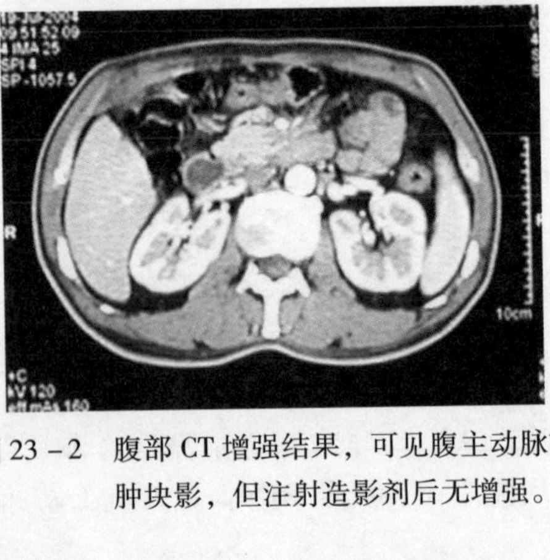

图23-2 腹部CT增强结果，可见腹主动脉前肿块影，但注射造影剂后无增强。

肠系膜上动脉综合征（superior mesenteric artery syndrome，SMAS）是由于肠系膜上动脉压迫十二指肠，引起十二指肠完全或不完全梗阻的一种疾病。文献报道，此征常见于瘦长体型的青、中年女性。临床上表现为无诱因反复发作的呕吐、呃逆、腹痛等肠梗阻症状，多在饭后出现，呕吐物中含有胆汁，症状可因体位改变而减轻，如侧卧、俯卧、胸膝位时症状可减轻。长期发作可导致消瘦和营养不良。

其发病的解剖学基础为：①肠系膜上动脉与腹主动脉之间的夹角减至6°～15°（正常为25°～60°）；②肠系膜上动脉到腹主动脉之间的平均距离缩短至2～8mm（正常为10～28mm）；③肠系膜上动脉根部到十二指肠中点的距离缩短至10cm以下；④十二指肠悬韧带过短、固定、位置过高，十二指肠上动脉起始部位过低。

该病的主要诊断方法是上消化道造影，诊断标准为：①十二指肠壶腹部和降部扩张，可伴有胃扩张；②十二指肠水平部粘膜皱褶的陡然垂直或斜行压迹，呈“笔杆样”或“刀切样”改变；③胃十二指肠排空延迟4～6h；④改变体位（俯卧位或胸膝卧位）后钡剂可通过；⑤X线透视下梗阻近端逆蠕动所致的钡剂反流，形成钟摆样运动。亦有研究结果显示，彩色多普勒超声诊断SMAS有较高的准确性，表现为肠系膜上动脉与腹主动脉之间夹角变小，饮水后十二指肠上动脉近端十二指肠扩张明显，左侧卧位时十二指肠潴留消失。

治疗方面，多数SMAS经保守治疗可获得缓解，但部分患者常因反复发作而需要手术治疗。

本例患者的临床表现及上消化道造影结果均符合SMAS，但有以下疑点：①患者中年起病；②症状进行性加重；③彩色多普勒超声提示肠系膜上动脉与腹主动脉间夹角并不小。

由于存在上述疑点，应行双气囊小肠镜检查，但患者为HBV感染者，故请外科会诊后决定行剖腹探查术，术中见十二指肠水平部及肠系膜根部肿瘤大约6cm×5.5cm，侵犯包绕肠系膜上动、静脉，无法根治，遂行十二指肠空肠Roux-Y吻合术。病理诊断为高分化腺癌。

至此，诊断明确为十二指肠高分化腺癌。引起十二指肠梗阻的原因很多，肿瘤、结核病、克罗恩病等，但这些疾病在上消化道造影时多表现为肠腔狭窄，很少出现SMAS的“刀切征”，本例的特殊之处就在于肿瘤造成肠腔狭窄的部位刚好在肠系膜上动脉下方，从而造成肠系膜上动脉综合征的假象。

回顾分析，6cm大的肿物在腹部增强CT上为何没有提示呢？术后对照上消化道造影结果及手术中所见仔细阅片，在主动脉前方十二指肠水平部层面确实有肿块影（图23-2），但注射造影剂后肿块没有增强，与肠管很难鉴别。以往我院也曾有一例类似的CT漏诊病例。因此，阅片时应结合病史及其他影像学检查结果，同时应改进检查方法，以提高该部位肿瘤的检出率。

（舒慧君　李　剑）

病例24　发热、血 IgG 升高、肾功能衰竭

女性，59 岁，因发热、乏力 4 个月于 2005 年 10 月 19 日入院。

患者 4 个月前无诱因出现发热，午后明显，体温最高 38℃左右，伴乏力。查血常规 WBC 7.26×10^9/L、Hb 67g/L、PLT 236×10^9/L，血涂片见红细胞缗钱状排列，骨髓涂片浆细胞占 9%。骨髓活检未见异常、刚果红染色阴性。血 ALB 35g/L、Cr 103μmol/L、BUN 2.85mmol/L。血蛋白电泳：ALB 35.9%、γ 球蛋白 48.3%。血免疫球蛋白：IgG 58.4g/L、κ 链 4430mg/dl（正常值 598～1329mg/dl）、λ 链 2850mg/dl（正常值 298～665mg/dl），血 IgM、IgA、IgD 均正常。血免疫固定电泳见 IgG 及 κ 链、λ 链均增多，无单克隆异常。骨核素扫描见左侧颧骨局部放射性浓集。考虑为不典型多发性骨髓瘤（MM），给予长春地辛、马法兰、干扰素 α 及沙利度胺治疗后，症状无改善。发病来体重减轻 1kg。既往史：1975 年发现心脏杂音，诊断为风湿性心脏病；2004 年 B 超发现肝脾大。查体：T 36.7°C，P 80 次/分，R 19 次/分。贫血貌，无皮疹，浅表淋巴结无肿大，肺部呼吸音正常，心尖部可闻收缩期和舒张期双期杂音，肝脏肋下 5cm，脾脏肋下 7cm，质中，无触痛。

老年女性，主要表现为低热、肝脾大，轻度贫血、血清多克隆性免疫球蛋白升高，骨髓浆细胞增多。诊断上考虑：①恶性浆细胞增生性疾病：患者 IgG 多克隆性异常，无明确溶骨性破

坏，骨髓浆细胞形态基本正常，均不支持多发性骨髓瘤（MM）等恶性浆细胞增生性疾病；②反应性浆细胞增多：多克隆免疫球蛋白升高，骨髓未见幼稚或异常形态细胞，应考虑反应性浆细胞增多，病因有 a. 恶性肿瘤：患者为中老年，肝脾大、贫血，高球蛋白血症，应当考虑肿瘤可能。可进一步筛查血肿瘤标志物、大便潜血和胸、腹、盆腔 CT。b. 感染：ⓐ患者长期午后低热、乏力，体重略有减轻，需除外结核。ⓑ患者有风心病史、慢性发热，要高度警惕感染性心内膜炎（IE）可能。ⓒ自身免疫性疾病：如干燥综合征、系统性红斑狼疮、类风湿性关节炎也可以出现继发高球蛋白血症。ⓓ慢性肝病：如肝硬化，同样可导致多克隆球蛋白升高。

入院后检查：尿常规：Pro 0.3g/L、GLU 5.5mmol/L；尿沉渣：RBC 满视野、其中 70% 异常形态；24 小时尿蛋白 1.8g。便潜血试验 3 次均阴性。肝功正常、LDH 正常、血糖正常、Cr 692μmol/L、BUN 10.54mmol/L、K^+ 2.9mmol/L、Na^+ 128.8 mmol/L、Cl^- 102.3mmol/L、P 2.36mmol/L。ESR 132mm/第一小时末，CRP 1.49mg/dl、ASO 70.5U/ml。ANA 及抗 dsDNA、抗 - ENA 抗体、ANCA 均阴性，抗基底膜抗体阴性。血补体正常。血乙肝五项：HBsAb、HBcAb 阳性、CMV - PP65 阴性；PPD 皮试（ - ）。血 CEA 1.2ng/ml、CA50 2U/ml、CA199 14U/ml、CA242 5U/mL，CA125 13.5U/ml、AFP 2.02ng/ml。Ⅳ型胶原 258ng/ml。动脉血气：pH 7.367、$PaCO_2$ 26.1mmHg、PaO_2 114mmHg、SBE - 9.7mmol/L。胸片正常；腹部 CT：肝脾大；双肾 B 超正常；盆腔 B 超未见异常。UCG：符合风心病改变，二尖瓣轻度狭窄伴关闭不全、三尖瓣轻度关闭不全、左心房增大；瓣膜上未见明确赘生物。

入院后出现了新问题——急性肾功能衰竭，患者无明确的摄入不足、心功能不全等肾前性因素，无泌尿系梗阻表现等肾后性因素，尿常规提示血尿、蛋白尿，且红细胞形态异常，故其肾功能改变考虑为肾实质性因素造成。可能的病因包括肾小球肾炎（包括原发性急性及急进性肾小球肾炎、系统性疾病继发的肾小球肾炎如系统性血管炎等）和间质性肾炎（感染或药物因素造成）；此外，患者血清中IgG及κ链、λ链均增多，还应当考虑淀粉样变性、轻链沉积病的可能。故应行肾活检，既可明确肾脏改变的病理类型，又有助于原发病的诊断。因患者病因不明确，治疗上可先水化，暂时不加用皮质激素。

原发病方面：仍需进一步查找继发性浆细胞增多病因。患者虽然乙肝五项：HBsAb、HBcAb阳性，Ⅳ型胶原稍高，但其肝功能完全正常，且影像学无明确的肝脏形态异常，故慢性肝病所致的免疫球蛋白增高可基本除外。淋巴瘤及恶性实体肿瘤目前既无症状又无血清学、影像学证据，暂时不予考虑。至于自身免疫性疾病方面同样无典型症状、同时也无血清学证据支持。感染方面：患者胸片正常，PPD皮试阴性，肺结核证据不足，但仍需警惕肺外结核。最后焦点集中于IE：既往有风心病史，心尖部双期杂音，贫血、肝脾大，γ球蛋白升高，尿RBC阳性，即使无病原学证据，仍应高度怀疑IE，拟多次血培养（包括动脉血培养），并行经食管心脏超声（TEE）检查。

肾活检：（光镜）急性肾小管坏死；急性间质性肾损害、轻度慢性化、大量浆细胞、淋巴细胞、单核细胞浸润；系膜增生性肾小球肾炎（中度）。（电镜）符合系膜增生性肾小球肾炎及肾小管－间质性肾损害。免疫荧光：IgM（+）、C3（++）系膜区颗粒样弥漫沉积。TEE：二尖瓣前叶可见大小分别约4mm×1.5mm及5.6mm×3.7mm赘生物；左心耳内附壁血栓。血培养4次

（包括一次动脉血）均阴性。

根据IE的诊断标准：主要标准包括血培养阳性和心内膜感染证据2条；次要标准包括：易致IE的基础疾病、发热≥38°C、血管损害现象、免疫现象、微生物证据但不符合主要标准、超声心动图有IE表现但尚未达主要标准共6项；当满足2项主要标准或1项主要标准加3项次要标准可以确诊IE。结合该患检查结果，虽然血培养为阴性、经体表超声无赘生物，但是更为灵敏的TEE检查结果支持IE的诊断，满足一条主要标准，加上3条次要标准：发热、风湿性心脏病的瓣膜改变，肾活检提示的肾小球肾炎IE免疫现象的表现，至此IE诊断明确。应立即开始抗生素治疗。同时，间质性肾炎考虑药物因素（如马法兰等）。

入院第17日开始应用青霉素2MU q6h治疗，监测体温峰值降低为T 37～37.5°C，肝脾逐渐缩小。监测肾功能逐渐恢复，Cr 198μmol/L、BUN 4.10mmol/L，血钾及血磷恢复正常。复查IgG 47.7g/L。由于患者为培养阴性的心内膜炎，伴有原因不明确的发热且超过10天，为外科换瓣手术的相对指征，建议患者行换瓣术，但其拒绝。继续内科治疗。目前仍在随诊中。

（郑 可 李 剑）

病例 25 皮疹，发热，肺内阴影，嗜酸粒细胞增多

男性，37 岁，因皮疹 20 天，发热、咳嗽、气短 7 天于 2005 年 6 月 29 日入院。

患者 20 天前无诱因出现双小腿散在红色结节性皮疹，渐累及双上肢、躯干。我院皮肤科考虑“湿疹”，予抗过敏治疗后无好转。1 周前受寒后每日午后中度发热，伴咳白色粘痰，偶有血丝痰及活动后气短、胸闷。查血常规：WBC 9.29×10^9/L，嗜酸粒细胞（EOS）9.7%，GR 69.2%，Hb、PLT 正常。动脉血气分析（ABG）（自然）：PaO_2 65.6mmHg。胸片示双下肺阴影（图 25－1）。予左氧氟沙星 0.2g bid iv drip ×3 天，气短加重。皮疹逐渐破溃、流脓、结痂，以“肺炎，皮疹待查”收入院。病程中无口腔溃疡、关节痛。既往史：幼时易皮肤过敏。20 岁曾患鼻窦炎。近 1 个月自觉左下肢外侧感觉麻木。否认哮喘病史、青霉素过敏。吸烟 15 年，每日 20 支。少量

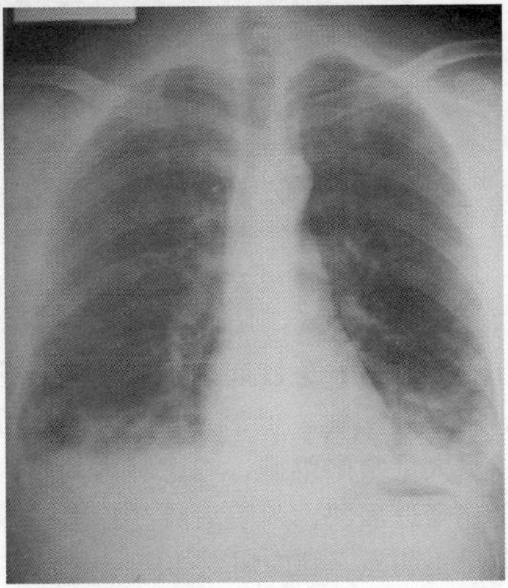

图 25－1 入院时胸片

喝酒。查体：T 38℃，浅表淋巴结不大，四肢可见大小不等结节性红色丘疹，直径最大7cm，中央隆起，局部发硬，无压痛，部分破溃结痂，可见抓痕。双下肺和左中肺可闻及吸气末湿啰音，无哮鸣音。心脏腹部查体未见异常发现。双下肢轻度可凹性水肿。入院当日胸片示双下肺阴影较前进展，ABG（吸氧5L/min）：PaO_2 66.3mmHg，$PaCO_2$ 36.3mmHg，pH 7.44，SBE 0.9mmol/L。胸部高分辨CT（HRCT）检查见双中下肺弥漫斑片渗出影（图25－2）。留取痰液行瑞氏染色，见大量嗜酸粒细胞，极少量淋巴细胞（图25－3）。

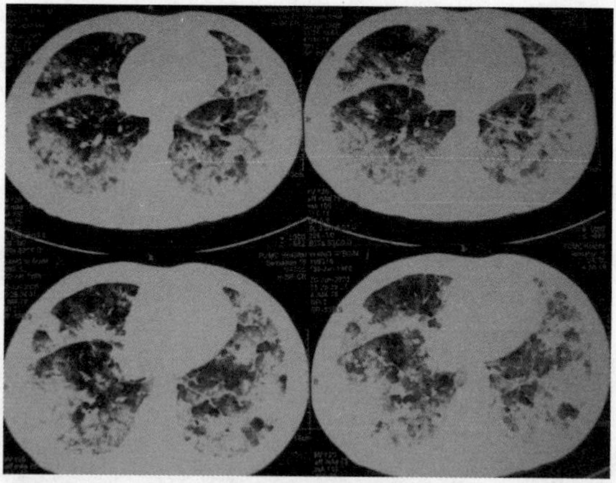

图25－2 入院当天胸部HRCT

青年男性，急性起病，表现为皮疹，发热，嗜酸粒细胞增高，双下肺阴影，低氧血症。结合外周血嗜酸细胞显著增多，痰中见大量嗜酸细胞，考虑肺内为嗜酸粒细胞浸润所致。患者肺部病变进展快，入院后哪些检查对诊治最有意义？抗生素治疗效果不明显，肺内病变如何考虑？

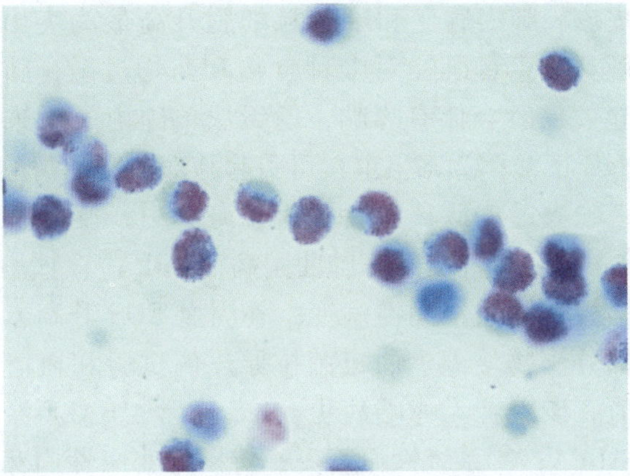

图 25－3　痰涂片瑞氏染色见大量嗜酸性粒细胞

入院检查：血常规：WBC 13.41 ×10^9/L，EOS% 37.3%，EOS 5.00 ×10^9/L，Hb、PLT 正常。大便找寄生虫卵 2 次（－）。肝肾功能大致正常，血 ALB 29g/L，LDH 346U/L，CRP 1.82mg/dl。自身抗体、ANA、抗 dsDNA、ANCA、ACL、抗 ENA 均阴性。行支气管镜检查并行肺泡灌洗：镜下检查大致正常；毛刷找 TB、细菌涂片、找真菌均阴性；BALF 找到白假丝酵母菌，肺吸虫鉴定阴性；BALF 细菌培养为 α－溶血链球菌。行骨髓涂片：增生活跃，嗜酸粒细胞各阶段比例增高，总计 49%，以成熟嗜酸粒细胞为主，符合嗜酸粒细胞增多症。血 IgE 正常。UCG 未见异常。

入院次日给予琥珀酸氢化可的松 300mg iv drip qd，同时应用左氧氟沙星 0.5g iv drip qd，发热、憋气症状迅速缓解，皮疹渐消退。ABG（吸氧 5L/min）：pH 7.448，PaO_2 273.6mmHg，$PaCO_2$ 37.1mmHg，SaO_2 95.8%。胸片示双下肺斑片影较前明显吸收。

患者皮疹、肺内病变和嗜酸粒细胞升高最为突出，诊断考虑：①过敏：该患者既往对多种食物和药物过敏，肺内病变如由过敏引起，一般会伴有哮喘，但无法单纯由过敏来解释疾病全貌，且 IgE 正常；②寄生虫：可引起肺部病变和嗜酸粒细胞增多。但患者未去过疫区，无食鱼生、海鲜史，反复查大便寄生虫卵（-）；③变应性支气管肺曲菌病（ABPA）：该病表现为哮喘，影像学检查肺内浸润性病变，外周血 EOS 升高，IgE 升高；支气管深部分泌物培养、曲霉菌抗原皮内试验和血清沉淀试验具诊断价值。该患者无哮喘病史，IgE 正常，BALF 涂片和培养均不支持 ABPA；④系统性血管炎，特别是变应性肉芽肿性血管炎（Churg - Strauss 综合征，CSS）：临床表现为肺部阴影、皮疹、嗜酸粒细胞增多，神经系统、心脏、副鼻窦受累。该患者从临床表现上较为符合，可行皮肤活检进一步明确；⑤肿瘤：慢性粒细胞白血病、嗜酸粒细胞白血病等疾病均可能引起血嗜酸细胞增多及肺部和皮肤浸润，但是骨穿结果已基本除外。淋巴瘤也可引起发热、皮疹、嗜酸粒细胞增多、肺部浸润，可行皮疹活检、肝脾 B 超、胸腹 CT 等进一步明确；⑥高嗜酸粒细胞增多综合征（HES）：嗜酸粒细胞增多，有肺部、皮肤受累，需考虑 HES 的可能。诊断标准为：ⓐEOS 绝对数高于 $1.5\times10^9/L$，持续 6 个月以上或因 EOS 增加于 6 个月内死亡；ⓑ有多系统及多脏器受累的证据；ⓒ未发现引起嗜酸粒细胞增多的常见原因。此患者病程仅 20 天，诊断为时尚早。

皮疹活检病理报告：真皮内部分血管壁纤维素样变性，周围较多嗜酸性粒细胞，淋巴细胞浸润，皮下脂肪小叶内亦可见类似细胞浸润，符合血管炎改变。结合病理结果诊断为 CSS。经糖皮质激素治疗后症状和影像学改善明显，EOS 显著下降。

入院后第 6 天，患者出现左胸轻度疼痛，自行好转。ECG

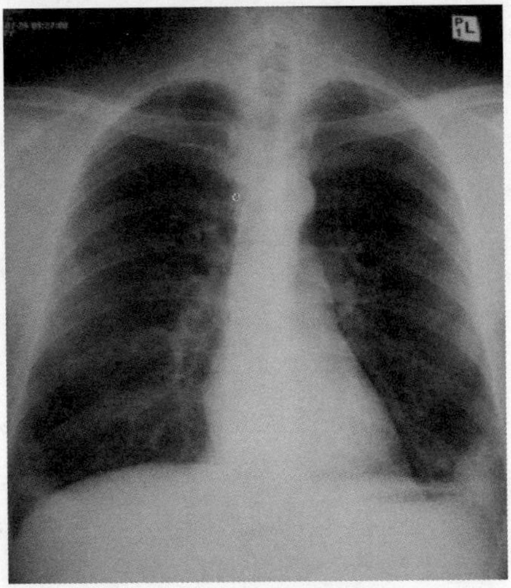

图 25－4　胸痛时胸片

无异常。ABG（自然）：pH 7.45，PaO_2 77.3 mmHg，$PaCO_2$ 38.0 mmHg，SaO_2 96.2%。停用左氧氟沙星，改琥珀酸氢化可的松为泼尼松 60mg qd。第 8 天凌晨突发左侧胸部剧烈疼痛，吸气时加重，无咳嗽、咯血，予曲马多 50mg im、吗啡 5mg sc 无好转，当日下午体温上升至 38℃，无畏寒。查体：T 37.1℃，P 80 次/分，R 20 次/分，BP 100/70mmHg。肺部叩诊清音，听诊无明显干湿啰音。查心肌酶正常。复查胸片示左侧肋膈角变钝（图 25－4）。V/Q 显像：通气和血流匹配。

患者病情好转时突发胸痛、发热，需考虑哪些原因？

急性胸痛是临床常常遇到的情况，可由胸壁（包括皮肤、骨骼、神经等）、胸膜、肺、心脏、大血管以及消化系统等异常引起。①心绞痛：CSS 可表现为心肌和冠状动脉壁嗜酸粒细胞浸润，引起心绞痛甚至心肌梗死，虽 ECG 和心肌酶正常，需注意其动态变化；②肺栓塞：急性胸痛，又有血管炎基础和服用激素病史，要考虑肺栓塞的可能。但患者双下肢无水肿，复查血气显示血氧在改善，V/Q 显像无异常，基本排除肺栓塞；③胸膜炎：突发胸痛、发热，左下肺肋膈角变钝，要考虑感染引发的胸腔积液，因为在全身情况好转的同时难以用原发病引起的胸膜侵犯解释。

考虑到感染可能性较大，给予患者头孢他啶1g q8h iv、双氯芬酸钾25mg tid。患者仍间断夜间左胸痛，中度发热，少量咳嗽，偶有血丝痰，并逐渐出现右下胸痛。

复查胸部HRCT：原双肺广泛渗出性病灶已明显吸收、消散。双下肺见少量渗出性片状影，但左下肺显示实变（图25-5）。行CT引导下左下肺活检，病理报告为炎性渗出、退变坏死物及少许肺组织，肺泡Ⅱ型上皮轻度增生，伴广泛出血；六胺银染色阴性；未找到真菌孢子和菌丝；细菌涂片找到G^{+}杆菌5条；细菌培养：凝固酶阴性葡萄球菌，除了对青霉素、苯唑西林耐药，其他抗生素均敏感；真菌培养（-）。

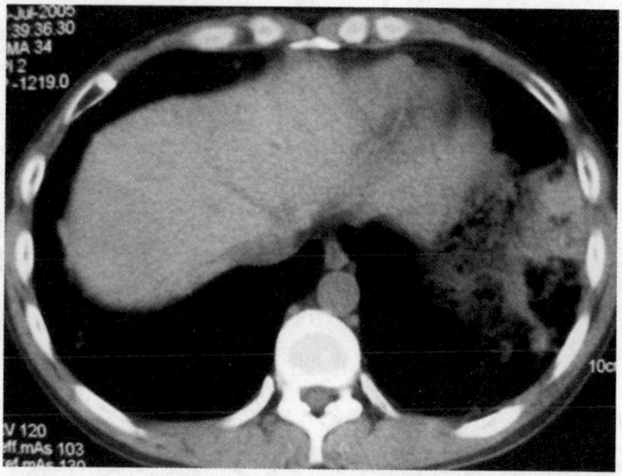

图25-5　胸痛时胸部CT

根据上述检查，加用细菌培养敏感的抗生素头孢呋辛1.5g，q8h iv治疗，次日体温降至正常，呼吸道症状好转。复查胸片双下肺阴影较前消退。

入院时患者肝功能完全正常，第 10 天复查 ALT 465U/L，GGT 213U/L，ALP 159U/L，AST 185U/L，LDH 416U/L，ALB 31g/L。给予多烯磷脂酰胆碱胶囊（易善复）、谷胱甘肽等保肝治疗，ALT 徘徊在 250～300U/L 之间，查各种肝炎病毒血清标志物均阴性。

为何在病情基本控制后肝功能反异常？

肝功能异常常见的原因（病毒性肝炎、脂肪肝、酒精性肝损害）都无法解释患者突然出现的肝功能异常，应考虑以下病因：①药物性肝损害：肝功能损害前曾使用左氧氟沙星、头孢他啶、双氯芬酸钾；②原发病导致的肝损害：CSS 累及消化系统多表现为嗜酸粒细胞侵犯胃肠道粘膜和腹膜所引起的腹痛、腹泻、消化道出血和腹腔积液等表现，也有报道致肝损害的病例。为进一步明确，应行肝穿刺活检。

经多次动员，患者拒绝行肝穿刺。考虑原发病所致的肝损害可能性大，加用 CTX 0.2g iv。复查血常规：WBC 12.93×10^9/L，GR 59.2%，EOS 3.7%。ALT 降至 133U/L，AST 38U/L，ALB 36g/L，GGT 141U/L，LDH 289U/L。复查胸腹 CT：双下肺浸润影基本吸收，左下肺实变较前缩小（图 25－6）。此外，患者多种肝酶升高也不排除肺大片实变所致的可能，因其随实变病损的缩小而明显下降。

患者出院后继续在门诊随访，CTX 1g iv q2w，激素规律减量。2 个月后皮疹消退，无发热、咳嗽，双下肢麻木好转。复查血常规和肝肾功能均恢复正常。

本例经及时诊断，及早治疗，取得了较好的效果。在入院

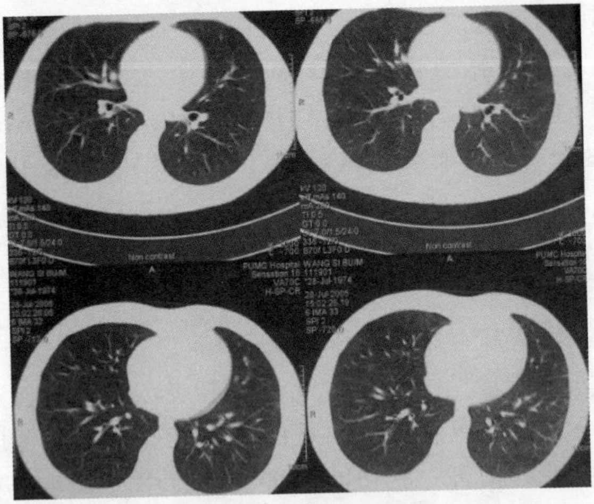

图 25－6 出院时胸部 HRCT

24 小时内根据胸片、CT 和痰细胞学检查、结果，果断地用激素治疗，如果等待皮肤活检的病理结果后再作决定，也许会错过最佳的治疗时机。

美国风湿病学会（ACR）1990 年关于 CSS 的诊断标准如下：①哮喘；②EOS 增多症；③单发或多发神经病；④非固定性肺内浸润；⑤鼻窦病变；⑥血管周围 EOS 浸润（病理证实）。6 条中符合 4 条即可诊断。该患者除哮喘外，其他条件均符合。

ANCA 和系统性小血管炎的关系，为 c－ANCA 在韦格纳肉芽肿病中较为特异，而 p－ANCA 在显微镜下多血管炎（MPA）和 CSS 中更为多见，但 10%～20% 的经典 WG 患者可有 p－ANCA 阳性，甚至更多的 MPA 和 CSS 患者可出现 c－ANCA 阳性。值得注意的是10%～20% 的 WG 和 MPA 患者和 40%～50% 的 CSS 患者 ANCA 可阴性，因此 ANCA 的结果并不能作为诊断或排除 CSS 的标准，本例即如此。

（罗金梅　庄俊玲）

病例 26　恶心、呕吐、消瘦、皮肤色素沉着

女性，59 岁，因恶心、呕吐、消瘦、皮肤色素沉着 2 个月余于 2003 年 12 月 31 日入院。

患者于 2003 年 10 月出现食欲差，经常恶心、呕吐，无发热、腹泻，喜咸食，自觉乏力。体重 1 个月下降 10kg。同时发现皮肤变黑，以颜面、齿龈、掌纹色素沉着为著。11 月在当地医院检查，血 Na^+ 132mmol/L，K^+ 4.1mmol/L，Cl^- 103mmol/L，血 ACTH 885pg/ml（正常值 0～46pg/ml），24h 尿游离皮质醇 24.2μg（正常值 30～110μg）。

患者有恶心、呕吐、消瘦、皮肤色素沉着的症状，化验血钠低、ACTH 升高、24h 尿游离皮质醇降低，以上典型表现支持 Addison 病。Addison 病即原发性肾上腺皮质功能减退症，是由各种原因引起肾上腺皮质破坏，无法产生足够的肾上腺皮质激素，造成 ACTH 继发性升高，皮肤粘膜色素沉着；食欲不振，严重者恶心、呕吐；乏力、血压降低；肾小管回吸收钠的能力下降，血钠降低等一系列临床及生化改变。

2003 年 12 月 10 日开始给予泼尼松 5mg，2 次/日治疗，患者症状缓解，皮肤粘膜色素沉着减轻，体重增加 1kg。

应用糖皮质激素后症状缓解，皮肤粘膜色素沉着减轻，证实诊断。Addison 病的病因有自身免疫性肾上腺炎、结核感染、组织胞浆菌病、结节病、恶性肿瘤浸润、血色病、淀粉样变等。

只有明确病因，才能进一步治疗。

外院 CT 示双肾上腺区占位性病变，质地均匀，左侧 6.6cm ×6.0cm，右侧 7.3cm ×3.1cm；胸片示陈旧结核钙化点；PPD 试验（++）。入院查体：全身皮肤较黑，齿龈、下唇可见片状色素沉着，掌纹色深，手指、足趾关节伸面可见色素沉着，腰部可见明显色素沉着。全身浅表淋巴结未及，甲状腺不大。双肺清，腹平软，肝脾肋下未及，未触及异常包块，双下肢不肿。

在结核病高发的国家和地区，结核仍是 Addison 病的首要病因。肾上腺结核为血行播散所致，可伴胸腹腔、盆腔、泌尿系统结核。50% 有肾上腺钙化。在干酪化期，CT 也可显示双肾上腺增大形成肿块，但多数肿块走行方向和肾上腺一致，肿块密度不均，内有单发或多发低密度区，强化亦不均匀。在钙化期，双侧肾上腺则完全或几近钙化，肿物可以明显缩小。患者无明显结核中毒症状，肾上腺 CT 表现为质地均匀肿块，和肾上腺结核的影像学表现不符。

ESR 20 ~25mm/第一小时末。血 LDH 646 ~851U/L。胸 CT：肺门、纵隔淋巴结钙化。腹部及盆腔 CT：腹膜后未见肿大淋巴结，双肾上腺肿块，胰腺、脾脏、肝内未见明显异常。膀胱、子宫未见明显异常。全消化道造影：未见器质性病变。骨显像：无骨转移征象。骨髓穿刺和骨髓活检未见肿瘤细胞。咽淋巴环检查未见受累征象。行 CT 引导下肾上腺穿刺活检示非霍奇金恶性淋巴瘤（B 细胞性），符合弥漫大 B 细胞淋巴瘤。免疫组化：LCA（+），CD20（+），CD79（+）。

超声或 CT 引导下的穿刺活检对肾上腺肿物的诊断有重要意

义，文献报道准确率在 85.7%。原发性肾上腺淋巴瘤（primary adrenal lymphoma，PAL）是病变仅限于肾上腺，无肾上腺外淋巴组织侵犯的淋巴瘤，有病理结果方能诊断。尽管 25% 左右的淋巴瘤可以出现肾上腺受累，但 PAL 却相对罕见。PAL 的特点是肿物较大，直径常超过 3cm，可出现血 LDH 升高。

患者行 CHOP 方案化疗（环磷酰胺、长春地辛、表柔比星、泼尼松）。化疗 4 个疗程（每月进行 1 个疗程）后，CT 示双肾上腺肿物较前明显缩小，左侧 2.6cm × 2.0cm，右侧 2.3cm × 2.1cm。化疗 5 个疗程后出现右侧肢体无力、言语不清，CT 发现左额叶占位病变，活检示非霍奇金恶性淋巴瘤（B 细胞性）脑转移。

PAL 的治疗以化疗或手术后化疗为主，文献报道化疗后肿物缩小至消失，肾上腺皮质功能恢复，但也有文献报道即使肾上腺肿物缩小，仍可出现其他部位如肝、脑的转移病灶，预后较差。

Addison 病的病例应积极寻找病因，尽管原发性肾上腺淋巴瘤少见，但也应作为病因的考虑之一，肾上腺 CT 能够提供影像学依据，肾上腺穿刺活检术有利于病因的诊断。

（姜　艳　潘　慧）

病例 27 呕吐、呃逆

女性，41 岁，因间断呕吐 1 年，呃逆 3 个月入院。

患者 1 年前因丈夫工作调动出现情绪低落，常哭泣，进食减少，1 周后开始呕吐，偶伴恶心，呕吐物为胃内容物，偶有胆汁，7~8 次/天，每次量约 100ml，多在体位改变时出现，与进食无关，非喷射性，伴食欲明显减退。外院予对症处理 1 周后症状缓解。此后未再发病。14 周前，患者迁居北京数天后再次出现呕吐，表现同前。外院查胃镜示："食管下段炎、食管裂孔功能障碍，浅表性胃炎"，予对症处理后症状缓解。12 周前受寒后出现呃逆，严重时伴呕吐，表现同前。上消化道造影示"慢性胃炎"；胸腹部 CT 未见异常；头颅 MRI："右额皮质下、左半卵圆中心内点状长 T_1、长 T_2 信号，考虑缺血性改变"；颈锥 MRI：颈椎轻度退行性变。诊断为"神经性呕吐"。予禁食、抑酸、促胃动力药，并予氟哌噻吨 + 美利曲辛片（黛力新）、氟西汀（百忧解）、舒乐安定治疗 1 周后症状缓解。但停药后症状反复。患者自述病程中使用胃复安后出现右手震颤。精神、食欲较差，大小便正常，体重下降 13kg。5 年前行左乳腺纤维瘤切除术。个人史、月经婚育史、家族史无特殊。

入院查体：Wt 50kg，Ht 164cm，BMI 18.6kg/m^2，营养中等，精神疲倦，心肺无异常，腹平软，剑突下压之不适，无压痛、反跳痛，肝脾肋下未及，肠鸣音 4 次/分。右手震颤，四肢肌力正常，病理反射未引出。

患者为中年女性，急性起病，呕吐为其突出的临床表现，每次起病前均有明显的精神因素，无消化系统及其他系统的伴随症状，胃镜提示“食管下段炎、食管裂孔功能障碍”。予对症及抗抑郁等治疗疗效不佳，既往无相关疾病病史，查体无特殊发现。

患者呕吐症状与其精神因素关系密切，在外院曾诊断为“神经性呕吐”。由于神经性呕吐是排除性诊断，必须首先除外各种躯体疾病所致的呕吐。根据发病机制不同将引起呕吐的器质性病变可分为以下三类：①反射性呕吐：消化道病变如胃炎、消化性溃疡、肠梗阻、胰腺炎、胆囊炎和肝硬化，泌尿生殖系统病变如肾结石、急性肾盂肾炎、盆腔炎等，循环系统疾病如心肌梗死等，还有眼科病变如青光眼。脏器病变通过内脏传入神经传入延髓呕吐中枢反射性引起呕吐；②中枢性呕吐：颅内病变（脑血管病变和颅内感染）、药物、低血糖、低钠血症、甲状腺危象、甲状旁腺危象、肾上腺危象，尿毒症和妊娠呕吐，此类疾病直接作用于延髓呕吐中枢引起呕吐；③前庭性呕吐：中耳炎、Meniere 病。

入院检查：血、尿、大便常规及 OB、肝肾功、ESR、CRP、CA 系列均无异常；ANA 及抗 dsDNA（-）；抗 ENA 除抗 SSa 抗体 52kD 阳性外余（-）。上消化道造影：低张力胃。腹部 B 超、胸部 X 线片（-）。食管压力测定：下食管括约肌抗反流功能降低，下食管括约肌存在松弛障碍，近端食管清除能力降低。胃电图：餐前胃动过缓、餐后胃电节律低于正常，PR <1（PR 为餐后 60min/餐后 30min 胃电主功率，正常 >1）。5 小时胃排空排出 15%（正常 >50%）。Zung 量表评分（正常值 <50 分）：焦虑量表 45 分，抑郁量表 55 分。五官科会诊检查未发现异常。

患者入院后的辅助检查除了提示胃肠动力稍差外，无其他阳性发现。胃肠动力低下可导致呕吐的发生，但患者虽然胃排空差，尚未达胃轻瘫的程度，呕吐与进食无关，难以解释患者实际症状。食管测压不能排除长期呕吐的继发性改变。外院头颅 MRI 提示的缺血性改变并未累及呕吐中枢，不能解释呕吐。五官科检查亦排除了前庭性呕吐的可能。至此，未发现可以解释患者呕吐的器质性病变。初步印象：神经性呕吐。

神经性呕吐指一组以自发或故意诱发反复呕吐为特征的精神障碍，呕吐物为刚进的食物，不伴有其他明显症状，呕吐常与心理社会因素有关，无器质性病变为基础，部分患者可有顾虑发胖和减轻体重的想法，通常体重减轻不明显。中国精神障碍诊断与分类标准第 3 版（CCMD3）提出神经性呕吐的诊断标准：①自发或故意诱发的、反复发生于进食后的呕吐，呕吐物为刚进的食物；②体重减轻不显著（体重保持在正常平均体重值的 80% 以上）；③可有顾虑发胖或减轻体重的想法；④呕吐几乎每天发生，并至少已持续 1 个月；⑤排除躯体疾病导致的呕吐以及癔症或神经症等。参照以上标准，虽然患者临床表现并不完全相符，有消瘦，但患者呕吐与心理因素密切相关，且无其他躯体疾病的证据，故诊断考虑神经性呕吐可能性大。

入院后按神经性呕吐予米氮平（瑞美龙）、奥氮平（再普乐）、劳拉西泮（罗拉）、替加色（罗泽马可）等治疗后，呃逆症状较前加重，呕吐约 4 次/天，多发生在严重呃逆后。

按神经性呕吐治疗疗效不佳，呕吐症状无明显缓解，呃逆症状加重，故需要重新考虑神经性呕吐的诊断是否正确。

以呕吐为线索没有发现患者病变所在，注意到患者除了呕吐之外还伴呃逆，且两者关系密切。因此针对呃逆症状进行下一步的分析。

呃逆是一侧或双侧膈肌的阵发性痉挛，同时伴有吸气时声门突然关闭，发出一种短暂的特殊声音。各种刺激冲动经传入神经（膈神经、迷走神经或交感神经）传递到呃逆反射中枢（一般认为在脊髓 $C_{3\sim5}$）后，再通过传出神经（膈神经，副神经）作用于效应器（膈肌，会厌，声门肋间肌），从而引起呃逆动作。呃逆可由多种原因所致，根据呃逆的机制可将其病因分为以下几类：①周围性因素：迷走神经及膈神经受激惹，包括异物、咽喉部炎症、颈部肿瘤刺激迷走神经分支，甲状腺、颈部、纵隔、膈肌病变直接刺激膈神经；②中枢性因素：包括中枢神经系统的炎症、肿瘤、血管病变，药物或代谢性因素；③精神因素亦可导致顽固性呃逆，但必须除外器质性病变。下一步重复或完善相关检查包括颈胸部 CT、甲状腺超声、颈椎 MRI。但此时患者病情出现了变化……

入院后第 10 天患者出现右手皮温下降，麻木感，右侧躯体出汗增多，伴有颈部不适，随后患者出现右侧下肢及左侧指端麻木感，排尿困难。神经系统查体：双侧眼球右视时出现水平震颤。右侧瞳孔直径 4mm，左侧 3mm，对光反射正常。悬雍垂右偏，颈部活动受限，四肢肌力Ⅴ级，双侧腱反射亢进，双侧 Babinski 征、Chaddock 征（+）。双腕下、双膝上 10cm 以下触、痛觉减退，双髂下震动觉减退。双臂平伸时微颤，右手皮温低，右侧头部颈部多汗，皮肤划痕征（-）。头颅 CT 未见异常。

患者在治疗过程中病情有新的变化，出现神经系统定位症状体征，累及颅神经、感觉神经、运动神经和自主神经。神经科会诊认为需除外 Wernicke 脑病。Wernicke 脑病是由于维生素 B_1 缺乏引起脑内糖代谢异常，从而引起中枢神经系统病变。临床上表现为眼肌麻痹（包括瞳孔异常，眼球震颤）、躯干性共济失调、遗忘精神症状，亦可表现为周围神经病变、自主神经功能紊乱；长期呕吐或酗酒是该病最常见的病因。患者在长期呕吐后出现神经系统的病变，应考虑 Wernicke 脑病。由于该病极为凶险，死亡率极高，如怀疑本病应该立即给予治疗。

立即给予 $VitB_1$ 及其他多种维生素替代治疗，但患者症状未见明显改善。

患者头颅 MRI 显示“延髓内可见等 T_1、长 T_2 异常信号影，矢状位示上段颈髓肿胀，呈稍长 T_1 信号”；颈椎 MRI“延髓可见点片状等 T_1、长 T_2 信号影，$C_{2\sim7}$段髓内可见长条状等 T_1、长 T_2 信号，轻度强化。考虑脊髓炎症的可能性大。”胸椎 MRI“$T_{2\sim4}$水平胸髓异常信号影。”结合患者的临床表现，诊断“急性脊髓炎”可能性大。予静脉丙种球蛋白（IVIG）20g×4 天、甲泼尼龙 1g×5 天治疗后，患者呕吐、呃逆症状完全缓解，肢体麻木症状较前明显改善，双侧皮温恢复正常，瞳孔等大等圆。复查 MRI 显示颈髓、胸髓病变较前好转。改口服泼尼松出院。

困扰患者 1 年多的呕吐问题终于得到了解决。

但还有一些疑问目前仍未解开，根据患者的临床表现、影像学表现及治疗的反应，急性脊髓炎的诊断基本明确。1 年的病程似乎过长了，但是在皮质激素治疗后呕吐也完全缓解，所以患者病程中一直存在的呕吐、呃逆和目前的神经病变是否可以用一元论来解释？我们可以这样假设，起病时患者存在脑干延髓较为局限的病变，延髓的病变可以导致患者顽固性呕吐（中枢性呕吐），随后病变逐渐向下发展，出现颈髓、胸髓的病变，从而导致患者出现呃逆及上述的神经系统的症状和体征。但由于没有影像学上动态变化追踪，故无法证实这一假设。

该患者在病程中曾经诊断为神经性呕吐，疗效差，最后由于患者出现了神经系统的症状体征，才发现了真正病变所在。同此长期呕吐伴呃逆的患者要想到中枢神经系统特别是延髓的病变。一些器质性疾病在病程的初期表现并不特异，造成诊断困难，所以作出功能性疾病的诊断需审慎，医患双方都要有随时调整诊断的心理准备，积极随访，注意新的提示性症状，以免漏诊和误诊。

（叶益聪　许大波）

病例28 肢体疼痛、静脉血栓

男性，35岁，因下肢酸痛2月余，加重伴右前臂疼痛1个月于2004年6月17日入院。

患者2个多月前无明显诱因自觉左侧小腿肌肉酸痛，不剧，于站立时出现，伴行走困难，骑车或抬高患肢可缓解。左下肢肤色、皮温正常，无可凹性水肿。外院血管彩超示左下肢深静脉血栓形成，给予中药溶栓胶囊口服两周（具体不详），症状进行性加重，自行停药。外院复查下肢静脉彩超：右股深静脉瓣闭合功能不全。发病10天后患者出现右小腿酸痛，性质同左侧。查CK正常，肌电图示轻度肌源性损害，肌炎可能。腓肠肌活检大致正常。此后疼痛进行性加重。1个月来转为静息性下肢疼痛，疼痛剧烈，影响休息，致坐卧不安。

四肢疼痛可以由皮肤、肌肉、神经、血管、关节及骨骼等引起，可以通过疼痛部位、性质、持续时间、诱发因素及伴随症状鉴别。神经痛部位应符合神经的分布区域，往往是自发性的，性质为锐痛、灼痛、针刺痛，有牵拉痛，查体有神经压痛，伴肢体的麻木和/或无力。关节痛位于关节及其周围，多为自发性钝痛，与活动相关，关节被动活动受限。查体有关节压痛、伴关节红肿、畸形。

患者主诉为肌肉痛，肌肉痛往往位于肌膜，非局限性、自发性，性质为钝痛，运动时加重；有肌肉压痛，可伴肌无力、肌萎缩。辅助检查示肌酶升高，肌电图显示肌源性损害。肌肉活检对于明确肌肉受损的病因，尤其是遗传性肌病、代谢性疾病等有重要意义。但本例的临床表现，显示疼痛与运动的关系不明确，而是与体位明显相关，同时，CK 及肌电图、肌活检的结果均无典型肌肉受损的证据。肌肉疼痛常见的原因包括：痛性痉挛、钩端螺旋体病、肌溶解、肌炎、皮肌炎、风湿性多肌痛、纤维肌痛综合征、肌营养不良、慢性肌炎、包涵体肌炎、甲亢性肌病等。患者的临床表现不符合上述情况，而辅助检查疑深静脉血栓形成，故要考虑血管病变引起的疼痛。包括：急性动脉阻塞、动脉粥样硬化导致动脉狭窄、血栓性静脉炎、深静脉血栓、血栓闭塞性脉管炎（Buerger 病）、雷诺综合征等，如果是动脉受累，会出现患肢间歇性跛行，进而发展为静息痛。动脉急性完全闭塞，会有患肢的剧痛，皮肤发白、皮温低，持续不缓解可导致肢体坏疽。下肢深静脉血栓可有肢体的疼痛、水肿，但有时可无任何症状。需进一步完善检查，首先行血管彩超，明确诊断动、静脉有无病变。

追问病史，1 个月前患者右前臂 1 条浅静脉发红，触痛明显。红、痛消退后，静脉触之呈条索状及结节感。在我院查抗 Jo－1、ANCA、抗 ENA 均阴性。血管彩超：左股浅静脉及双侧腘、胫腓静脉干及胫后静脉中上段血栓形成。左小腿内侧浅静脉血栓形成。双下肢动脉未见异常。全身骨 γ－显像未见异常。给予低分子肝素注射 1 天后症状明显缓解。为进一步诊治收住入院。自发病以来，无皮疹、光过敏、口腔溃疡、关节痛。体重下降 5kg。既往：年幼时曾患“心肌炎”，痊愈。可跑步 3000～5000m。吸烟 30 支/天 ×10 年，饮啤酒 1～8 瓶/天 ×（8～9）年。家族史：母亲患“风湿病”，有手足关节变形。姨妈 50 岁以前有“脑血栓”。

查体：轮椅入室，心肺腹部均未见异常。肛诊：有外痔。

四肢未见静脉曲张。肌力、肌张力正常，四肢近端肌肉无压痛，双小腿压痛明显。左腿内侧病变消退遗留色素沉着（图 28 -1），右大隐静脉走行处皮肤发红、皮温高、有压痛。右前臂 1 条静脉走行处皮肤有色素沉着，触之有结节感，呈条索状。双侧足背动脉搏动良好。

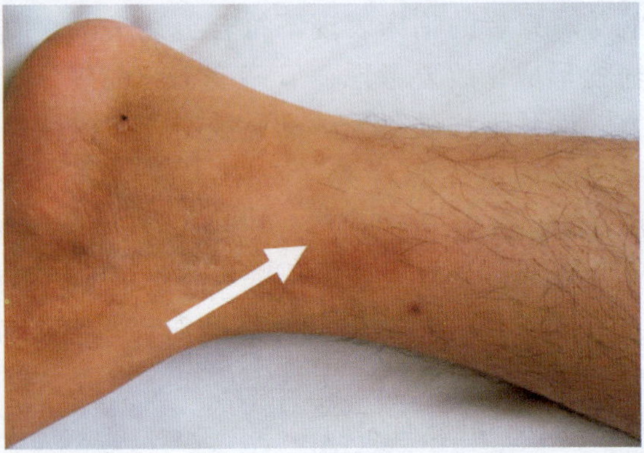

图 28 -1　左腿内侧病变消退遗留色素沉着

患者静脉血栓诊断明确，同时有明显的炎症反应：红、热、痛，表现为血栓性静脉炎。

血栓性静脉炎分为两种：①良性血栓性浅静脉炎，较常见，可单独一条静脉受累，多由于肢体外伤、静脉曲张、局部化脓性感染、静脉注射高渗葡萄糖溶液或其他刺激性药物等引起；②游走性血栓性静脉炎，较少见，大多见于壮年男性，其特征是四肢浅静脉部位有皮肤红热的炎症反应，并有散在柔韧小结形成。常有中等程度发热与轻度白细胞增高。病变可以发生于单条静脉或肢体不同部位的静脉，具有迅速移行的性质，大多仅持续 7 ~8 天，病变消退后遗留色素沉着。其病因未明属特发性，部分见于肿瘤，如胃癌、胰腺癌、肺癌、前列腺癌等，可能与肿瘤引起的变态反应或自身免疫有关。

本例临床表现为游走性血栓性静脉炎，近期有明显体重下降，入院后，应行相关检查以排除肿瘤。入院查体已初步排除了肌炎的可能，查体及血管彩超均展示双下肢动脉未受累。

入院后查大便 OB 阳性，血常规正常。肝肾功能：ALT 66 ~ 174U/L，余正常。LDL - C 5.41mmol/L，CHO 6.40mmol/L，TG 2.14mmol/L。CRP 2.87mg/dl。腹部超声见肝内多个大小不等低回声，周边可见晕环样回声，最大 2.9cm × 3.0cm。胸部 X 线正侧位像正常。腹部 CT 平扫 + 增强（图 28 - 2）：肝脏多发低密度，考虑肝癌可能并门脉左支栓子形成，不除外肝内肿瘤多发转移。脾多发栓塞。胸部 CT 平扫 + 增强：未见明显异常。血 CEA > 75ng/ml，CA50 147U/ml，CA199 > 240U/ml，CA242 > 150U/ml，CA125 25.8U/ml，PSA 0.2ng/ml，AFP 3.67ng/ml。胃镜：慢性浅表性胃炎。

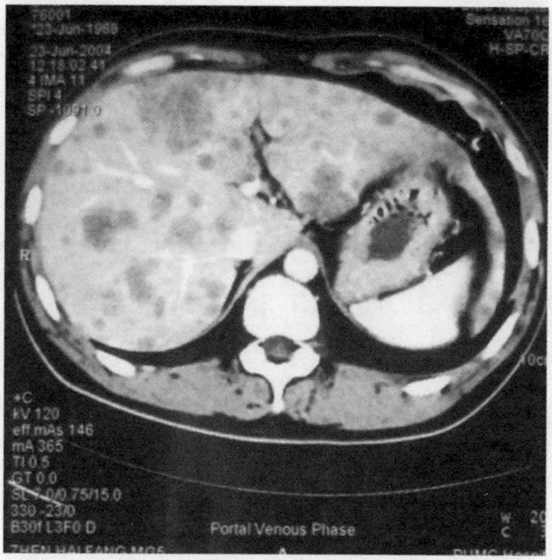

图 28 - 2 腹部 CT 肝内多发低密度灶

肝穿刺病理：低分化腺癌，不除外转移性癌。磁共振胰胆管成像（MRCP）：胰腺未见占位。考虑患者一般情况差，难以耐受结肠镜检查，在已经获取肿瘤的病理诊断的情况下，选择做结肠 CT，寻找肿瘤的原发灶。CT 仿真结肠镜：乙状结肠局部狭窄，粘膜隆起，呈菜花样，正常结肠袋形态消失。病变周围淋巴结肿大（图 28－3）。最终诊断：乙状结肠癌，肝转移，Trousseau 综合征。予肝素抗凝治疗，患者肢体疼痛明显缓解。

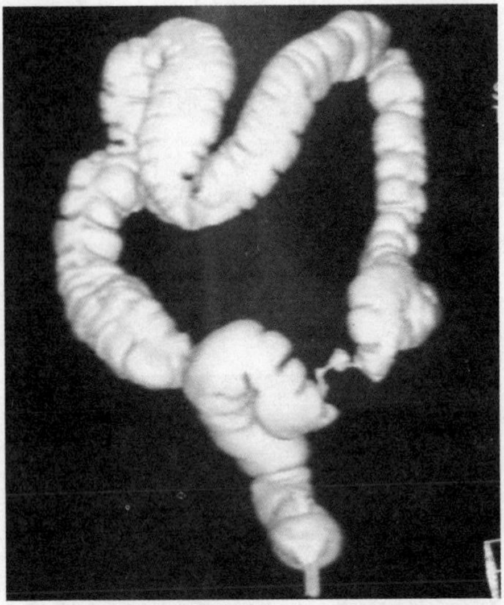

图 28－3 结肠 CT 重建（仿真结肠镜）
可见乙状结肠充盈缺损

分析患者 B 超示肝内多发低回声，周围有晕环样回声，这是肿瘤较特异的超声影像表现；CT 证实超声所见，并显示门静脉内已有栓子，故考虑为恶性肿瘤肝转移可能大，但尚需与原发性肝癌鉴别。其血清 CEA 明显升高而 AFP 正常，支持肝内病变为转移癌。肝转移癌最常来源于胃、结肠及胰腺肿瘤，行相应检查后明确了原发灶为结肠癌。血栓性静脉炎则为结肠癌的伴随表现。

1865 年 Trousseau 首先报道，胃癌患者易并发静脉血栓，后人们将癌症患者伴发游走性血栓性静脉炎称为 Trousseau 综合征。其常见于胰腺癌，也可见于胃、肺癌。目前癌症患者生存期较以往延长，血栓栓塞并发症的发病率明显提高。不论血液系统肿瘤还是实体瘤，在其发病过程中均涉及不同程度的凝血和纤溶机制的异常，目前将癌症患者病程中因为凝血和纤溶机制异常而出现的相应临床表现统称为 Trousseau 综合征，它是副肿瘤综合征的临床表现之一。肿瘤细胞通过释放自身生成的促凝因子，或刺激其他细胞（内皮细胞、单核－巨噬细胞、血小板等）的促凝活性，致凝血和纤溶系统异常。Trousseau 综合征的临床表现除游走性静脉炎外，还包括脑血管意外、心肌梗死、周围动脉闭塞、静脉血栓栓塞（VTE）、特发性深静脉血栓形成（DVT）、肝小静脉闭塞病（VOD）、血栓性血小板减少性紫癜（TTP）、溶血尿毒症综合征（HUS）、多脏器功能不全综合征（MODS）及弥散性血管内凝血（DIC）等。有报道 DVT 可以是前列腺癌及大肠癌的首发临床表现。

该患者以下肢疼痛为首发症状，通过问诊、查体及相关的辅助检查，排除了肌肉病变，其透过游走性血栓栓塞性静脉炎的临床特征追查可能存在的肿瘤，经层层排查终于暴露出潜伏的肝转移癌及其结肠原发灶。因此，临床上不要满足于某种外露现象的诊断，而应进一步深究其潜在的本质疾病。

（王　玉　曾学军）

病例 29 系统性红斑狼疮、血细胞多次异常

女性，53 岁，因发现全血细胞减少 1 年，加重半个月于 2005 年 4 月 19 日入院。

患者 15 年前因水肿、蛋白尿，行肾穿刺病理检查后确诊为“SLE，Ⅳ型狼疮性肾炎”。不规律口服泼尼松以及先后用 CTX（累积量 4.2g）、环孢菌素 A（CsA）、雷公藤等免疫抑制剂治疗。3 年前因右眼视网膜脱落，自行停用泼尼松和 CsA，仅服用雷公藤。1 年前“右乳腺癌”，根治术治疗，术后局部放疗 25 次（总量 56Gy）。术前 WBC（2.39～3.6）$\times 10^9$/L、Hb 85～104 g/L、PLT（57～78）$\times 10^9$/L，肌酐（Cr）340～400μmol/L，未诊治。放疗后血象无明显变化。4 个月前发现 Cr 990μmol/L，此后开始规律血透（5 次/2 周，肝素抗凝）。半个月前发现血细胞进一步降低：WBC 1.07 $\times 10^9$/L，Hb 65g/L，RBC 2.5 $\times 10^{12}$/L，PLT 48 $\times 10^9$/L，伴乏力。查体除贫血貌外，无阳性发现。

全血细胞减少原因可概括为血液系统疾病和非血液系统疾病两大类。结合本病例特点，考虑有以下可能：①患者有明确的 SLE 史，治疗不规律，应当怀疑有无狼疮活动的可能，应进一步检查狼疮活动指标；②营养性贫血：患者曾应用激素及多种免疫抑制剂，长期血透，应注意有无铁及维生素摄入不足或吸收不良，导致的全血细胞减少；③骨髓转移癌：患者有明确的乳腺癌病史，要注意有无乳腺癌复发或肿瘤骨髓转移造成血像改变的可能；④药物及放疗等副作用：因患者停用 CTX 多年，停止放疗 1 年，故造成全血细胞减少可能性较小；⑤其他：血液

系统原发肿瘤，感染性疾病如病毒感染、严重结核等，患者无相关表现，支持证据不多。

入院前检查：血清叶酸、$VitB_{12}$和铁均正常。ANA 1∶80（+）均质斑点型，抗dsDNA和抗ENA抗体均阴性。骨髓涂片：骨髓增生活跃，粒红比1.44，粒系各阶段比例及形态正常。红系各阶段比例增多，形态正常。巨核细胞428个，血小板不少。

根据患者的上述检查可除外营养性贫血、再生障碍性贫血、骨髓增生异常综合征、急性白血病等血液系统原发性疾病和骨髓转移癌。在排除上述疾病后，应高度怀疑SLE活动，虽ANA效价不高、抗dsDNA（－），但抗dsDNA的水平并不是反映SLE活动的唯一指标。治疗上可选用起效较快的糖皮质激素治疗。但患者曾在应用糖皮质激素后出现视网膜剥离，而对于激素应用有较大的顾虑，故门诊医生选用了免疫抑制剂MTX治疗。

给予患者MTX 7.5mg 2次/周，用药4次后，患者血象进一步降低，WBC 0.71×10^9/L，Hb 58g/L，PLT 8×10^9/L，同时出现口腔多发溃疡。收入院进一步诊治。

入院检查：血常规：WBC（0.1～0.18）$\times10^9$/L，GR 0.03 $\times10^9$/L，Hb 51～29g/L，PLT（5～11）$\times10^9$/L。次日夜间出现发热，体温最高38℃，无其他伴随症状。予输血小板以及红细胞悬液、EPO和G－CSF支持治疗，三代头孢菌素以及甲硝唑、万古霉素抗感染治疗，琥珀酸氢化可的松300mg iv qd，并给予维生素B_{12}漱口液含漱以及口腔护理等。入院1周内发热时多次血培养阴性。

患者在应用30mg MTX 2周后出现严重粒细胞缺乏，口腔溃疡是 MTX 常见的副作用之一，故考虑药物性粒细胞缺乏可能性最大，但由于患者在用 MTX 之前已有全血细胞减少，仍不能除外狼疮活动的可能，通过骨髓穿刺可鉴别之：药物性粒细胞缺乏多表现为骨髓造血明显抑制，而 SLE 活动多为骨髓造血活跃。

发热是粒细胞缺乏患者最常见的临床表现。应尽可能地留取易感染部位的标本，寻找病原学证据（如血、尿、痰等）。但多数患者可能无法找到明确的病原学证据，故抗生素的选用多为经验性方案。本例患者有颈静脉插管和重度口腔溃疡，故在广谱抗假单胞菌抗生素基础上还加用了抗 G^+ 菌的万古霉素。同时 G－CSF 可缩粒细胞缺乏的持续时间、减轻其严重程度。因尚不能除外存在狼疮活动，所以在强有力抗生素的基础上，加用了足量的糖皮质激素。

复查血 ANA、抗 dsDNA 抗体、自身抗体均阴性，补体正常。骨髓涂片：粒系发育停滞，红细胞大小不等，全片巨核细胞 4 个，血小板少见。经过上述治疗后，患者口腔溃疡逐渐好转，体温正常。入院后第 5 日复查血常规 WBC 26×10^9/L，Hb 74g/L，PLT 30×10^9/L。

狼疮活动指标仍无明显异常，有明显的骨髓抑制，可以确定血象变化是 MTX 的不良反应。但应用 MTX 之前的血象变化仍考虑与 SLE 活动有关。因患者应用糖皮质激素后再次出现视物模糊、眼痛等眼部症状，遂将糖皮质激素逐渐减量为口服泼尼松 30mg/d。

患者入院后因 PLT 低一直予无肝素透析。在血小板上升后（PLT 94×10^9/L），于入院第 20 日开始常规应用低分子肝素钙 3500U 抗凝透析，其后 72 小时内 PLT 再次下降至 51×10^9/L。

复查骨髓：骨髓增生尚可、成熟粒细胞可见中毒颗粒（G-CSF治疗后骨髓象），红系各阶段比例减低、形态大致正常、细胞大小不等、全片巨核细胞不少、血小板少见。

患者在肝素透析后，再次出现PLT明显降低，骨髓未见血小板增生不良，要警惕肝素相关性血小板减少症（heparin-induced thrombocytopenia，HIT），但患者既往长期肝素透析，仅在本次入院应用肝素透析后出现PLT下降，是否为HIT，仍需进一步随诊观察。

改用无肝素透析后，PLT未进一步下降，病情稳定出院继续规律血液透析。出院后患者再次尝试肝素透析，又出现了类似反应，PLT下降至$25\times10^9/L$。此后改用长期无肝素抗凝透析，PLT可稳定于$50\times10^9/L$。

根据多次肝素抗凝透析后血小板的变化，考虑HIT诊断成立。

患者在整个诊疗过程中，血象出现了3次明显变化，每次变化都有不同的原因。就诊之初无明确的药物因素，结合其SLE治疗不规律，首先考虑血象变化为狼疮活动的表现。一般认为在SLE患者出现肾功能衰竭并开始规律血透后，狼疮病变会逐渐趋于稳定，活动可能性变小。但事实上，Goo YS等报道在开始透析的第一年中，约65%患者有狼疮活动表现，多表现为血象改变如全血细胞减少、皮疹或关节症状等。所以伴肾衰的SLE患者出现全身活动病变的表现时，仍应针对原发病进行治疗。

患者在应用小剂量MTX后出现粒细胞缺乏。为什么仅仅30mg MTX会造成如此巨大的反应？这是因为应用MTX时忽略了该患者的肾功能衰竭。进入人体的MTX中约35%与血浆蛋白结合，其余游离 MTX 的 90% 以上在 48 小时内以原形经肾脏排出，所以肾功能减低者，MTX 的不良作用将远远超过肾功能正常者。值得注意的是，血液透析、腹腔透析、血液滤过都无法清除 MTX，只有活性炭血液吸附才能将其清除，这也是该患者在应用少量 MTX 后出现严重不良作用的原因。国外文献报道甚至 2.5 ~ 10mg MTX 即可引发严重的全血细胞减少，甚至导致死亡，并建议肌酐清除率小于 10ml/min 的患者禁用 MTX，透析患者同样不宜使用 MTX。

患者的第三次血象变化是肝素透析后 PLT 减低，考虑为 HIT 可能性大。HIT 是肝素使用中的严重并发症，死亡率较高。分为两型：Ⅰ型发生率占应用肝素者的 10% ~ 20%，出现于用药第 1 ~ 5 天，PLT 一般最低至 $100 \times 10^9/L$，与血小板抗体无关，临床表现较轻，无血栓栓塞或出血表现。Ⅱ型发生率 1% ~ 3%，为自身抗体介导，多见于用药后 5 ~ 10 天或更久，PLT 可降低至 $(30 \sim 55) \times 10^9/L$，30% ~ 80% 患者出现血栓栓塞。HIT 诊断主要依赖于临床表现，而实验室检查只是辅助诊断，抗肝素 - 血小板因子 4（H - PF4）抗体阴性或阳性结果都不能排除或确定 HIT 诊断。结合该患 PLT 稳定后再次应用肝素抗凝后同样出现类似征象，临床可基本确诊为 HIT，今后应当避免使用肝素，包括低分子肝素，可无肝素透析或选用枸橼酸等其他抗凝剂透析。

（郑　可　黄晓明）

病例30 低热，气短，皮下多发肿物并破溃

男性，60岁，因低热、咳嗽、进行性胸闷气短8个月，皮下多发肿物并破溃6个月于2002年9月12日入院。

患者2002年1月起无诱因出现发热，体温最高37.8℃，午后为著，伴轻咳，少量白痰。当时查血象、肺部透视正常，按“上呼吸道感染”治疗，无明显效果，仍间断低热，并逐渐出现胸闷气短、双下肢水肿、夜间不能平卧。外院胸片、胸部CT发现“右下肺结节影，心包增厚缩窄”，行心包剥脱术，术后病理“心包组织显慢性炎症”，考虑“肺结核，结核性心包炎”，予四联抗结核治疗（INH 0.3g qd + RFP 0.45g qd + EMB 0.75g qd + SM 0.75g qd）。患者胸闷气短明显缓解，但仍有低热、干咳，且头颈、胸背皮下出现多发肿物，逐渐增大，局部红、热、痛不明显，个别破溃流出黄色脓液。外院取脓液培养无菌生长，肿物活检无特殊发现，继续抗结核治疗共6个月无效，为进一步诊治来我院。发病以来精神食欲尚可，体重下降5kg。患者既往体健，无肝炎、结核、糖尿病等病史。福建人，退休工人。查体生命体征平稳，体温37.6℃，右枕部、右肩皮下脓肿破溃，胸、腹壁触及多个皮下结节，直径0.5～1.5cm大小，边界清楚，质地中等偏软，轻度触痛（图30－1，图30－2，图30－3）。颈部可触及数个直径约0.5cm大小的淋巴结，质韧，活动好，无压痛。右下肺呼吸音低。心脏未见异常，肝脾肋下及边，质地中等，无触痛。血常规轻度贫血。ESR 55mm/第一小时末，CRP 14mg/dl。胸片：右下肺片状高密度影，右侧少量胸腔积液。

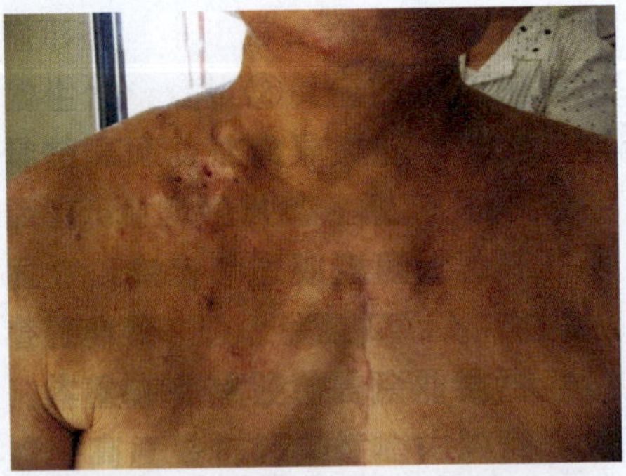

图 30－1 右肩皮下脓肿破溃

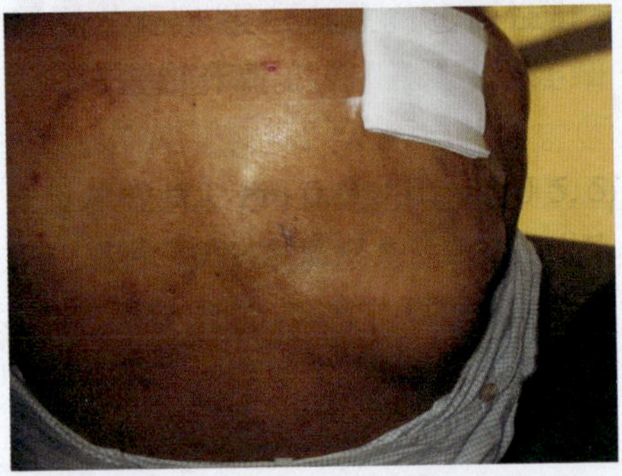

图 30－2 胸腹壁皮下结节

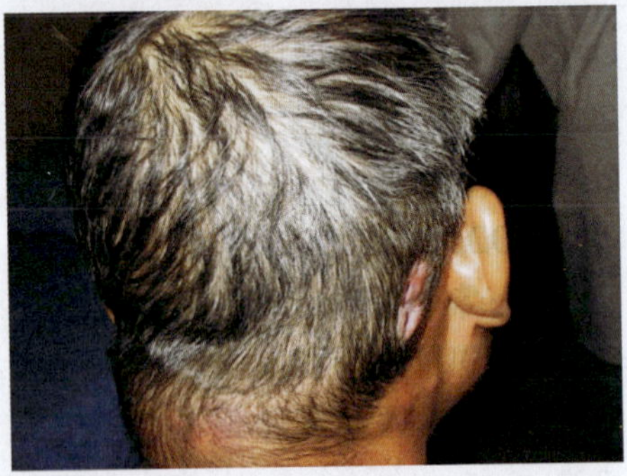

图 30－3 后枕部皮下脓肿

患者长期低热，皮下多发结节，部分形成脓肿破溃，并有肺部和心包受累，血白细胞不高，但 ESR、CRP 等炎症指标明显升高，考虑患者病变为多发炎性病灶，感染可能大。临床不像普通感染，确实应高度怀疑结核感染。但是多发皮下病灶，规律抗结核治疗无效，病情反而进展，强烈不支持结核的诊断。是非结核分枝杆菌？或者为奴卡菌、放线菌？又或者为真菌感染？临床确实见到过播散性念珠菌和新型隐球菌感染，病变累及广泛，有皮肤受累。但播散性真菌感染往往患者有免疫力低下的疾病基础，念珠菌感染往往有明显全身症状如高热，血白细胞升高；隐球菌感染往往以脑膜炎为主要表现，且此两种菌均较容易鉴定。外院多次脓液病原检查阴性，活检也无特殊发现，令人不解。此外，非感染性疾病，如结缔组织病、转移肿瘤等也无支持的证据。

入院后进一步完善检查，集中于两个方面。第一仍是病原学检查，请外科切开脓肿引流深部脓液，送涂片行革兰染色、抗酸染色、墨汁染色，找放线菌、奴卡菌、真菌菌丝孢子，普通菌、结核杆菌及真菌培养，并且特别与细菌室联系延长培养时间，注意特殊病原体。第二是寻找有无造成免疫力低下的基础疾病，各项自身抗体，HIV - Ab，血清癌胚抗原等肿瘤指标，影像学寻找肿瘤（胸腹 CT，消化道造影等），骨髓涂片或骨髓活检等。

1 周后，检查结果陆续回报：血乳胶凝集试验查新隐球菌抗原，脓液涂片各种染色、找奴卡菌、放线菌、真菌、普通培养、自身抗体、血清肿瘤标志物筛查均无阳性发现；CT：右肺实变影，右侧胸腔积液，肝后方软组织影，腹壁多发实性结节，边界清楚。

初步考虑的疾病都被排除了，结核杆菌培养阳性的可能也微乎其微，要再取皮下结节活检吗？

2周后，因为临床考虑特殊病原菌感染，细菌室经过延长时间的脓液培养，有真菌生长，经鉴定为马纳菲青霉菌。

马纳菲青霉菌感染最早发现于东南亚，由越南竹鼠肝脏中分离，1973年首次从霍奇金淋巴瘤患者肝脏中找到，是一种机会致病菌，过去了解不多，诊断困难，有时误认为组织胞浆菌。近年多有报道为东南亚AIDS病人的机会感染，临床表现类似结核感染，出现低热、盗汗。通常由呼吸道入侵，可以随血循环全身播散。

回顾本例，临床表现完全符合。本病在非免疫低下人群罕见，本患者既往体健，住院期间全面检查也未发现糖尿病、肿瘤、免疫病、HIV感染等证据，可能高龄本身就是造成免疫力低下的原因。

开始予患者静脉两性霉素B 0.4mg/（kg·d），并联合5-氟胞嘧啶治疗，患者出现一过性肝功和肾功能异常，经调整药物剂量和加强保肝支持后恢复，2个月后改伊曲康唑200mg，2次/日，口服治疗，皮下脓肿吸收，创口愈合，皮下结节消失，病情好转出院，继续维持治疗。

本例曾先后就诊于多家医院，诊治措施也没有明显失当之处，而没有明确诊断，主要原因在于病原体确实少见，不易分离。在我院的成功诊治一方面得益于临床医生的丰富经验，正确的临床思路；另一方面也得益于细菌室精心高水平的病原检测技术，是临床与检验密切合作、为患者解决问题的典范。

（周宝桐）

病例31 急性腰腹痛

男性，37岁，因突发右侧腰腹痛半日于2005年11月4日来我院急诊。

患者半日前无诱因突发右腰部持续性钝痛，向右季肋部放射，与呼吸、体位无关系，疼痛剧烈，难以忍受。无血尿、尿痛、恶心、呕吐、发热、寒战，排气排便正常。当地医院予山莨菪碱解痉治疗无效，转来我院急诊并收入抢救室。入院查体：T 36.4℃，P 85次/分，R 25次/分，BP 110/72mmHg；神清，痛苦貌，巩膜轻度黄染，浅表淋巴结未及，双肺呼吸音清，心律齐、未闻及心脏杂音。右上腹深压痛，无反跳痛，肝肋下1cm，脾未及，Murphy征（-），移动性浊音（-），右肾区及肝区叩痛明显，肠鸣音3次/分，音调正常。双下肢轻度可凹性水肿。既往史：否认肝炎、胆石症、肾结石病史。吸烟20年，每日10支，不饮酒。父亲患糖尿病。

急腹症是急诊室最常见，但又往往是最令临床接诊医师紧张的症候群。医生往往需要在极短的时间内充分搜集临床信息、进行鉴别诊断，寻求多科室协作。

此例为青年男性，以急腹症入院，症状和体征主要集中在右腰腹部。应该考虑的病变部位包括：肝胆系统、肾脏及输尿管、肠道（小肠、结肠和异位阑尾）等腹腔内脏器病变以及腹腔外如胸膜、软组织、神经及血管病变。患者急性起病，无前驱诱因，疼痛与呼吸、体位无关，因此胸膜、软组织和神经病变的可能性相对较小；疼痛性质更符合实质性脏器病变特点，且疼痛部位较为固定、无恶心、呕吐，排气排便正常，故肠道病变的可能性较小，而把重点集中于肝胆和肾脏输尿管系统。查体发现巩膜轻度黄染、肝脏稍大、肝区叩痛，可能是急性肝炎？胆囊或胆管炎？胰腺炎？但患者无胆石症史、无发热、畏寒等感染的表现，似不支持，但是否为少见的情况如肝癌或肝血管瘤破裂？患者肾区叩痛明显，要考虑肾脏疾病，如肾结石、急性肾盂肾炎、肾囊肿破裂、肾静脉或动脉血栓/栓塞，但既往史和症状不支持肾结石和急性肾盂肾炎……

急诊医师迅速分析和比较了各种诊断的可能性，有针对性地进行了下面的检查。

血常规：WBC 13.62 $\times 10^9$/L，GR 82.6%；Hb 127g/L，PLT 140 $\times 10^9$/L；尿常规：Pro > 3.0g/L，RBC 80 ~ 200/μl，BIL 少量；肝肾功：ALT 112U/L，TBil 63.4μmol/L，DBil 22.7μmol/L，Cr 152.9μmol/L，BUN 5.71mmol/L；腹部 B 超 + 血管彩超示：右肾前侧肾实质梗死；右侧肾动脉阻力指数增高，肾皮质回声增强；右侧大量胸腔积液，少量腹腔积液；肝脏、胆囊、胆管及胰腺未见异常。腹部 CT 示：右肾梗死，少量盆腔积液。行双肾动脉造影示右肾梗死，予尿激酶 25 万单位导管内溶栓，6 小时后复查双肾动脉造影提示：溶栓处无明显改变，所供区已梗死，其他处无明显梗死。血管外科会诊考虑无取栓指征。予低分子肝素抗凝，患者腹痛逐渐减轻，遂收入院进一步诊治。

常规和针对性辅助室检查提供了相当多的信息：血白细胞增高、大量尿蛋白和镜下血尿、血清转氨酶升高和肝细胞性黄疸、血肌酐轻度升高、肾梗死、胸腹盆腔积液，当然也有许多排除信息：肝胆胰系统无异常、无肾结石和囊肿证据。急诊科医师选择肾实质梗死作为切入点，及时进行选择性血管造影检查，明确了“右肾动脉梗死”的诊断，同时给予溶栓和抗凝治疗，患者症状得到缓解，为进一步深入诊治赢得了时间。

但是一个年轻男性，既往无慢性病史，为何会突然发生急性肾梗死呢？内科医师接下来面临的问题又有哪些呢？首先对肾动脉梗死继续进行治疗；其次是寻找肾动脉梗死的原因；第三，患者还有许多肾动脉梗死不能解释的表现，需要进一步探究。肾动脉梗死较为少见，大体只有两种：原位血栓形成和远处栓子脱落致栓塞。

动脉血栓形成常见三大类原因：①肾动脉内病变：如肾动脉粥样硬化狭窄和斑块破裂、肾动脉受累的大动脉炎、先天性动脉纤维肌肉发育不良等，患者为青年，无动脉硬化危险因素，血管造影亦可除外先天性动脉发育不良，也无其他主动脉及分支受累表现，因此可能性较小；②肾动脉外病变：如解剖畸形和各种来源的巨大肿瘤外压引起肾动脉狭窄、血流淤滞，诱发血栓。患者腹部 CT 和血管造影表现均不支持；③高凝倾向：先天性凝血功能异常多幼年起病，可能性小，入院后需要重点筛查自身免疫病或肿瘤引起的继发性高凝状态，患者尿常规提示有明显的尿蛋白和镜下血尿，需要除外肾小球病变。膜性肾病易合并高凝倾向致肾静脉血栓。而肾病综合征在白蛋白低于 2g/dl 时也容易合并血栓事件，但大多发生在静脉系统。动脉栓塞最常见的是心源性栓子和主动脉斑块脱落栓塞肾动脉。血管造影可除外主动脉病变累及肾动脉，因此入院后需要重点明确心脏的情况。

患者自诉 1 年多前出现口干症状，吃干食和长时间说话均必须多次饮水，夜间需多次起床饮水，无口渴、多尿，无眼干、猖獗齿、腮腺肿痛、发热或夜尿增多，未予诊治。半年前开始胸闷，活动后气短，伴乏力。症状进行性加重，继而出现双下肢水肿，无尿量及性状改变，无发热、盗汗、咳嗽、咳痰、心前区疼痛。1个月前患者胸闷、气短症状加重，夜间需高枕卧位。就诊2天前曾突发眩晕、复视和右拇指麻木，无恶心、呕吐、耳鸣或意识障碍。外院头颅CT未见异常。自行缓解。

入院后查：胸部CT示：双侧胸腔积液，以右侧著，右肺中叶膨胀不全。遂行胸穿，引流出黄色清亮胸腔积液1300ml。胸腔积液常规：混浊，SG 1.014，黎氏试验（－），细胞2340个/mm^3，WBC 100个/mm^3，多核35%，单核65%；胸腔积液生化：TP 18.5g/L，ADA 2.1U/L，LDH 128U/L，Glu 5.92mmol/L，找抗酸杆菌（－），细菌培养（－）；涂片（－）；细胞学：见大量间皮细胞及少量淋巴单核细胞，未见瘤细胞。尿沉渣：红细胞满视野；24小时尿蛋白定量：2.04g；ESR和CRP均正常；PT和APTT正常，Fbg 7.5g/L；ACL（－）；LA 46.3s（正常值31～44s）；ANCA（－）。

经利尿治疗，患者憋气、咳嗽、水肿、食欲减退均明显改善。复查肝功能，转氨酶和胆红素均降至正常。

患者就诊前2天突发眩晕、复视及手指麻木，提示为一过性脑血管病变（TIA），2天后发生肾动脉梗死，两处远隔器官序贯发生血管事件，说明心源性栓子脱落的可能性极大。追问病史，患者有胸闷、水肿、运动耐量下降、夜间呼吸困难等心功能不全的症状，而胸腔积液的理化特性更倾向于漏出性，这均可以心功能不全解释。而患者肝脏增大，轻度肝酶异常和胆红素升高经利尿后恢复正常，可以用肝脏淤血解释。合并心脏栓子脱落最常见的原因是房颤和感染性心内膜炎，患者的临床表现不支持感染性心内膜炎，也无房颤证据，同时合并慢性心功能不全，所以需要考虑少见的情况如室壁瘤附壁血栓、扩张性心肌病等，行超声心动图检查非常必要。

免疫指标不支持大动脉炎、ANCA 相关性血管炎以及抗磷脂综合征等。尿蛋白定量尚不足以诊断肾病综合征，但肾实质病变仍不能除外，且用心功能不全难以解释。患者显著的口干症状仍有疑惑。

UCG 检查：双房增大；左室舒张功能减低；轻度二尖瓣关闭不全（相对性）；轻度三尖瓣关闭不全（相对性），限制性心肌病不除外。TEE：心房内血流缓慢，呈烟雾状回声，左心耳内有形成血栓倾向（未见血栓，可能与患者抗凝有关）；心肌呈毛玻璃样改变，下腔静脉吸气变化率小于 50%，符合限制性心肌病。

限制性心肌病可解释患者慢性心功能不全和心源性血栓脱落，进而造成 TIA 和肾动脉栓塞。限制性心肌病分为原发性和继发性，原发性可见于心内膜弹性纤维增生、心内膜下心肌纤维化，较为少见；继发性主要见于心肌浸润性病变，如淀粉样变、糖原蓄积症、血色病、结节病等，系统性硬化症和心脏放疗后也可出现限制性心肌病。诊断原发性限制性心肌病应该首先除外继发性原因。

直肠粘膜活检：少许表浅破碎结肠粘膜显慢性炎；特染刚果红（-）。齿龈活检：被覆鳞状上皮粘膜显慢性炎，粘膜下胶原纤维玻璃样变；刚果红（±）；唇腺活检：少许小涎腺组织，腺泡明显萎缩，小导管轻度扩张，腺泡及小导管间质纤维组织稍增生，腺泡及小导管周围见淀粉样物质沉积；特染：刚果红（+），高锰酸钾氧化-刚果红染色（+）。血清蛋白电泳：ALB 48%，α_1 8.9%，α_2 18.50%，β14.90%，γ 9.7%；免疫电泳：

未见单克隆异常；尿轻链：KAP 221mg/dl，LAM < 5.00mg/dl；血轻链：KAP 363mg/dl，LAM 129mg/dl；IgG 4.23g/L，IgA 0.573g/L，IgM 0.374g/L。ANA（-）；抗 dsDNA（-）；抗 ENA（-）。

在限制性心肌病的继发性原因中，最常见的是淀粉样变，直肠、腹壁脂肪及齿龈粘膜活检常有阳性发现。淀粉样变又分为继发性和原发性。继发性淀粉样变性以多发性骨髓瘤最为常见，但患者客观检查不支持。此外慢性感染、结缔组织病也可引起此病。患者明显的口干症状，是否提示存在干燥综合征，但抗 SSA 和抗 SSB 均阴性，唇腺活检意外发现刚果红染色阳性，提示直接取淀粉样变受累部位的病理往往能获得更高的阳性率。

诊断原发性干燥综合征需除外淀粉样变。唇腺病理显示腺泡及小导管周围见淀粉样物质沉积，结合患者为青年男性，抗体阴性，无高球蛋白血症，考虑原发性淀粉样变继发干燥综合征可能性较大。不同类型的淀粉样变在受累器官沉积的淀粉样物质的超微结构不同，最常见的是 AA 型和 AL 型，此外还有一些少见类型。传统的继发性淀粉样变大多为 AA 型，而原发性者大多为 AL 型。高锰酸钾氧化－刚果红染色有助于鉴别，阳性者提示为 AL 型淀粉样变。

最终诊断为原发性淀粉样变，给予患者苯丙氨酸氮芥（马法兰）和泼尼松治疗，辅以雷米普利和卡维地络治疗心功能不全。患者出院随诊。

（王　迁　庄俊玲）

病例32 血尿、黑便、关节腔出血

男性，50岁，东北农民，因血尿、黑便、关节肿痛40天于2005年3月9日入院。

患者40天前因右下肢肌痛服“小活络丹”及“止痛片”，2天后出现血尿，呈洗肉水样，伴尿频、尿急，尿量增多，并有黑便、牙龈出血，无淤斑、关节肿痛。停上述药物，外院给予止血芳酸及输注血浆后，症状缓解。1个月前患者发现右髋关节肿痛，伴乏力、头晕；次日关节肿胀处皮下大片淤斑，并迅速蔓延到踝部；多次输注新鲜冰冻血浆及止血芳酸等药物治疗后，右下肢淤斑有所消退；1周来患者左髋关节再次出现类似症状。

患者为中年男性，急性反复广泛出血。问诊中一定要重点询问有无既往出血病史，如果既往有过类似发作，还要重点询问发作的次数，发作的时间，每次发作有无诱因，出血的范围和程度以及如何能缓解等；阳性既往出血史往往更提示一些慢性病继发出血或先天性出血疾病。部分药物和毒物同样可以诱发出血，所以也要重点询问。出血患者的家族史同样十分重要，因为相当多的出血性疾病为遗传性疾病，如果家族史阳性则还要重点询问先证者，绘制家族患病图形。一些基础疾病如肝肾疾病也可以造成广泛出血。

患者既往体健，无出血病史；无类似疾病家族史；否认其他药物和毒物接触史。入院查体：神志清楚，中度贫血貌，口腔粘膜，舌体可见出血点，全身皮肤散在淤斑，双臀部髋关节处肿胀伴压痛（+），张力高，皮面可见大片淤斑，双踝关节肿胀，无压痛。心肺和腹部查体无特殊阳性发现。

出血性疾病的鉴别诊断主要包括三大类疾病：①血小板因素，如血小板数目减少（如特发性或免疫性血小板减少性紫癜）和血小板功能异常（如长期服用阿司匹林后的出血倾向及各种先天性血小板功能异常）；②凝血功能异常，如凝血因子缺乏（如血友病等各种先天性凝血因子缺乏症），抗凝物质存在（如应用肝素、华法林，循环中存在抗凝血因子Ⅷ等抗凝血因子抗体）；③血管因素，如过敏性或老年性紫癜。血常规检查可以明确有无血小板数目的减少，而血小板聚集粘附功能检查可以除外血小板功能异常的疾病；凝血酶原时间（PT）和活化的部分凝血活酶时间（APTT）可以反映有无凝血功能异常，PT 是反映外源性凝血途径异常的指标，而 APTT 是内源性凝血途径异常的指标；肝肾功能的检测可以发现有无肝脏疾病和肾脏疾病，而严重的肝病和肾病患者可出现不同程度的凝血障碍。

入院后完善检查：血常规：WBC 11.37 $\times 10^9$/L，Hb 77g/L，PLT 287 $\times 10^9$/L；肝肾功能：ALT 43U/L，AST 31U/L，ALB 39g/L，TBil 21.2μmol/L，DBil 5.47μmol/L，LDH 584U/L，Cr 66.3μmol/L，BUN 7.82mmol/L；电解质正常；PT 不凝，APTT 62.5s，Fbg 2.76g/L。血乙肝病毒标志物阴性，抗丙型肝炎病毒抗体阴性。

本例 PT 和 APTT 明显延长，应及时行交叉纠正试验，如果可以被正常血浆纠正，说明是体内凝血因子缺乏，如果不能被纠正，则提示体内存在病理性抗凝物质，如抗凝血因子抗体等，对指导下一步的鉴别诊断有重要意义。部分严重肝病患者可以出现 PT 明显延长以及 APTT 异常，腹部超声可以进一步明确肝脏病变情况，包括有无肝硬化和急性肝衰竭表现，但是本例患者无肝脏基础疾病，无酗酒史，肝功能基本正常，故肝病可能性不大。患者血小板数目正常，无基础疾病，弥漫性血管内凝血（DIC）的可能性也不大。抗心磷脂抗体（ACL）和狼疮抗凝物（LA）都是抗磷脂综合征的两种标志性抗体，这类抗体的存在多表现为体外凝血试验时间明显延长体内却呈高凝状态，通常无出血表现。ANA 和抗 dsDNA 抗体是诊断系统性红斑狼疮（SLE）的标志抗体，而 SLE 常为抗磷脂抗体综合征的潜在基础疾病。

予 1∶1 血浆纠正后复查：PT 12.1s，APTT 29s。同时查 ANA、抗 dsDNA 抗体、ACL 均阴性；LA 正常。查因子Ⅱ（FⅡ）活性为 8.1%；因子Ⅴ（FⅤ）为 103%；因子Ⅶ（FⅦ）为 5.1%；因子Ⅷ（FⅧ）为 229.8%；因子Ⅸ（FⅨ）为 6%；因子Ⅹ（FⅩ）为 7.4%；因子Ⅺ（FⅪ）为 172%；因子Ⅻ（FⅫ）为 63%。

故患者存在 FⅡ、FⅦ、FⅨ和 FⅩ缺乏，而 FⅤ、FⅧ、FⅪ和 FⅫ完全正常，说明是维生素 K 依赖性凝血因子缺乏。维生素 K 的作用是使依赖维生素 K 的蛋白质（包括 FⅡ、FⅦ、FⅨ和 FⅩ），以及蛋白 S 和蛋白 C 结构中活化位点内的谷氨酸通过羧化酶而被羧基化为 γ－羧基谷氨酸，继而与钙离子结合而活化。羧化酶羧化上述蛋白时，需还原型维生素 K 的参与。因此任何造成维生素 K 缺乏的疾病都可发生上述凝血因子的异常。维生素 K 是一种脂溶性维生素，其一部分由食物（如菠菜等）所提供，一部分由肠道细胞所合成，并在小肠内吸收。因此吸收不良综合征可以造成维生素 K 的吸收不良，导致体内维生素 K 的减少；阻塞性黄疸由于胆汁排泄至肠道减少，从而影响脂溶性维生素 K 的吸收；长期应用抗生素尤其是广谱抗生素，明显减少肠道内细菌也造成维生素 K 的合成不足。华法林等双香豆素类抗凝药物通过抑制羧化酶，使依赖维生素 K 的四种凝血因子不能活化而发挥抗凝作用。DIC 过程中有大量的凝血因子被过度消耗而造成凝血因子的缺乏，除了上述几种因子的缺乏外，往往还会有 FⅤ的严重缺乏，而本例 FⅤ活性正常。

追问患者病史中无慢性腹泻史，无长期服用抗生素病史，但可能有不明确的鼠药接触史。送外院查血和尿的毒物筛查阴性。

考虑患者的获得性依赖维生素 K 凝血因子异常症诊断明确，但是患者无常见的导致获得性依赖维生素 K 凝血因子异常症的基础疾病，如慢性肠道和胆道疾病，也无慢性肝脏疾病，或长期服用抗生素和抗凝药物等，那么到底是什么疾病造成的获得性依赖维生素 K 凝血因子异常症呢？患者为东北农民，长期在家务农，有可能接触到灭鼠药，尽管发病 40 天后的血和尿的毒物筛查阴性，但仍高度怀疑为灭鼠药中毒。

在诊断基本明确后，针对患者较严重的出血倾向应采取何种治疗方案？新鲜冰冻血浆和全血都能提供上述所缺失的凝血因子，但是它们的作用都不持久，患者在外院已多次补充血浆，但仍反复发作。静脉内补充维生素 K_1 可补充体内维生素 K 不足，增加有活性的维生素 K 依赖性凝血因子的合成，从而改善凝血功能。止血芳酸是一种纤溶抑制物，患者无纤溶异常，故对止血无效。糖皮质激素常用于免疫性血小板减少症和自身免疫病相关的凝血功能异常的治疗，同时它有部分增强毛细血管抵抗力和减低通透性的作用，有一定止血效应，但不能纠正相关凝血因子的异常。

本例入院后予维生素 K_1 30～50mg/d 静脉滴注 3 天后，出血明显缓解，未再有新鲜出血；血肿明显吸收，复查 PT 14.9s，INR 1.47，APTT 43.7s。

由于类似“毒鼠强”的神经毒性灭鼠药物对人体的高度毒性，这类急性灭鼠药已经逐渐被禁止使用，取而代之的是对鼠类适口性好，毒力具有选择性且有特效解毒剂的慢性灭鼠药，即抗凝血灭鼠药。按化学结构，抗凝血灭鼠剂分为香豆素类和茚满二酮类，前者如杀鼠灵、溴敌隆、大隆等；后者如敌鼠、敌鼠钠盐、氯敌鼠等。这些鼠药的作用机制都是干扰肝脏对维生素 K 的作用，抑制肝脏合成维生素 K 依赖凝血因子（FⅡ、FⅦ、FⅨ和FⅩ），使凝血时间延长；毒物还可直接损伤毛细血管壁，使得管壁通透性和脆性增加；从而导致慢性、进行性的广泛出血。这些药物的潜伏期都比较长，大多于食后第 3～7 天才开始出现症状，并有蓄积作用，持续作用时间长。

维生素 K_1 为治疗抗凝血灭鼠药中毒的特效药物，治疗原则是误服后如果无明显出血表现，且凝血酶原时间正常，可予一般对症治疗，并继续观察 4～5 天；如果有轻度异常，可予维生素 K_1 10～20mg/d 静脉滴入；对严重出血的患者：80～120mg/d 静脉滴入，出血好转后可渐减量，连续 10～14 天，直到凝血酶原时间正常。严重出血时可以短期内使用新鲜全血或冷冻血浆，但它们的作用不持久。维生素 K_3、K_4 等合成药物对此类鼠药中毒无效。

总之，对于急性出血、无基础疾病、既往出血和家族病史、并有凝血功能异常的患者，一定要警惕药物（如华法林）和抗凝血灭鼠药中毒的可能，维生素 K_1 是这类中毒的特效药物，要及时加用，同时重点询问流行病史和药物、毒物接触史，并送检毒物（包括残余食物、胃内容物、血和尿等）。

（李　剑　黄晓明）

病例33 肝功能异常、腹胀、发热

女性，60 岁，因肝功能异常 10 年，腹胀伴间断发热 2 个月于 2005 年 2 月 17 日入院。

患者 1994 年无诱因出现黄疸、食欲减退伴肝功能异常、胆红素增高（具体不详），就诊外院，查肝炎病毒（甲至戊型）指标均阴性，肝穿刺病理为肝细胞无明显变性坏死、部分肝脏实质及间质可见慢性炎细胞浸润，Kupffer 细胞增生。曾在我院查 AMA（++）1∶640，AMA－M2（++），诊为 PBC，予泼尼松 10mg qd，症状逐渐缓解，泼尼松规律减量并停用。1 年后症状反复，再次予泼尼松 30mg qd，症状又缓解，此后规律减量至 7.5mg 维持。此次入院前 2 个月出现恶心、乏力、发热，T 38℃，自行将泼尼松加量至 25mg qd，症状无缓解，并逐渐出现腹胀、腹围增加。腹部 B 超：肝脏弥漫性病变，腹腔积液。为进一步诊治入院。既往：1995 年起自觉口干，进食固体食物需水送服。病程中曾腮腺肿大，行腮腺造影：末端导管小球状扩张。唾液流率：0.06ml/min。眼干明显，行 shirmer 4mm（右），0mm（左）；BUT 8s（右），8s（左），诊为 pSS。入院查体：无黄疸、肝掌、蜘蛛痣；心肺查体未见异常；无腹壁、脐周静脉曲张，肝、脾不大，下腹部压痛，无反跳痛，移动性浊音可疑；肛诊无异常。入院诊断为“原发性胆汁性肝硬化（PBC），干燥综合征（SS），腹腔积液原因待查”。

患者主要表现为肝功能异常、胆红素增高，肝炎病毒指标均阴性，外院肝穿刺病理：肝细胞无明显变性坏死、部分肝脏实质及间质可见慢性炎细胞浸润，Kupffer 细胞增生，我院 AMA（++）1∶640，AMA－M2（++），故原发性胆汁性肝硬化（PBC）诊断成立。目前干燥综合征有多种诊断标准，但均包括以下 4 点：①眼干燥症及口干燥症；②ANA、RF、抗 SSA、抗 SSB，至少其中一个抗体阳性；③唇腺活检：表现为灶性淋巴细胞浸润；④除外 HIV 感染所致淋巴结病、淋巴瘤、HBV、HCV、梅毒、结核感染等。该患者虽然有眼干燥症及口干燥症表现，临床诊断原发性干燥综合征（pSS）还需进一步行上述抗体的检查及唇腺活检。患者此次因腹腔积液伴发热入院，而 PBC 病情活动基本不会引起发热。考虑存在以下可能：①激素减量引起 pSS 病情活动，PBC 进入临床进展期而出现腹腔积液和发热；②发热并非由激素减量引起 pSS 病情活动所致，而是 PBC 进入临床进展期出现腹腔积液，因长期使用激素及免疫抑制剂且进展至肝病晚期，免疫功能低下，出现原发性腹膜炎而引起发热；③腹腔积液及发热与 pSS 病情活动和 PBC 无关，而是由其他原因所致，如结核感染、肿瘤等。腹腔积液的性质对鉴别诊断有重要意义。下一步应明确下述问题：①临床能否诊断 pSS，若能诊断则再评价病情活动程度；②PBC 临床分期；③腹腔积液的性质。

入院后查 ANA、抗 dsDNA、抗 ENA、RF 均（－），唇腺活检未见灶性淋巴细胞浸润。肝功能、胆红素、血 Ig 均正常。诊断性腹穿抽取腹腔积液 125ml，细胞总数 36000 个/μl，WBC 400/μl，单核 60%，黎氏试验（+），腹腔积液 TP 53g/L，LDH 420U/L，ADA 148U/L，CA199 正常，腹腔积液查找抗酸杆菌及细菌培养（－）。

根据上述检查结果，该患者 pSS 诊断不成立。虽有眼干燥症及口干燥症，但免疫指标及唇腺活检不支持 pSS 诊断。在 pSS 的诊断标准中唇腺活检及抗体检查具有重要意义，尤其是唇腺周围可见灶性淋巴细胞浸润直接反映了 pSS 的病理生理基础，故该患发热不能用干燥综合征病情活动解释。

患者腹腔积液难以用 PBC 自然病程解释。文献报道 PBC 所致腹腔积液、上消化道出血、肝性脑病、蜘蛛痣等常发生于患病后 0.5 ~6 年（中位数 1 年），而在患病后 7 ~16 年上述临床事件的发生率则大大下降（$P<0.001$）。若出现腹腔积液，往往提示 PBC 进入进展期，多伴黄疸、肝性脑病、门脉高压、高胆红素血症等表现。患者入院后监测肝功能、胆红素正常，查体无黄疸、肝掌、蜘蛛痣、无腹壁静脉曲张、脐周静脉曲张，也无肝性脑病等表现。此外腹腔积液检查提示血性渗出液，而 PBC 本身所致腹腔积液属于门脉高压性腹腔积液，应为漏出液。故腹腔积液难以用 PBC 自然病程解释。

至此，发热、腹腔积液与 pSS 病情活动及 PBC 无关，而应考虑由其他原因所致，需进一步明确：①是否存在结核感染；②筛查肿瘤。

影像学检查：胸片未见明显异常；腹部及盆腔 CT 平扫：肝、胆、胰、脾、双肾、膀胱、直肠、直肠周围脂肪间隙未见明显异常，子宫形态可，密度均匀，右侧可见点状高密度灶，少量腹腔及直肠积液，未见腹腔及盆腔淋巴结肿大；经阴道 B 超：子宫大小、子宫肌层、内膜正常，宫腔内可见 1.3cm × 0.7cm 中强回声。彩色多普勒血流显像（CDFI）：内见少许血流信号，双附件正常。PPD（－），血清蛋白电泳正常，ESR 17mm/第一小时末，CRP 3.89mg/dl。肿瘤指标筛查：血清 CA125 942.6U/ml，血 AFP（－），CEA、CA50、CA242、CA199

均（-）。妇科双合诊未见异常。窥器检查：宫颈赘生物0.6cm，病理提示宫颈内膜息肉，宫颈防癌细胞学检查（TCT）正常。患者腹穿后，腹腔积液未增加。

上述检查主要的异常发现为阴道超声提示宫腔内占位及血清CA125升高。血清CA125是一种糖蛋白，分子量220～1000kD，用放免法可测定外周血CA125抗原水平，80%～85%的上皮性卵巢癌患者CA125≥35U/ml。CA125水平升高也可见于其他恶性肿瘤，如子宫内膜癌、宫颈癌、输卵管癌、胰腺癌、乳腺癌、肺癌、结肠癌等。妊娠及某些良性病变如子宫内膜异位症、盆腔炎、结核性腹膜炎及子宫肌瘤，CA125亦可升高。约1%健康妇女血清CA125>35 U/ml，但如绝经后妇女有无症状盆腔包块且CA125≥65U/ml诊断卵巢癌敏感性为97%，特异性为78%。血清高效价CA125多见于上皮性卵巢癌伴腹腔积液者及腹膜占位者。有研究报道血清CA125效价与腹腔积液量相关（$P<0.01$，$r=0.74$）；而与卵巢占位大小无关（$P<0.5$，$r=0.15$），有报道半数Ⅰ期和Ⅱ期卵巢癌患者血清CA125<65U/ml。经阴道超声已逐步替代了腹部超声，但其假阳性率相对高，尤其是绝经后妇女。一项研究对22000位妇女进行了经阴道超声联合血清CA125检查，42人筛查阳性，其中11例为卵巢癌。患者目前通过各种间接检查仍难以鉴别结核及妇科肿瘤，开腹手术获取病理是明确诊断的金标准，如果对每一个筛查阳性者进行手术探查，过高的假阳性率将导致很多不必要的开腹手术。故建议患者全麻下行腹腔镜及宫腔镜检查以明确诊断。

腹腔镜及宫腔镜检查结果：术中见腹壁及大网膜表面散在针尖至米粒大小的结节，取少许腹壁结节送病理；刮宫刮出干酪样组织20g。病理结果回报：腹壁、宫腔刮出物肉芽肿炎，其中宫腔刮出物抗酸染色找到阳性杆菌，符合结核。诊断为“结核性腹膜炎及子宫内膜结核”。激素逐渐减量，并加用抗结核治疗。方案：INH 300mg qd，RFP 450mg qd，EMB 250mg tid，PZA 500mg tid。1 周后体温高峰不但没有下降，反而升高至 T 39℃，高热时一般状况良好。

患者结核病诊断明确，但用药 1 周后体温不降，反而升高，不符合结核病情变化规律应警惕药物热。药物热的诊断目前尚缺乏特异性标准，多根据用药史，临床表现（发热与用药的关系：原有发热用药后发热更高，原有发热经用药体温正常后再发热，原无发热而用药后发热者；热型：弛张热、稽留热、低热，最高体温多≥39℃）；实验室检查不特异，停用或替代可疑致热药物，大多数病例在停药后 48 小时内体温均可迅速降低，7 天内恢复正常。抗结核药物引起药物热者较多见于利福平、链霉素等，以利福平最多见。

患者停用 RFP 第二天体温下降至正常。

该例的唇腺活检、检查 pSS 相关抗体，肝功能评估 - PBC 的临床分期，腹腔镜、宫腔镜——鉴别妇科肿瘤及盆腹腔结核病，以及发热与用药的关系——药物热均为诊断的关键，而根据眼干燥症、口干燥症诊断 pSS，血清 CA125、经阴道 B 超 - 鉴别妇科肿瘤及结核病仅能协助诊断，而并确诊依据，故在临床实践中应牢牢把握诊断及鉴别诊断要点，尽量根据金标准作出最后诊断。

（裴丽坚　李　剑）

病例34 发热、咳嗽、咳痰、肺内空洞

男性，24岁，因发热、咳嗽、咳痰、咯血2个月于2004年4月27日入院。

患者入院前2月无明显诱因发热，T 38.3℃，伴全身乏力，轻度咳嗽、咳少量黄色粘痰，无胸痛、盗汗。胸片示右肺下叶高密度片状影。血常规：WBC（8.27～18.7）×10^9/L，GR 68.2%～75.8%，Hb由132g/L降至110g/L。尿常规正常。8次痰培养仅1次发现“热带念珠菌”。先后予左氧氟沙星、阿莫西林/克拉维酸、头孢哌酮/舒巴坦抗感染治疗，病情无改善。6周前胸部CT示：右肺脓肿并局部胸膜增厚。换用万古霉素、甲硝唑治疗1周无效，改用亚胺培南/西司他丁×2天、去甲万古霉素×2天，患者仍有高热，伴咳嗽、咳脓血痰。4周前胸片示右下肺团块影内出现宽大液平，诊断“急性肺脓肿”（图34－1）。

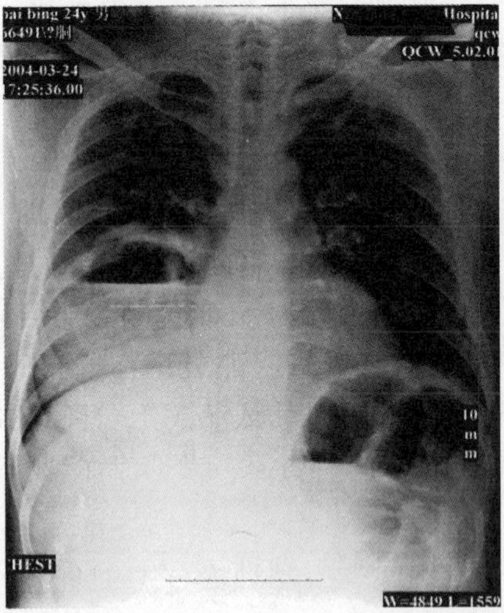

图34－1 入院前4周胸片

患者为青年男性，急性起病，病程2个月。主要表现为肺内浸润性

病灶迅速进展，伴有发热、咳嗽、咳脓血痰，抗生素治疗效果不明显。辅助检查提示血白细胞及中性粒细胞比例升高。首先要考虑感染性疾病，但患者一般情况好，无畏寒、寒战，无大量黄痰，肺内无湿性啰音，多种广谱抗生素治疗无效，不支持普通化脓菌感染。患者病情进展比较迅速，有空洞形成，无明显结核中毒症状，肺组织未见典型结核病理改变，痰涂片、培养未发现抗酸杆菌，不支持肺结核。真菌性肺炎多见于有基础疾病者、老年人、免疫力低下的人群，病理组织检查是侵袭性真菌感染诊断的金标准，本例患者的病理改变不支持真菌感染。所以，要考虑非典型致病菌引起。患者病情进展迅速，已累及右肺上下叶、左肺上叶，目前尚无胸闷、气短症状。若短期内未予有效治疗，病情继续进展，可危及患者生命。

在外院疑诊“肺脓肿”，行右肺下叶切除术，术中抽取脓液培养无病原菌生长，病理示“肺组织纤维化，间质中灶状中性粒细胞和淋巴细胞浸润，符合肺脓肿”。术后当日患者体温恢复正常，咳嗽、咳痰明显好转。2周前患者再次出现午后低热（37.5℃左右），予口服左氧氟沙星、氟康唑抗感染治疗，体温无明显变化。胸片发现右上肺野片状致密影。联合应用氟唑西林钠、氟康唑、依替米星静滴以及复方新诺明6片/天，

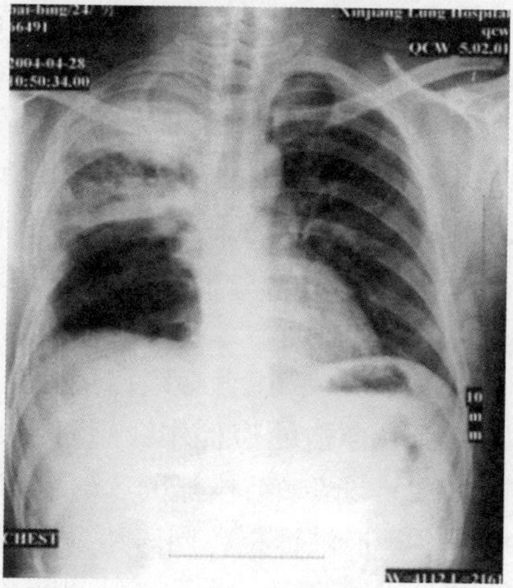

图34-2 入院时胸片

多西环素0.4g/d口服抗炎治疗，4天后体温正常。5天后患者体温再次升高（T 38.6℃），并咳鲜红色血性痰，约10口/日。胸片示肺内病变进行性加重（图34－2）。为进一步诊治入我院。患者自发病来，偶有鼻出血，体重下降10kg。患者否认到过疫区或牧区。

入院查体：T 40℃，R 22次/分，浅表淋巴结未及肿大。副鼻窦区无压痛、叩击痛。右肋部可见长约15cm手术瘢痕。右上肺触觉语颤增强，叩诊浊音，可闻及管状呼吸音，右下肺呼吸音低，双肺未闻及干湿啰音，无胸膜摩擦音。心脏、腹部查体未见异常。外院辅助检查：血ANA、抗dsDNA阴性，c－ANCA阳性。

患者有发热、曾有鼻出血，肺内有进展迅速的浸润性病灶，对抗生素反应不佳，c－ANCA阳性，应考虑韦格纳肉芽肿病（WG）。但存在诸多疑点：①患者右下肺切除术后体温迅速降至正常，若为WG，体温变化应与病情活动相关，在缺乏有效控制病情情况下，单纯切除右下肺，病情可迅速缓解，则相对符合感染性疾病的特点；②近年来发现ANCA不仅见于炎症性肠病（但多为p－ANCA阳性）及自身免疫性疾病，感染性疾病亦可阳性，不能单纯根据c－ANCA阳性诊断WG；③右肺下叶未发现血管炎及坏死性肉芽肿的病理表现；④患者多次尿常规均正常，无肾脏受累证据。当然少数患者可仅累及肺、皮肤、鼻窦等，而缺少肾脏病变。

因此针对本例患者必须尽早做出病原学诊断或病理学诊断。首先，留取合格的痰标本，进行涂片及培养，行病原菌检查，包括细菌、真菌、结核杆菌、奴卡菌。请病理科会诊外院标本，为病因诊断提供证据，同时组织切片行特殊染色，看是否能在病灶中找到病原菌；若病理结果仍不能解释病情，可行支气管镜检查或CT引导下经皮肺组织穿刺活检，行病原学及病理检查；还需复查免疫学指标。

患者入院后行胸部 CT 检查发现在右上肺大片致密影基础上又出现左肺多发结节（图 34－3），鼻窦 CT 示蝶窦炎。我院病理科会诊肺组织病理仅提示多发小脓肿，未见肉芽肿、血管炎改变。外院曾使用多种抗生素无效，考虑不除外非典型致病菌肺炎的可能，予加替沙星 400mg qd，氟康唑（大扶康）200mg qd 经验性抗感染治疗。入院第 3 天在 CT 引导下行右上肺病变组织穿刺，留取标本送病理并行肺组织细菌、真菌、奴卡菌培养。并予人免疫球蛋白 20g/d×5d 加强支持治疗，然体温无明显下降，仍少量咳痰，并出现右耳听力下降，胸部手术伤口出现脂肪液化坏死，伤口裂开。入院 1 周复查胸片，右上肺致密影未见吸收，左上肺片状影较前扩大。血 WBC（8.59～14.4）$\times 10^9$/L，Hb 87～102g/L，PLT 554 $\times 10^9$/L。多次尿常规正常。血 ALB 25g/L，肾功能正常。CRP 23.8mg/dl。ANA、抗 dsDNA、抗 ENA、ACL 均阴性。RF 256.6U/ml。c－ANCA 1∶160（＋），MPO－ANCA（－），PR3－ANCA 207U/ml。多次血、痰涂片及培养未见病原菌，肺组织细菌、真菌、结核杆菌、奴卡菌培养均阴性。患者肺组织病理示：慢性肉芽肿性炎，纤维组织增生，胶原沉积，散在多核巨细胞，可见血管炎，但无明确纤维素样坏

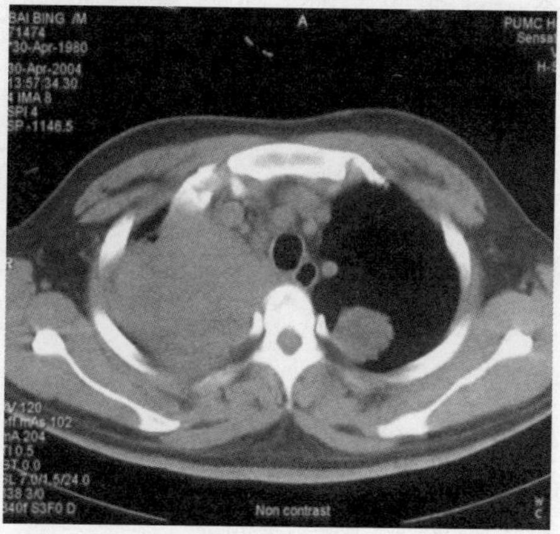

图 34－3　入院时胸部 CT

死，可见片状坏死区及小脓肿形成。抗酸染色未找到抗酸杆菌；糖原染色（PAS）、六胺银、磷钨酸苏木素染色（PTAH）均阴性。在上述的诊治过程中，患者病情无明显好转。

肺组织病理显示肉芽肿炎及血管炎而痰及肺活检标本中均未发现病原菌。结合患者为青年男性，主要表现为乏力、消瘦、发热、肺部阴影、鼻窦炎（影像学），多种抗生素治疗无效，C-ANCA（+），WG诊断基本明确。需应用足量皮质激素及免疫抑制剂，尽管痰及肺活检标本中未发现病原菌，仍需警惕合并肺部感染。患者新近病情变化出现在右下叶肺切除后，应考虑院内感染的可能。因此用皮质激素、免疫抑制剂治疗原发病的同时宜继续完善病原学检查，并加强针对院内感染的抗炎治疗。

入院第11天起予泼尼松60mg/d，CTX 200mg/d治疗，同时加用哌拉西林/他唑巴坦抗感染。治疗第2天患者体温即降至正常。考虑患者肺内病变较重，1周后CTX改为1g/w静脉注射治疗。患者病情逐渐好转，未再发热，咳嗽、咳痰减轻，复查胸片右上肺致密影逐渐吸收，可见散在透光区，左肺阴影略缩小，乃停用抗生素。入院4周后胸片示双肺病变较前明显吸收（图34-4）。胸

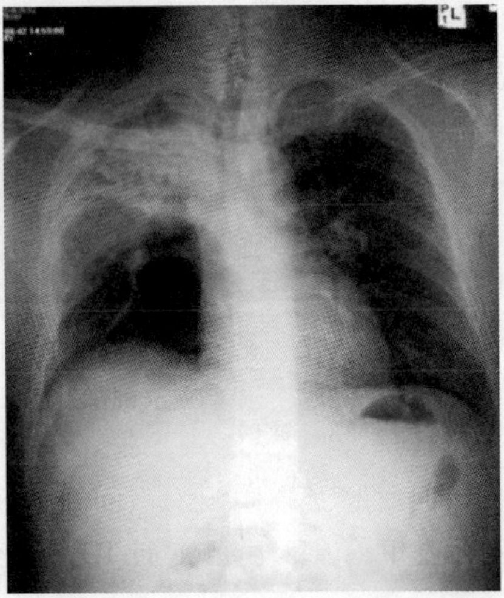

图34-4　入院4周胸片

部液化坏死伤口亦逐渐愈合。

经足量皮质激素及大剂量免疫抑制剂治疗后，临床及影像学均提示病情明显好转，合并肺部感染的疑虑可基本排除，也进一步支持 WG 的诊断。

本例 WG 表现不典型，且临床进展迅速，在手术切除组织病理检查不能明确诊断的情况下，感染与免疫性疾病的鉴别诊断非常重要，尽早重新进行组织学检查至关重要，肺组织的病原分离阴性对除外感染性疾病也起到重要的作用，间接支持了 WG 的诊断，同时亦为大剂量皮质激素和免疫抑制剂的应用奠定了基础。

WG 是以进行性坏死性肉芽肿和广泛的小血管炎为主要特征的多系统疾病。90% 以上有鼻及鼻窦受累，肺受累占 80% 以上，75% 左右因肾受累出现肾炎，临床表现为鼻窦炎、鼻出血，甚至因鼻骨破坏造成鞍鼻；咳嗽、咯血、肺内阴影伴空洞形成也较常见，重者可有呼吸困难、呼吸衰竭；蛋白尿、血尿、管型尿，终可导致肾功能衰竭，是 WG 的重要死亡原因。此外部分患者还可有皮肤粘膜损害，表现为多形红斑、紫癜等；眼部受累可有结膜炎、巩膜炎、视神经炎、视网膜病变等，引起视力障碍。也可出现神经系统、心脏、胃肠道等病变。本例仅累及肺、鼻窦，缺少肾脏病变，属局限型。

血清 ANCA 阳性对 WG 诊断有一定意义。ANCA 代表了一族抗中性粒细胞胞质成分的抗体谱。其主要抗原成分有 PR3、MPO 等。临床上常用的检测方法有间接免疫荧光法（IIF）、酶联免疫吸附法（ELISA）。IIF 法把 ANCA 分成胞质型 ANCA（c－ANCA）和核周型 ANCA（p－ANCA）。p－ANCA 的主要抗原成分为 MPO，与溃疡性结肠炎（UC）、原发性硬化性胆管炎、显微镜下多血管炎（MPA）等相关，在 UC 与克罗恩病的鉴别中有重要价值。c－ANCA的抗原成分主要为PR3，与WG、结节性多动脉炎（PAN）、肺肾综合征明显相关，c－ANCA诊断WG的特异性达95%，其效价及PR3－ANCA的定量检测对病情活动的判断也有重要价值。近年发现感染性疾病ANCA也可阳性，因此，不能单纯根据c－ANCA阳性即诊断WG。

因此，临床上遇有高热、胸部X线呈病灶多发性分布及空洞形成、抗生素治疗无效的患者，尤其是伴有上呼吸道和肾脏或其他多个器官损害时，应高度警惕WG的可能。ANCA对WG有重要诊断价值，但确诊仍有赖于病变组织的活检。局限于肺部病变者可经皮肺穿或经纤支镜肺活检。

（朱　岩　范洪伟）

病例35 胸腹腔积液、肝大

男性，29岁，因咳痰、憋气2个月，腹胀1个月入院。

患者2个月前感冒后出现咳嗽、咳黄脓痰、憋气，伴乏力、盗汗，无发热、咯血、胸痛，外院胸片提示“双侧胸腔少量积液”，予头孢拉定治疗1周，症状好转。1个月来受寒后再次出现干咳、憋气，伴盗汗，并渐觉腹胀，伴反酸、恶心、呕吐、腹泻、双下肢轻度可凹性水肿，外院胸片提示“胸腔积液、右下肺炎”，遂来我院急诊，查ALT 117U/L；腹部B超提示“腹腔积液、肝大”，腹部血管彩超未见异常；腹部CT：肝大、密度不均，两侧胸腔积液，右肾不规则。予呋塞米（速尿）40mg qd后腹胀及下肢肿胀明显好转。停用呋塞米2日后腹胀再次加重，并伴憋气、端坐呼吸，急诊收入院，近2个月体重增加6kg。

既往史：1年前因急性腹主动脉骑跨血栓，在我院行双股动脉双髂动脉取栓术，术后病理：符合血栓，有早期机化；曾查ANA、抗dsDNA、ACL、ANCA均阴性。

入院查体：颈静脉无怒张，双肺未见异常，HR 135次/分，心律齐，各瓣膜区未闻及明显杂音，肝肋下4 cm，无叩触痛，脾未触及，腹腔积液征阳性，双下肢无明显可凹性水肿。

辅助检查：血常规：WBC 11.92×10^9/L，Hb 133g/L，PLT 249×10^9/L；尿常规：Pro 0.3g/L；大便常规+OB（−）。肝肾功能：ALT 100U/L，TBil 41.2μmol/L，DBil 14.4μmol/L，AST 77U/L，LDH 273U/L，BUN 8.78mmol/L，Cr正常，ALB 32g/L；HBsAb（+），HBcAb（+）；腹部超声提示腹腔积液、肝位置

下移；上消化道造影提示贲门功能障碍。

患者青年男性，病程2个月，主要表现为反复肺部病变，胸腔积液，肝大，腹腔积液，利尿治疗有效。胸腹腔积液的病因分析：①肝硬化：患者肝大、肝功能损害，感染过HBV；但是患者病程中先出现胸腔积液后腹腔积液，无白蛋白下降，肝脏超声及CT影像学亦无肝硬化证据，脾不大，不符合肝硬化；②血管病变：肝大腹腔积液增长迅速，应考虑是否有布－加综合征（Buddi－Chiari snydrome）或门脉血栓可能。但患者无腹壁静脉曲张、腹部血管彩超未示异常；必要时应行门脉系统CT血管重建；③心源性：缩窄性心包炎、充血性心力衰竭均可因血液回流障碍、静脉压增高引起胸腹腔积液，肘静脉压测定是简便易行的方法，并应行UCG检查；④结核：是引起反应性多浆膜腔积液的原因之一，且有盗汗、乏力，但无发热，肺内未见病灶，需明确胸腹腔积液性质并行结核的相关检查；⑤结缔组织病亦可引发多浆膜腔积液如血管炎，1年前患者查免疫指标均为阴性，且为男性，目前暂不考虑；⑥肿瘤：如淋巴瘤也可有肝大、多浆膜腔积液，若上述5类病因不能解释本病时，应除外肿瘤可能。目前首要问题要明确胸腹腔积液的性质。

入院后仍主诉憋气、夜间坐位或侧卧位睡眠，予呋塞米40mg qd、螺内酯100mg qd对症处理，腹腔积液明显减少，肝大右肋下5cm，肝区无叩痛。ESR 6mm/第一小时末；CRP 57.40mg/L；血CA125 365.7U/ml。胸腔积液常规：淡黄微混，细胞总数7450个/μl，WBC 1170个/μl，单核80%，多核20%，黎氏反应（－），比重1.010；生化：TP 16g/L，ALB 6g/L，ALP 11U/L，LDH 51U/L，乳糜试验（－）；胸腔积液找抗酸杆菌及细菌培养（－）。

根据胸腔积液常规以及胸腔积液/血 LDH < 0.6，提示胸腔积液以漏出液为主。暂不考虑结核。且患者有憋气、不能平卧、下肢水肿等心衰表现，肝脏进行性增大，可能为淤血肝，故心源性胸腹腔积液可能性大。

再次仔细查体发现患者心前区可闻及收缩期及舒张期杂音；测肘静脉压 2.45kPa（25cmH_2O），压迫肝脏后升至 2.65kPa（27cmH_2O）。UCG（图 35－1）：左房内可见一巨大中等回声，呈分叶状实性占位，舒张期可部分脱入左室。

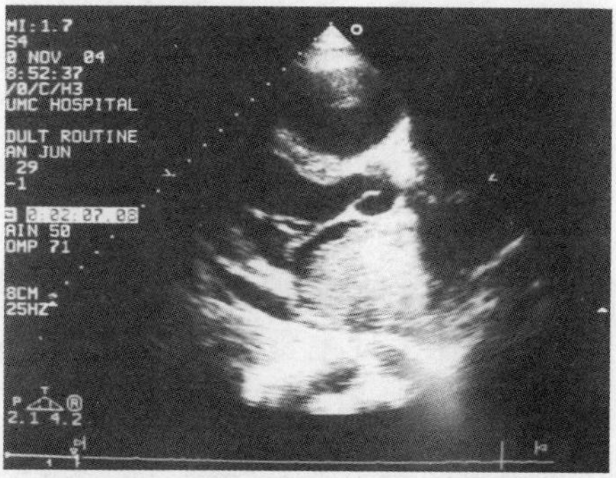

图 35－1　超声心动图：左房内占位

UCG 证实存在心房内实性占位，表现相对二尖瓣狭窄、血流梗阻症状，肺淤血、静脉回流受阻、静脉压增高导致胸腹腔积液形成。嘱患者尽量减少活动，警惕突然晕厥及猝死。宜尽早进行手术。

患者转入心外科，术中见左心房内充满肿瘤组织，质脆、易碎，蒂部位于房间隔左房面后上方，与右上肺静脉开口处比邻，行房间隔及右上肺静脉前壁缺损修补。肿瘤大小约 6cm ×

5cm×4cm，大部为暗红色，少部为淡黄色，呈胶冻菜花状。术后病理回报：（左心房）符合心房粘液瘤（图35－2），肿瘤细胞呈不规则形或星芒状，周围常有空晕，散在分布，间质稀松。

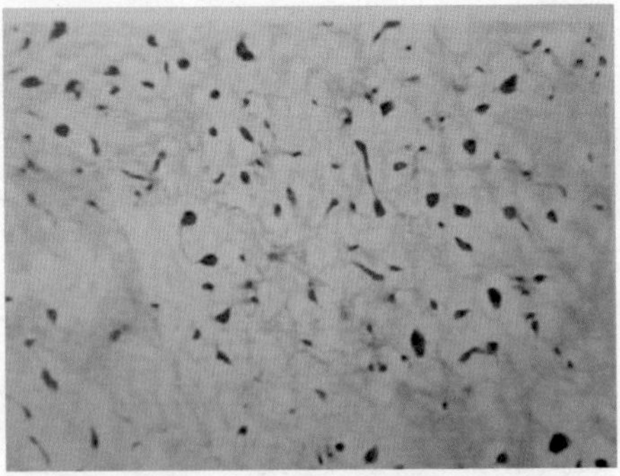

图35－2　镜下可见大量粘液细胞

心脏粘液瘤是最常见的良性原发心脏肿瘤，发生率为3‰，75%发生于左房，其临床表现主要取决于肿瘤大小及活动性，常见表现为：①血流梗阻；肿瘤阻塞于房室瓣口，可引起相对二尖瓣狭窄；或肿瘤往返移动于房室之间可引起二尖瓣关闭不全，临床上64%可出现心脏听诊的异常，特别是相对二尖瓣狭窄时，15%可闻及肿瘤扑落音。还可有继发呼吸困难、反复发作的肺动脉高压、右心衰竭；②动脉栓塞：30%～40%心脏粘液瘤患者可出现该并发症，粘液瘤表面易碎或呈绒毛状，此时易发生体动脉栓塞。脑栓塞较常见，还可有冠状动脉、肠系膜动脉、肾动脉栓塞以及髂动脉骑跨血栓形成。临床表现可有昏迷、急腹症、肢体无力、偏瘫、肢体坏死或雷诺现象；③全身症状如乏力、发热、体重下降、皮肤红斑、关节痛、肌痛、贫血、血沉加速、CRP及球蛋白水平升高、雷诺现象等，粘液瘤发生感染时以发热以及血沉快为最常见的表现。

分析总结本例的诊断过程，有以下经验教训：①应重视体格检查，50% 以上的左房粘液瘤患者有心脏听诊异常；②栓塞是该病一个常见、潜在致命的并发症，凡栓塞病人取栓术后均应行血栓组织学检查。复查该患者 1 年前的血栓病理，血栓中可见少量粘液组织以及粘液瘤细胞。证明患者 1 年前急性腹主动脉骑跨血栓形成为粘液瘤组织脱落所致；③UCG 是检出心房粘液瘤的重要诊断方法。不明原因的胸、腹腔积液患者应常规行 UCG 检查。

（樊晓红　吕　红）

病例 36 食欲不振、呕吐、消瘦

男性，67 岁，因食欲不振 9 个月，呕吐、消瘦 3 个月入院。

患者 9 个月前出现食欲不振，进食量减至正常的 1/3，厌油腻，伴上腹胀、胃灼热。3 个月来上述症状加重，并出现恶心、呕吐，每日 2～3 次，多出现于进食后 10～30 分钟，呕吐少量胃内容物，无宿食或咖啡渣样物。并出现间断双颞侧胀痛，程度不重，每次持续 10 余分钟，可自行缓解，每日发作 1～2 次，与体位或呕吐无关。于外院查肝肾功能、血糖、ECG、腹部 B 超、头颅及胸腹部 CT 均无明显异常。予对症、支持治疗效果不佳。发病以来视力、听力下降，体重减少 10kg。2 个月来排便规律改变，腹泻与便秘交替，1 周不排便，继之腹泻 3～4 天，为黄色稀水便，无脓血，多次查便常规阴性。近半月来睡眠较多，每日间断睡眠超过 18 小时，睡眠中可随时唤醒。个人史：吸烟 10 支/d×20 年。饮白酒 100ml/d×20 年，已戒烟酒 5 年。

入院查体：T 36.7℃，P 80 次/分，R 19 次/分，BP 115/70mmHg，Ht 169cm，Wt 63kg，神志清楚，表情淡漠，无定向力、计算力障碍。皮肤巩膜无黄染，未见肝掌、蜘蛛痣，右颌下触及 1 枚直径 0.3cm 淋巴结，质韧，活动。甲状腺不大。心肺正常。腹软，无压痛及反跳痛，肝脾肋下未触及，墨菲征（Murphy）征（－），移动性浊音（－），肠鸣音正常，无振水音。腱反射对称，病理反射未引出，双下肢无水肿。

患者系老年男性，慢性病程，以进行性食欲下降、呕吐、消瘦为主要表现。引起恶心、呕吐的病因常见于以下情况：①消化系统疾病：（a）胃肠道梗阻。本例进食后10～30min呕吐，呕吐物无宿夜食，无停止排气、排便，无腹部绞痛，查体无振水音和肠鸣音异常，不支持幽门梗阻或肠梗阻；（b）腹腔内脏器炎症或缺血性病变。本例无腹痛、血便、黄疸、发热等其他伴随症状，腹部查体无阳性体征，白细胞不高，不符合炎症性病变或缺血性病变的表现；（c）消化系统肿瘤。老年患者，近期食欲下降、消瘦及餐后即吐，应警惕胃癌，虽多次大便常规正常，仍应行内镜检查除外。②高颅压：患者虽有双颞侧胀痛，但头痛轻、间断出现，呕吐非喷射性，查体无脑膜刺激征、无神经系统定位体征，外院头颅CT未见异常，均不支持，必要可复查头颅CT，行腰椎穿刺检查。③代谢性疾病。患者血糖、肝肾功能未见异常，无尿毒症或糖尿病酮症酸中毒等证据。④内分泌疾病。患者消瘦，但无怕热、多汗、心悸、手抖、突眼等症状，查体甲状腺不大，心率不快，不支持甲状腺功能亢进。其食欲下降、呕吐，查体表情淡漠，要想到肾上腺皮质功能低减，可行相关内分泌功能检查。⑤前庭系统疾病。患者有头痛、呕吐，但无眩晕、耳鸣，呕吐与体位无关，查体无眼震，故可除外。⑥胃肠道功能性疾病。患者并无明显精神心理因素，且老年人必须首先考虑全身及胃肠道器质性疾病，切忌轻易作出功能性疾病的诊断。

入院后检查：Hb 103g/L；尿、大便常规正常、OB（－）。肝肾功能正常，电解质：Na 118.9mmol/L，Cl 89.3mmol/L。CEA、CA125、CA199、CA242、CA50、AFP及PSA均阴性。腹部BUS及CT：肝小囊肿。已予静脉补钠治疗。

追问病史，患者近期曾因“严重低血钠”（未见化验单）于外院就诊，经补钠治疗后出院。虽然患者间断恶心、呕吐，但病程较长，呕吐量不大，难以构成患者低钠、低氯血症的主要原因。低钠血症常见原因有：①摄入不足。患者进食差，但摄入不足往往仅导致轻度低钠，一般不会引起严重的低钠；②稀释性低钠血症。由于液体过多造成钠相对不足，细胞外容量偏低，但患者无明显多饮，出入量较平衡，不支持此诊断；③钠丢失过多。根据钠丢失的部位可分为经肾丢失和肾外丢失，可查尿钠区分二者，如尿钠 <10mmol/L则考虑肾外丢钠，如呕吐所致；如尿钠 >20mmol/L 则提示经肾丢钠，常见有：a 肾小管病变。患者无夜尿增多、尿量改变、无基础肾病，血钾正常，尿 pH、比重未见异常，尿糖（-），均不符合，可查血气、尿 CO_2、HCO_3^- 等除外。b 肾上腺皮质激素不足。可进一步行有关激素检查明确之。

两次尿 Na 分别为 71.8mmol/L 和 90.2mmol/L（正常 <20mmol/L）；动脉血气分析（ABG）：pH 7.38，HCO_3^- 24mmol/L，PaO_2 80mmHg，$PaCO_2$ 42mmHg。

上述检查结果提示患者经肾丢钠明显，而无酸中毒，不支持肾小管病变，需除外肾上腺皮质功能低减。患者无皮肤色素沉着、血压低、高血钾等，腹部 CT 未见肾上腺异常，结合患者近期出现视力、听力下降，有间断头痛，因此肾上腺皮质功能低减为继发性，病变可能位于垂体或下丘脑。补充追问病史，发现患者近期出现畏寒、手足胀、性功能减低，故还存在甲状腺及性腺功能减低。

眼科会诊：双眼视野均向心性缩小，无视盘水肿。甲状腺功能：FT_3 1.86pg/ml（正常值2.0～4.4pg/ml），FT_4 0.462ng/dl（正常值0.93~1.7ng/dl），TSH 1.63μU（正常值0.27~22.3μU/ml）。性腺激素：FSH 3.9U/L（正常值7.3±6.5U/L），LH 2.6U/L（正常值4.7±3.2U/L），E_2低于可测范围，T低于可测范围；24h尿UFC<0.2μg（正常值12.3~103.5μg/24h）；血浆总F 1.34μg/dl（正常值4.0~22.3μg/dl）；血ACTH 10.8pg/ml（正常值<46pg/ml）；PRL 12.86μg/ml（正常值<25ng/ml）。头颅平片：鞍区扩大。鞍区MRI：蝶鞍增大，鞍区可见较大异常信号影，边界清楚，范围约2.16cm×2.5cm×2.14cm，病变向上突入鞍上池，视交叉受压推移抬高，左侧海绵窦受累；垂体后叶短T_1信号受压上移；增强MRI：鞍区异常信号灶部分略有强化（图36-1、图36-2）。骨扫描：未见异常。

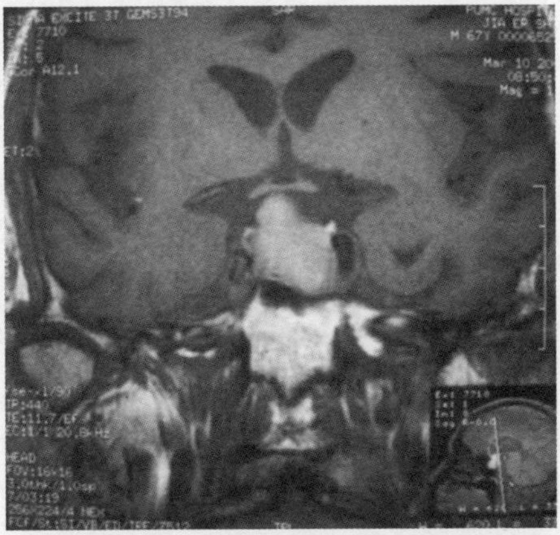

图36-1 鞍区MRI（冠状位）：蝶鞍增大，鞍区可见约2.16cm×2.5cm×2.14cm异常信号影，病变向上突入鞍上池，视交叉受压推移抬高，左侧海绵窦受累。

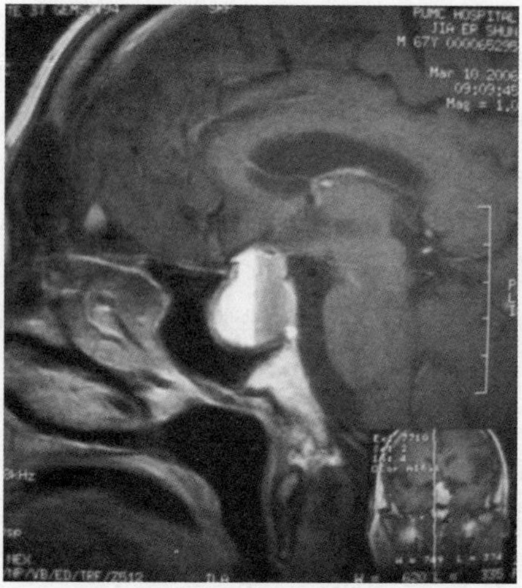

图 36－2 鞍区 MRI（矢状位）：鞍区异常信号影，通过鞍膈处可见“腰”征，呈分层样液液平面，上层呈短 T_1 长 T_2 信号，下层呈等 T_1 信

患者 FT_3、FT_4，血、尿 UFC 及 T 均明显降低，但相应的促甲状腺素、促肾上腺皮质激素及促性腺激素却无明显升高，提示患者存在肾上腺皮质、甲状腺、性腺功能低减，且均为继发性，其病根为全垂体功能减低，结合鞍区 MRI，考虑为垂体瘤压迫正常垂体组织所致。患者 9 个月来食欲下降与垂体功能减低相关，而近 3 个月患者出现恶心、呕吐，结合垂体 MRI 显示肿物矢状位呈分层样液液平面，上层呈短 T_1 长 T_2 信号，下层呈等 T_1 信号，故为垂体瘤伴卒中引起垂体受压加重，并已造成颅内压升高，从而引起恶心、呕吐症状。

加用泼尼松 5mg bid ×3d 后改为 5mg 8am、2. 5mg 4pm，患

者精神状态明显改善，食欲增加，未再出现呕吐。复查血 K^+ 4.6mmol/L、Na^+ 133mmol/L、Cl^- 98mmol/L。入院 2 周后转入神经外科，行“经右侧鼻蝶垂体瘤切除术并血肿清除术”。术后诊断：垂体无功能大腺瘤伴卒中。

本例以食欲下降、恶心、呕吐起病，误认为消化系统疾病，但患者呕吐的特点为进餐后早期呕吐，无其他消化系统伴随症状，相关辅助检查亦无阳性发现。因此当症状与预测疾病常见表现不完全相符时，应重新整理诊断思路，不能简单地归结为“临床表现不典型”。

本例缺乏特征性症状，因而很难在病初确诊。当发现患者存在顽固性低钠血症时，为诊断带来了新的切入点，从而拓宽思路，从消化系疾病以外考虑诊断，终于找到病源。

（王 辉 温小恒）

病例37 便血、失血性休克

男性，64岁，因急进性肢体无力、呼吸困难1天入院。

入神经科后确诊格林－巴利综合征。因呼吸肌无力导致呼吸功能衰竭，予以机械通气支持；上机1个月后出现肺部感染，用哌拉西林＋他唑巴坦（特治星）治疗。

入院第3周开始排脓血便，3～4次/日，有便不尽感，无发热。既往有痔疮史，否认消化性溃疡、肝硬化，无长期服用非甾体抗炎药（NSAIDs）病史。BP 130/70mmHg，P 80次/分，Hb 136g/L。便常规：大量红细胞和白细胞，细菌培养（－）。

患者有脓血便、大便中大量红细胞和白细胞，考虑为感染性腹泻。而且患者腹泻出现前曾用广谱抗生素，可能为抗生素相关性肠炎。遂停用哌拉西林＋他唑巴坦，并加用甲硝唑和地衣芽胞杆菌治疗。

腹泻第3天患者出现鲜血便，便血间歇有黄糊状大便排出，血红蛋白逐渐下降。次日便血频繁，30～50毫升/次。BP 80/50mmHg，P 100次/分，Hb降至88g/L。大便常规：红细胞满视野，白细胞8～10个/高倍视野。转入ICU治疗。

患者有鲜血便、便血间期有正常大便排出，结合既往有痔疮病史，考虑可能为痔疮破裂出血。

遂行直肠镜检查，发现：患者肛门括约肌松弛，进镜 15cm，15cm 以上未见明显血迹，15cm 内见鲜血渗出。考虑为痔疮破裂出血，予纱布和止血明胶海绵压迫止血并输注浓缩红细 3U。当日患者无活动性出血，血压回升至 120/70mmHg，P 90 次/分，Hb 118g/L。

便血第 3 天，患者出现四肢潮冷、神志淡漠，血压降至 90/50mmHg，P 90 次/分，Hb 95g/L，无恶心呕吐。去除肛门内填塞的纱布和明胶海绵、换用肛管外缠绕凡士林纱布压迫后，仅有少量暗红便排出。查体：肠鸣音活跃。ECG 无明显异常，cTnI 0.2μg/L。

患者血红蛋白继续下降，出现低血容休克，考虑可能存在直肠以上部位的出血，便血量不多可能是肠道内积血未能及时排出。

遂予十四肽生长抑素（施他宁）250U/min 和垂体后叶素 0.2U/min 静脉泵入，同时加快补液和输注血浆和浓缩红细胞。经上述处理后当日无血便。BP 100/70mmHg，P 100 次/分，Hb 96g/L。便血第 4 天上午，排大量暗红色血便 2 次，共约 1200ml，内有血块，恶臭味，无恶心呕吐，血压下降至 70/30mmHg，HR 145 次/分。Hb 57g/L。直肠镜进镜 15cm，所见肠道内均有血。

患者血便量大、呈暗红、内有血块、有恶臭，都不支持痔疮出血，仍考虑存在直肠以上部位的下消化道出血。经积极保守治疗，仍有活动性出血，并出现血流动力学不稳定，应该寻求更有效的措施明确出血部位及病因并予以止血。

经多科会诊共识，患者失血量大，血流动力学不稳定，结肠检查或直接剖腹手术探查风险大而且可能难以有效发现出血部位，故选择了腹腔血管造影，但是腹腔干、肠系膜上动脉和下动脉造影均未见活动性出血。动脉造影后，患者仍不断排暗红血约2000ml，予多巴胺静脉泵入，并输注浓缩红细胞12U及血浆1200ml，血红蛋白维持在74g/L。

患者在有明确活动性出血的情况下动脉造影未能找到出血部位，提示可能是静脉出血。对于怀疑结肠出血病例，我们通常在便血停止后，在清洁灌肠准备下行结肠镜检查，否则视野不清。如果考虑左半结肠出血，可以尝试进镜。患者目前血压尚平稳，肛门镜检查发现直肠出血，这两点使我们认为有必要行全结肠镜检查。

经多科会诊后，在ICU行床旁结肠镜，进镜至回肠末段10cm，所见小肠及结肠粘膜正常，乙状结肠和近端结肠腔内有黄色粪渣，齿状线附近见环周隆起的内痔，其中1枚呈紫黑色，内痔张力高，表面有糜烂、浅溃疡及血迹。根据内镜所见，诊断为：格林－巴利综合征，合并内痔破裂出血、失血性休克。未再放置肛管，继续施他宁泵入止血，患者便血止。

下消化道大出血（LGIB）是临床常见的急症之一，内痔诊断并不难，但该患者LGIB的病因诊断却一波三折。因为：①开始表现为脓血便，酷似急性肠道感染表现，3天后方出现便血；②后期出血不像典型的痔疮出血，通常痔疮出血量大时多为鲜血便，在平卧肛门括约肌收缩后血止。但该患者血便量大，暗红有血块、发臭，平卧仍在出血。回顾性分析，开始的腹泻是引起痔疮加重和破裂出血的诱因，大量出血回灌至乙状结肠，形成了血块并有臭味。患者恰为格林－巴利综合征患者，肛门肌无力，不能很好地收缩止血，加之有呼吸困难，有一定的 CO_2 潴留和酸中毒，影响凝血功能，这些都导致了少见的痔疮大出血、失血性休克。简单的肛门镜检查在 LGIB 的病因诊断中应该受到足够的重视。

（蔡建芳　刘晓红）

病例 38 发热，腹痛，腹泻

男性，15 岁，因发热、腹痛、腹泻 3 天来我院急诊。

患者 3 天前进冷食后出现上腹部持续性绞痛，阵发性加重，数小时后弥漫至全腹，排黄绿色稀便，量较多，无里急后重，便后腹痛无缓解。伴发热，体温最高 39.5℃，有畏寒、寒战，无恶心呕吐，无黄疸。当地医院予补液及头孢曲松治疗，体温降至 38℃，腹痛、腹泻有所好转，转我院进一步诊治。

患者系少年男性，急性起病，表现为发热、腹痛、腹泻，抗生素治疗有好转。初步印象是夏季常见的急性胃肠炎。应重点询问有无不洁饮食史，有无其他同时进餐者发病，并立即行大便常规和病原学检查，治疗上采取肠道隔离，充分补液，纠正肠道菌群紊乱，由于全身症状较重且抗生素治疗有效，应继续应用抗生素治疗。

追问病史，患者否认不洁饮食史，也无有意义的流行病学史。查体：T 38.4℃，P 130 次/分，R 25 次/分，BP 100/70mmHg。急性病容，巩膜无黄染。心肺未见异常。腹肌较紧，中上腹、麦氏点及左下腹压痛明显，反跳痛（±），Murphy 征（－），肝脾肋下未及，肠鸣音活跃。

本例全身症状重，腹部体征明显，压痛点多，提示有腹膜炎。少数肠道感染病原体能造成出血坏死性小肠炎，如耶尔森菌肠炎。但应警惕在“感染性肠炎”背后隐藏着严重急腹症的可能。一些急腹症可能以腹痛、腹泻为首发表现，如阑尾炎、空腔脏器穿孔、高位小肠梗阻、缺血性肠坏死等。①急性阑尾炎：患者虽有麦氏点压痛，其他部位也有压痛点，也无典型的转移性右下腹痛的病史，故阑尾炎目前尚难以诊断。但有时急性阑尾炎炎症不局限，可发生坏死穿孔，穿孔后临床表现可能很不典型。本例患者腹肌较紧，已有可疑反跳痛，必须保持警惕；②空腔脏器穿孔：在穿孔早期受腹膜炎症刺激，患者可表现为腹痛，腹泻。但是本例无消化性溃疡的病史，且餐后穿孔会引起严重的弥漫性腹膜炎，而患者起病已 3 天，症状和体征似乎太轻，整个临床经过难以用空腔脏器穿孔解释；③缺血性肠坏死：患者 3 天来始终有排气排便，无恶心呕吐和血便，既往无腹部手术史，也无血栓形成的危险因素。查体肠鸣音活跃。因此高位小肠梗阻和缺血性肠坏死可能性较小。目前诊断尚不明确，应密切注意症状、体征的变化，观察患者对治疗的反应。

急查血 WBC 12.8×10^9/L，GR 89.8%，Hb 132g/L，PLT 197×10^9/L。大便 OB（+），镜检 WBC 18～22/HP，未见红细胞。予头孢哌酮/舒巴坦 2g bid 静点，地衣芽胞杆菌口服，同时充分补液。但患者症状无好转，体温升高至 39.8℃，口服补液后腹痛明显加重，主要位于中上腹，屈曲位稍缓解。查体：中上腹压痛，有肌紧张及反跳痛。肠鸣音 4～5 次/分，调不高。

患者血 WBC 明显升高，大便中有较多 WBC，似乎支持急性胃肠炎。但经积极治疗 24 小时后症状反而加重，需考虑其他疾病的可能。目前无论症状还是体征均指向中上腹，应警惕累及该部位的常见急腹症，如急性胆囊炎、胰腺炎、肠梗阻及空腔脏器穿孔等。应急查腹平片和腹部超声、肝肾功能、血淀粉酶

（sAMY）和脂肪酶（LIP）。

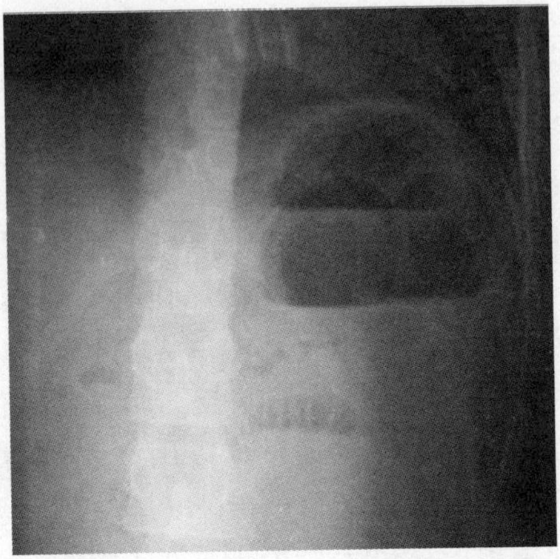

图 38－1 腹部平片示左上腹气液平

结果血肝肾功正常，sAMY 112U/L，LIP 508U/L，8 小时后复查 sAMY 151U/L，LIP 1138U/L。腹部超声：脂肪肝，肝内胆汁淤积，胆囊大小正常，壁无增厚，内有泥沙样结石，肝内外胆管无扩张，因肠胀气严重，胰腺显示不清。腹部平片：左上腹数个气液平，未见膈下游离气体（图 38－1）。

患者有中上腹的症状和阳性体征，腹痛于屈曲位缓解，超声发现胆囊结石，血中 LIP 明显升高，应考虑急性胰腺炎的可能。因病程已有 4 天，LIP 升高对急性胰腺炎的诊断意义已经超过了 sAMY，并且有较高的特异性。但是急性胰腺炎多表现为显著的肠胀气和便秘，也不好解释病程初期弥漫性腹痛。检查结果不支持急性胆囊炎及空腔脏器穿孔。虽然腹平片有小肠梗阻表现，但是有排便和肠鸣音，不能诊断完全性机械性肠梗阻。外科会诊意见：暂时无急诊手术指征。

患者予禁食、补液及奥美拉唑抑酸治疗，加用甲硝唑 1g bid 静点后，腹痛明显缓解，体温降至正常，但出现恶心呕吐，大便次数明显增多，10～15 分钟 1 次，每次量少，有里急后重。查体：中上腹无压痛，左右下腹部压痛明显，有肌紧张及反跳痛，肠鸣音减弱。直肠指诊：直肠前壁触痛明显。发病第 5 天查：血 WBC 9.4×10^9/L，GR 74.7%，Hb 129g/L，PLT 234×10^9/L。黄软便，大便常规 + OB（－）。

患者发热和上腹痛症状缓解，血 WBC 下降，说明治疗有效。但是又出现了左半结肠性腹泻，里急后重明显。由于大便检查阴性，下腹部出现腹膜炎体征，结合直肠指诊应考虑盆腔脓肿形成。呕吐和肠鸣音减弱提示有肠梗阻的可能。难以用急性水肿性胰腺炎解释。应行影像学检查证实，并行诊断性腹腔穿刺。

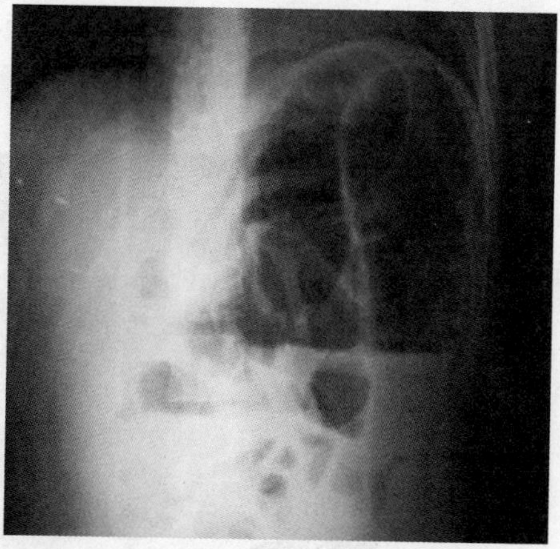

图 38－2 腹部平片示左上腹肠管明显扩张

发病第 6 天复查腹部平片：左上腹及中腹部气液平明显增多，左上腹肠管明显扩张，呈“蹄形”，肠壁增厚，不除外闭袢性肠梗阻（图 38－2）。腹部 CT：小肠明显扩张，机械性肠梗阻可能性大。胰腺未见异常（图 38－3）。盆腔包裹性积液（图 38－4，见插图 × × 页）。盲肠粪石形成，小肠肠壁增厚，肠壁间积液（图 38－5）。超声引导下盆腔积液穿刺抽出少量黄色脓性液体。常规：细胞总数 14450/μl，WBC 1160/μl，多核 89%，黎氏试验（+）。

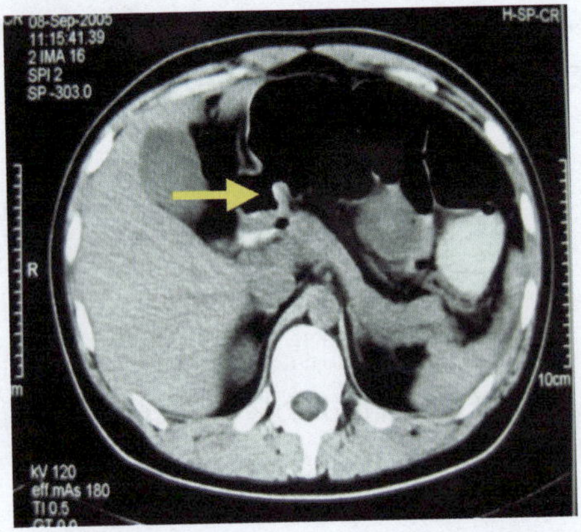

图 38－3　腹部 CT 示肠管明显扩张（箭头），胰腺未见异常

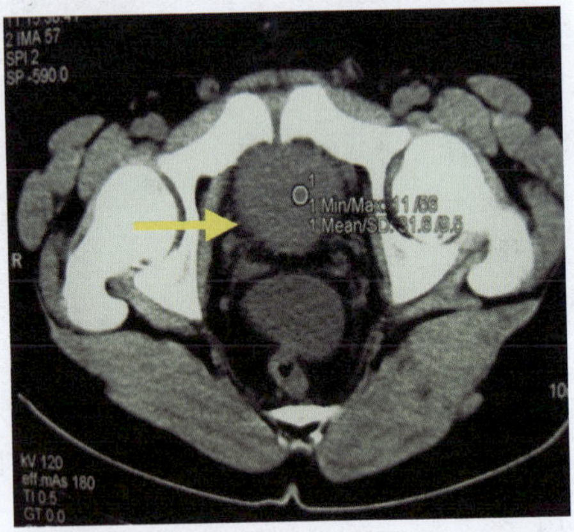

图 38－4　腹部 CT 示盆腔包裹性积液（箭头）

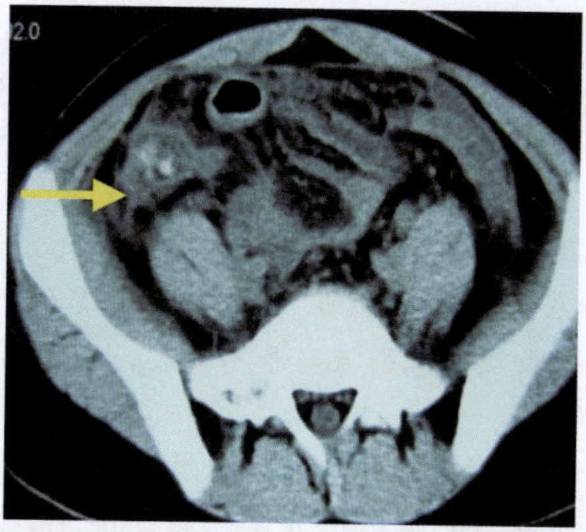

图 38-5 腹部 CT 示盲肠粪石形成（箭头），小肠肠壁增厚，肠壁间积液

至此，急性胰腺炎可排除。男性盆腔脓肿常见于急性阑尾炎、弥漫性腹膜炎治疗后及结直肠术后。除了盆腔脓肿，患者还存在机械性肠梗阻，二者关系如何呢？假设一、盆腔脓肿是由于肠梗阻，近端肠穿孔所致，但是临床经过不符合。假设二、盲肠粪石诱发急性阑尾炎，发病初期有麦氏点压痛，压痛点很快发生转移可能是早期发生穿孔，造成腹膜炎。但阑尾炎罕见造成机械性肠梗阻，而麻痹性肠梗阻较常见。然而，急性阑尾炎并发机械性肠梗阻虽然极少见，但并非不可能。Gupta 曾经报道 7 例急性阑尾炎并机械性肠梗阻。Harris 报道 194 例穿孔坏死性阑尾炎，其中 10 例发生机械性肠梗阻。肠梗阻的病因包括：肿大的阑尾压迫末端回肠；阑尾炎症波及肠系膜上动脉，造成血栓形成，导致部分肠段缺血；大网膜移行包裹阑尾的过程中引起肠扭转。由于阑尾穿孔发生早，且受肠梗阻症状的掩盖，患者往往临床表现不典型，容易延误诊断。Smith 分析了 3418 例急性阑尾炎，死亡 31 例，其中就有 5 例合并机械性肠梗阻。

发病第7天（就诊第4天）行剖腹探查术。术中见大网膜向盆腔移行，部分充血坏死，伴有肠系膜根部扭转，造成屈氏韧带下约50cm空肠高度扩张，肠壁缺血。阑尾坏死，穿孔，内有少量粪石。盆腔脓肿形成，包裹完整。

由于手术及时，缺血段空肠尚未发生坏死，切除部分坏死大网膜并将肠系膜复位后梗阻段小肠恢复蠕动。将阑尾切除，清除盆腔脓肿并彻底冲洗引流。手术顺利，术后患者恢复良好。

真相大白，这是一例不典型的急性坏死穿孔性阑尾炎，临床表现和手术所见与文献报道完全一致。最先表现出的“急性胃肠炎”实际上是阑尾炎症刺激肠道的结果。随后在大网膜移行包裹阑尾的过程中发生了肠系膜扭转，造成闭袢性肠梗阻。由于患者太年轻，大网膜发育尚不完全，未能充分包裹阑尾，造成阑尾坏死穿孔后脓液流入盆腔。通过抗生素治疗患者脓肿得以局限，体温也有所下降，但闭袢性肠梗阻却趋于严重，影响血运几乎造成肠坏死。阑尾迅速发生穿孔可能是本例临床表现不典型的重要原因之一，在大网膜移行和脓液引流的过程中，患者的症状和体征一再发生变化，先后被怀疑为“急性胃肠炎、急性胰腺炎和肠梗阻”，致诊断“扑朔迷离”。但是临床医师坚持从最基本的病史和体征出发，密切追踪病情变化，不断推敲自己的诊断，及时发现问题并下决心剖腹探查，最终明确诊断为：急性坏死阑尾炎，阑尾穿孔，盆腔脓肿，继发性闭袢性肠梗阻，及时挽救了患者的生命。

医生就像战场上的指挥员。“指挥员正确的决心来自于正确的判断，正确的判断来自于正确的分析，正确的分析来自于周密细致的侦查”。完整地收集临床资料就是“周密细致的侦查”。

（吴　东　黎　波）

病例39 皮疹、发热、皮肤破溃、腹股沟包块

男性，21岁，因皮疹6月余，左拇趾皮肤破溃伴间断发热3个月于2005年12月28日入院。

患者6个月前无诱因出现双肘部伸侧、双手MCP及PIP伸侧、双眼内眦旁皮肤鲜红色红斑，伴瘙痒，同时出现双膝、双踝、双腕、双肘关节疼痛，无红肿，但有双手肿胀、晨僵。伴发热，体温最高在38℃，无肌痛、肌无力、胸闷、四肢麻木等症状。当地医院查CK 236U/L，ESR 28mm/第一小时末，ANA(+) 1:140，抗dsDNA、ASO、RF、抗ENA阴性，肌电图大致正常。右手中指MCP伸侧皮疹皮肤活检提示“表皮角化过度，未见毛囊角质栓及基底细胞液化，真皮血管周围单核细胞浸润”，考虑“结缔组织病、皮肌炎”，给予甲泼尼龙40mg qd×2周及CTX、MTX（具体用法不详）治疗，上述症状缓解。皮质激素逐渐减量至10mg/d。3个月前患者大量运动后左足拇趾起泡，皮肤变紫、结痂脱落、溃烂。2个月前发现左股根部包块，伴压痛。1个月前患者到上海就诊，旅途受寒后出现寒战、高热，体温最高40℃，左股根处疼痛加重，查WBC正常，骨穿提示感染骨髓象，三次高热时血培养均阴性，双髋关节CT未见明显异常，考虑感染，先后使用头孢哌酮/舒巴坦、头孢吡肟、左氧氟沙星、青霉素等治疗，体温可降至正常，左股根部疼痛减轻、包块缩小，患者出院。出院后受寒再次出现寒战、高热，体温最高39℃，左股根部包块明显增大，疼痛剧烈，不能行走，B超提示左侧腹股沟无回声包块伴淋巴结肿大。予阿奇霉素、美罗培南抗感染体温不能控制。期间因外院考虑不能除外皮肌炎

活动，一直使用大剂量糖皮质激素（最小用量 45mg）。患者起病时胸片可见左肺中野片状模糊影，此后复查为纤维索条影，1个月后胸部高分辨 CT 示双下肺轻微肺间质改变。入院查体：T 39℃，面部、背部可见密集痤疮，双肘伸侧、双手 MCP 及 PIP 伸侧可见 Gottron 征。口腔多发白斑、溃疡，双侧扁桃体Ⅱ°肿大，咽部充血。心、肺、腹查体无特殊异常。腹股沟区可及一约 5cm×10cm 包块，质韧，表面凹凸不平、边界不清晰、无波动感、压痛明显。左拇趾趾跖关节处皮肤破溃、创面干燥、未见明显脓性分泌物，伤口周围无明显红肿。

患者青年男性，病程可以分为两个阶段，第一阶段突出表现为皮疹和发热，皮疹为典型 Gottron 征，发热为中低热，外院诊断“皮肌炎”，用糖皮质激素和免疫抑制剂治疗有效；第二阶段自左足趾破溃起，之后出现腹股沟肿物及寒战、高热。辅助检查：CK 轻度升高，肌电图基本正常，皮肤活检为血管炎样皮疹，ANA（+）1∶140，胸部高分辨 CT 提示肺间质病变。诊断考虑：①皮肌炎：患者病程中有典型的 Gottron 征，肌酶升高，肺间质纤维化，支持该诊断；但患者无肌痛、肌无力不支持。患者第二阶段的发热似乎用肌炎活动不好解释，外院也曾考虑肌炎活动激素加量，并无显著效果；②感染：患者发热，白细胞数不高，骨穿提示感染骨髓象，有左足皮肤溃烂、腹股沟痛性包块，B 超提示低回声，抗生素治疗有效。因此在病程第二阶段，感染的可能性较大，尤其注意可能引起肉芽肿性感染的结核、奴卡菌、放线菌、非结核分枝杆菌等。可行足部皮肤破溃处分泌物培养及腹股沟包块活检。患者口腔有白斑，警惕真菌感染。患者有肺间质病变要注意有无合并感染，应留痰培养；③合并其他结缔组织病：患者近期病情加重，是否合并有系统性红斑狼疮、干燥综合征、血管炎（如可能引起肉芽肿样病变的 Wegenar 肉芽肿、Churg – Stauss 综合征等）等，但均无相关证据；④肿瘤：皮肌炎患者合并肿瘤较常见，肿瘤可以导致发热。肌炎合并的肿瘤多为实体瘤，有鼻咽癌、淋巴瘤、卵巢癌、结肠癌、肺癌等。

入院后辅助检查：血、尿、便常规、凝血功能大致正常。血清 ALT 118U/L、GGT 131U/L、AST 76U/L；ESR 71mm/第一小时末；CRP 1.2mg/dl；血清 IgG、IgM、IgA 均正常；蛋白电泳：ALB 48.7%（↓）、α_1 5.4%（↑）、α_2 15.5%（↑）；ANA、抗 dsDNA、抗 ENA、抗 Jo – 1 抗体、ACL 均阴性。PPD 皮试（–），肥达 – 外斐反应（–），病毒指标（TORCH、CMV – PP65、EBV 等）阴性。肿瘤血清学筛查指标（CA125、CA153、CA199、CA242、AFP 等）阴性。多次血培养均阴性。T 细胞亚群：B 和 NK 细胞计数显著减少，T 细胞免疫功能明显减低（$CD4^+$ 细胞计数：199 个/mm^3），$CD8^+$ T 细胞比例显著增加且存在异常激活。胸片：双肺多发斑点索条影，陈旧性结核可能。胸部高分辨 CT：双肺多发斑片索条影，纵隔内未见肿大淋巴结影。腹盆 CT：肝右叶后段低密度影，考虑不典型血管瘤可能，肝右叶钙斑。脾大。腹股沟 B 超：多发淋巴结肿大，左腹股沟区管状无回声区（3.1cm × 1.5cm × 0.8cm）、淋巴管囊肿？口腔白斑拭子涂片未见真菌菌丝及孢子。两次足部破溃分泌物培养：白念珠菌。

检查期间患者仍有发热，热型不规则，体温高峰不规律，波动在 37.8 ~ 39.2℃ 之间，发热时有畏寒，无寒战，伴左腹股沟区疼痛加重。因患者口腔有白斑，足部破溃培养出白念珠菌，给予患者氟康唑治疗，但体温无明显下降趋势。

经第一阶段检查，原发病活动的证据不多，免疫指标均阴性，血沉偏快并无特异性意义；也没有找到合并其他结缔组织病或实体肿瘤的证据，虽然腹股沟淋巴结肿大还需进一步除外淋巴瘤，但患者为明显肿大的痛性淋巴结，并不支持淋巴瘤。因此，感染的可能被放在了第一位。患者淋巴结肿大呈慢性过程，最初发热不明显，不支持普通细菌感染。患者有糖皮质激素及免疫抑制剂使用史，T细胞亚群也证实 $CD4^+$ 细胞计数明显减少，T细胞免疫功能明显减低，可能会有条件致病菌机会性感染的存在。因此，诊断的重点放在了真菌、细菌以及其他特殊病原体的感染上。①真菌及特殊细菌感染：有支持点，患者免疫紊乱，长期发热，用过多种抗生素，且皮肤破溃处分泌物培养出了白念珠菌，可能存在真菌感染，但用氟康唑治疗无效，应考虑非念珠菌属真菌。能够在皮肤和皮下组织形成肉芽肿，伴有瘘管形成、皮肤破溃、淋巴结肿大的真菌及特殊细菌有足肿菌（如马杜拉足肿菌、波士足肿菌等）、放线菌、巴西奴卡菌等，仍需要进一步寻找证据；②结核感染，患者PPD皮试阴性，但不能排除结核，关键是找到病原学证据；③混合感染：特殊感染基础上合并普通细菌感染，虽然我们尽量用一元论解释病情，但对此患者不能不考虑到多种病原的存在。因此，腹股沟包块的性质成了诊断的重点，而下一步首先应行腹股沟包块病理活检。

2006年1月20日患者行左腹股沟包块活检，分别送匀浆涂片，抗酸染色，细菌、真菌、结核杆菌、奴卡菌培养。

同时，患者仍高热、咳嗽、咳白色粘痰，并出现明显胸闷、气短并逐渐加重。胸片：两肺多发斑片索条影，考虑感染可能大。2006年1月21日血培养结果为沙门菌。2006年1年23日腹股沟包块组织匀浆涂片：革兰阳性球菌、革兰阴性杆菌、革兰阳性杆菌偶见；组织匀浆培养：鲍曼不动杆菌、屎肠球菌、恶臭假单胞菌。根据药敏选用美罗培南、阿米卡星及替考拉宁治疗，3 天后无任何效果，并出现呼吸困难、端坐呼吸、吞咽困难。查体颈部有多发肿大淋巴结，直径 1～2cm，质软，边界欠清，轻度触痛。双肺散在干、湿啰音。动脉血气分析：PaO_2 61.9mmHg，$PaCO_2$ 31.8mmHg，SaO_2 94.4%。ECG 提示：窦性心动过速。胸片提示左肺野大片状斑片状阴影，右肺中下野斑片状阴影并小结节阴影。心影呈烧瓶状，双侧肋膈角变钝。复查胸部 CT：双侧胸腔积液，右肺多发结节，纵隔多个淋巴结融合成块，心包积液。UCG：中－大量心包积液，主要集中于左室面，内可见絮状物，脏层心包可见絮状沉积物。

根据病原学及药敏结果针对性联合使用多种强效抗生素后，患者病情并没有期待中的好转，而是继续加重，颈部查体及 CT 所见多发淋巴结肿大提示感染似由腹股沟淋巴结病原菌播散所致，加之肺部表现、心包积液，似乎并不能用发现的细菌学证据解释。需再次慎重考虑结核感染的可能性，并应尽量获取病原学的支持。

2006 年 1 月 27 日左腹股沟包块活检病理回报：皮肤及皮下组织有多灶性坏死伴肉芽肿形成，抗酸染色（+），AB/PAS 染色（+），符合结核病。

病理检查根据有肉芽肿形成，并伴抗酸染色阳性，故结核诊断确定，同时合并细菌性败血症。遂加用异烟肼、利福平、乙胺丁醇、阿米卡星、左氧氟沙星五联抗结核治疗。

经抗结核治疗并减量糖皮质激素 1 周后，患者病情无改善，高热持续，咳嗽、咳白痰、胸闷、心悸、吞咽困难等继续加重。

既已由病理明确诊断为结核，为何在使用抗结核药物后病情仍无明显改善？抗结核治疗的确起效不会太快，但患者目前的状况是否允许继续等待？或是仍有其他尚未发现的问题存在？之前的抗菌治疗已经覆盖普通细菌、真菌及结核杆菌，而有关其他感染如病毒、寄生虫等，免疫低下者均可因此致命，故下一步应在抗结核治疗继续进行的同时，立即寻找其他证据。

2006年2月9日血抗CMV-IgM（+），CMV-pp65抗原（+），即加用更昔洛韦治疗，并行心包穿刺置管引流，1周内持续开放引流，共引流黄色粘稠脓性液体约1600ml，送检抗酸杆菌（+），细菌培养提示鲍曼不动杆菌。胸腔积液检查双侧均为乳糜性胸腔积液，细胞总数4500个/mm^3，白细胞726个/mm^3，单核98%，多核2%，黎氏反应（+）；总蛋白3.5g/dl，LDH 275U/L，CHO 41mg/dl，TG 413mg/dl。左侧腹股沟淋巴结活检处切口渗液，切开引流，引流物拭子涂片见大量抗酸杆菌。

此时患者体温高峰下降到38℃，呼吸困难缓解，一般状况改善。

考虑到非结核分枝杆菌生长速度明显较结核杆菌快，且结合本例患者用五联抗结核治疗的同时，仍出现心包积液、胸腔积液、纵隔内淋巴结肿大等情况，因此非结核分枝杆菌感染的可能性更大。非结核分枝杆菌对利福平、异烟肼、吡嗪酰胺欠敏感，对利福喷汀、乙胺丁醇、阿米卡星、克拉霉素及喹诺酮类抗生素敏感，故在原有治疗的基础上加用利福喷汀、克拉霉素治疗。

乳糜胸的出现，考虑其原因为非结核分枝杆菌造成纵隔淋巴结肿大，压迫胸导管而导致其阻塞、破裂、渗漏。为此，需限制脂肪摄入，予低脂饮食。

经过2个月的治疗，患者体温逐渐控制，高峰波动在37℃左右，呼吸困难、吞咽困难缓解、消失；颈部淋巴结明显缩小；左腹股沟伤口逐渐愈合，不再渗液。ESR逐渐下降59→33→9mm/第一小时末。经胸腔反复闭式引流、穿刺置管引流后，胸腔积液逐渐由乳糜样变成黄色浑浊液体。复查胸部CT：双侧胸腔积液、心包积液（较前减少），纵隔内病变亦有吸收。腹部CT：肝右叶点状钙化灶（同前），脾饱满，胰腺轮廓清。胸腔积液超声：双侧已多发分隔。UCG：上腔静脉吸气变化率<50%，室间隔抖动征，缩窄性心包炎不除外，少量心包积液，先天性心脏病，房间隔缺损。测肘静脉压力2.94kPa（$30cmH_2O$）。心外科会诊：患者已有缩窄性心包炎征象，有行心包剥脱术指征，但患者营养状况太差，建议一般情况改善后手术。患者出院，现正继续随诊中。

至此，从整个诊治经过看，考虑患者因“皮肌炎”接受大量激素和免疫抑制剂治疗后继发多种感染，其中非结核分支杆菌感染贯穿始终，并因患者的免疫功能抑制而造成全身播散，累及皮肤、皮下组织、多组淋巴结、心包、胸膜、肝、脾等。同时反复发生普通细菌、真菌、病毒感染，虽经过积极而艰苦的治疗，感染得以控制，但造成的心包缩窄还有待于今后手术解决。

（王　立　周宝桐）

病例 40 发热、腹痛、意识障碍

男性，38 岁，农民。因发热 1 个月，腹痛 8 天，意识障碍 2 天入院。

患者 1 个月前受寒后出现发热，体温最高 39.0℃，伴畏寒、寒战，经“抗炎”治疗 3 天后体温降至 37.5℃。外院胸部 CT 提示左肺下叶小斑片影，诊为“左下肺炎”，予头孢类抗生素治疗，症状无好转。8 天前出现全腹持续性胀痛，左上腹明显，严重时需注射吗啡才缓解，腹部 CT 见脾及双肾边缘低密度影，不除外脾肾毛细血管梗死。2 天前再度出现高热，体温 40℃，伴头痛，意识障碍。患者起病以来，消瘦、乏力、食欲减退明显，1 天前停止排便排气，尿量正常。

入院查体：T 38℃，P 106 次/分，R 20 次/分，BP 160/95mmHg，嗜睡状态，言语不清，查体欠合作。皮肤、巩膜无黄染，未见淤斑，浅表淋巴结不大。双侧瞳孔等大等圆，对光反射灵敏。颈软。左下肺呼吸音低，未闻及干湿啰音，心界不大，律齐，心尖部 2/6 级收缩期吹风样杂音，不传导。腹平，腹肌较紧张，全腹按压有痛苦反应，反跳痛可疑，肝脾肋下未及，肠鸣音弱。直肠指诊无阳性发现。双桡、足背动脉搏动良好，双下肢无水肿。双膝反射对称，病理征阴性。

辅助检查：血常规：WBC $14.3\times10^9/L$，GR 80.2%，RBC $4.48\times10^{12}/L$，Hb 134g/L，PLT $64\times10^9/L$。尿常规：Pro 1g/L，RBC 大量/微升，WBC 70/μl。ABG（未吸氧）：pH 7.50，PaO_2 59mmHg，$PaCO_2$ 30mmHg，SaO_2 93%，HCO_3^- 23.4mmol/L。肝

肾功能：ALT 58U/L，Cr 176.8μmol/L，BUN 5.71mmol/L。PT 17.4s，INR 1.5，APTT 47.1s，Fbg 1.6g/L。胸片：左侧胸腔积液，心影增大。腹部B超：胆汁淤积。头颅CT：双侧筛窦炎。

患者青年男性，急性起病，病变累及脑、肺、肾等重要器官，腹部CT提示脾、肾毛细血管梗死，结合血小板减少及凝血功能异常，考虑为多脏器的栓塞，目前急需明确以下几个问题：①患者腹痛、停止排气排便1天，是否有肠系膜动静脉等大血管的栓塞？②患者有低氧血症，胸部CT异常是否合并肺栓塞？③患者高热、血象升高，是否存在严重感染？尤其是革兰阴性菌感染易并发败血症甚至感染性休克，使病情进一步恶化；④患者的精神神经系统症状和心脏问题如何解释？及时明确诊断极其重要。

结合患者发热、神经精神系统症状、肾功能损害及血小板减少“四联征”，要考虑血栓性血小板减少性紫癜（TTP）及暴发型抗磷脂综合征（CAPS）。TTP较少见，发病高峰年龄30～40岁，病因复杂，继发性多见，可继发于感染、肿瘤、狼疮、妊娠、药物、异基因骨髓移植等。TTP的典型五联征包括发热、微血管病性溶血、神经精神系统症状、肾功能损害及血小板减少，目前患者仅缺微血管病性溶血性贫血的依据，故不能除外TTP。该病未经治疗的死亡率高达90%，早期血浆置换治疗的生存率达80%，如果确诊，应尽早进行血浆置换。那么患者是否存在微血管病性溶血性贫血呢？比较快速的方法先查血涂片，如果能见到大量红细胞碎片，则有利于TTP的诊断。

复查血常规：网织红细胞（RET）2.4%（0.5%～2.0%），WBC 16.98×10^9/L，GR 84.3%，PLT 70×10^9/L。多次血涂片：RBC形态正常，各系比例正常，未见异常细胞及破碎红细胞。

肝肾功能：ALT 71U/L，AST 68U/L，TBil 13.65μmol/L，LDH 1049U/L，Cr 168μmol/L，余正常。

患者血红蛋白不低，网织红细胞比例基本正常，多次血涂片 RBC 形态正常，无红细胞碎片，血胆红素不高，故无微血管病性溶血性贫血的依据。而 TTP 五联征中较重要的是微血管病性溶血性贫血，如血涂片未找到破碎 RBC，则不支持 TTP 的诊断。

另外要想到的疾病是暴发型抗磷脂综合征（CAPS），患者男性，起病急骤，表现为可疑动静脉血栓、血小板减少、肾功能损害、神经精神系统症状并发热，各种临床表现符合 CAPS，应立即查自身抗体、ACL、LA。CAPS 可致急速广泛多脏器动静脉血栓等致死性病变，在明确诊断前需先行抗感染、抗凝治疗。

予左旋氧氟沙星 0.2g q12h 及甲硝唑 0.5g q12h 抗感染治疗。查血淀粉酶、脂肪酶正常。查：鱼精蛋白副凝试验（3P）（+），纤维蛋白降解产物（FDP）>40μg/ml，优球蛋白溶解时间（ELT）>90min，PT 18s，APTT 36.5s，Fbg 2.02g/L，D－二聚体（D－Dimer）3.15mg/L（<0.2mg/L）。ABG（吸氧 3L/min）：pH 7.45，$PaCO_2$ 35.2mmHg，PaO_2 85.4mmHg，SaO_2 97.2%，HCO_3^- 23.8mmol/L。血管彩超：①腹部胀气明显，肠系膜动静脉无法观察；②脾上极血流信号减少，脾梗死可能性大；③右肾动静脉无异常；④肝动脉，左肾动脉显示欠满意。V/Q 核素显像正常。

入院第 2 天予肝素钠 80U/kg 静脉推注后，继以 18U/(kg·h) 持续泵入，第 3 天改为低分子肝素（速碧林）0.4ml 皮下注射 q12h,，同时补液，间断输入血浆。

患者存在出凝血系统的异常，表现为多发性微小血管栓塞，出现早期肾、肺、脑等脏器功能不全。吸氧后 PaO_2 达 85.4mmHg，V/Q 核素显像显示通气与血流匹配，不支持肺栓塞；腹部表现不能除外肠系膜血管血栓引起的腹痛。至此，脾梗死及肾毛细血管梗死基本成立，因无大血管栓塞征象，暂无手术指征。由于患者随时可能会出现新的重要器官梗死，在加强抗凝治疗的同时，应进一步明确诊断。

全身多脏器栓塞病因繁多复杂：①感染性疾病。患者发热，多发栓塞，心尖部杂音，首先考虑感染性心内膜炎，多次血培养及 UCG 对诊断很有价值。败血症、病毒感染如流行性出血热及立克次体感染也可造成多脏器栓塞；②肿瘤。患者病情进展迅速，一般状况极差，呈消耗性体质，应高度怀疑恶性肿瘤 Trousseau 综合征，不论血液系统肿瘤还是实体瘤均可致血栓栓塞，甚至致命性的 DIC；③风湿免疫病。患者有多系统损害，系统性红斑狼疮（SLE）和/或抗磷脂抗体综合征（APS）可表现为多发血栓、血小板减少、发热、肾功能损害及精神神经系统症状，筛查相关抗体有助于诊断；④血液系统疾病，除 TTP 外，阵发性睡眠性血红蛋白尿（PNH）、骨髓增殖性疾病如真性红细胞增多症及先天性易栓症等可引起多脏器栓塞，其他如糖尿病、药物等原因根据患者病史暂不考虑。

查心肌酶谱、甲状腺功能正常。ANA：1∶160（+）斑点型，抗 dsDNA、抗 ENA、LA、ACL、ANCA 均阴性。CRP 8.96mg/dl。CH50 68.7U/ml，C3、C4 正常。ESR、Ig 定量正常。复查 3P（–），D – Dimer 5.57mg/L，FDP < 40μg/ml，Fbg 2.28g/L。蛋白 C 活性 62%（66% ~145%），蛋白 S 活性 294%（55% ~145%），抗凝血酶Ⅲ活性 76%（80% ~120%）。糖水试验、酸化血清溶血（Ham）试验和直接抗人球蛋白（Coombs）

试验均（－）。同型半胱氨酸18.7μmol/L（5～15μmol/L）。骨髓象考虑骨髓增殖性疾病。

患者LA、ACL均阴性，诊断抗磷脂综合征证据不足，ANA低效价阳性可存在于感染、肿瘤等其他疾病及正常人，从患者年龄、性别及其他抗体包括ANCA等均阴性，免疫病诊断亦无依据。易栓症的筛查，蛋白C及抗凝血酶Ⅲ活性稍下降，但患者既往体健，青年时期才起病，不足以诊断先天性易栓症。骨髓穿刺报告的骨髓增殖性疾病极不具体，且不能解释全部疾病过程，不能作为最终诊断。

感染方面：抗HIV、抗HCV、RPR均（－）。乙肝五项：HBcAb（＋）。4次血培养需氧及厌氧均（－）。CA系列、AFP、PSA均（－）。TPA 22.54ng/ml、NSE 13.6ng/ml、cyfra211 16.1ng/ml，均高于正常值。甲状腺及前列腺B超未见异常。胸腹部CT：双肾、脾内多发楔形低密度，梗死不除外，脾大；双侧胸腔积液、心包积液、左下肺实变影。UCG：主动脉根部轻度增宽；左室增大，二尖瓣前叶左房面见一大小为1.7cm×3.4cm赘生物；中度二尖瓣返流；轻度肺动脉高压；少量心包积液。

入院后患者病情出现新的变化，有持续性头晕伴视物旋转，一过性双侧听力下降，四肢麻木，乏力。查体：反应迟钝，言语欠清，右侧闭目力弱，上视时右侧额纹和右侧鼻唇沟变浅，颏胸距3指，右侧腱反射＞左侧，右侧Chaddack征（＋）。复查头颅CT左侧颞枕叶、右侧枕叶可疑片状低密度影，脑干显示欠清。

超声心动图显示二尖瓣前叶如此大的赘生物合并瓣膜中度关闭不全，结合患者发热，多发栓塞，又出现新的可疑脑梗死症状以及心脏杂音，高度怀疑感染性心内膜炎。但是存在以下疑点：①按照 Duke 诊断标准，患者仅具备一条主要标准（UCG 发现赘生物），2 条次要标准（发热、动脉栓塞），尚不满足诊断条件，更何况既往有无基础心脏病无法明确，多次血培养阴性；②病原菌是什么？通常感染性心内膜炎的血培养阳性率 > 90%，但患者多次血培养阴性，可能和已用抗生素有关，也可能为真菌或者其他少见病原菌感染；③患者无明确心瓣膜病史，巨大赘生物如果是真菌等机会菌感染，是否存在获得性免疫缺陷？HIV 初筛结果阴性是否可靠？④胸部 CT 示左下肺叶小斑片影，肺癌筛查指标均升高，是否存在肺部原发肿瘤？⑤左房粘液瘤也可有多脏器栓塞表现，需鉴别。但粘液瘤多在心房内，二尖瓣心房面还是以感染性赘生物为多。看来，目前诊断感染性心内膜炎存在诸多疑问，尤其是肿瘤不能除外；另外，二尖瓣超过 1cm 的巨大赘生物，抗生素疗效有限，赘生物有继续脱落可能，且常见细菌引起的心内膜赘生物通常较小，本例极有可能是非常见菌感染，抗生素的选择有困难，应尽早联系外科行换瓣手术。

予抗生素（青霉素 600 万单位 q6h + 左旋氧氟沙星 0.2g q12h）及抗凝治疗的同时，动员家属进行二尖瓣置换术，因家庭经济困难拒绝手术治疗。骨髓活检病理：少许骨髓组织可见转移癌，造血组织与脂肪组织比例大致正常，粒红比例大致正常，巨核细胞易见。特染：网织纤维（++），免疫组化 AE1/AE3（+）。家属放弃治疗自动出院。

骨髓活检结果证实最终诊断为转移癌。恶性肿瘤常可引起血栓栓塞，即 Trousseau 综合征，不论血液系统肿瘤还是实体瘤（常见前列腺癌、结肠癌、肺癌、乳腺癌、胃癌、胰腺癌及膀胱癌等），在其发病过程中均涉及不同程度的凝血和纤溶机制的异常，其原因可能是肿瘤可促进凝血活性（如因子Ⅱ、Ⅴ、Ⅷ、Ⅸ、Ⅹ的活性）及异常蛋白血症，此外，还促凝物质释放，抗凝血酶Ⅲ、蛋白C水平下降。治疗上以抗凝为主。肿瘤可以解释多发脏器梗死，瓣膜赘生物可能是高凝状态引起的栓子或合并感染所致。由于家属放弃治疗，无从做出最终的判断。

回顾该疾病诊治过程的体会：患者青年男性，以全身多发栓塞起病，表现为发热、神经精神系统症状、肾功能损害及血小板减少四大特点，并发现心瓣膜赘生物，在首先考虑感染性心内膜炎的同时，紧紧抓住易栓症这一临床主要特点，寻找其基础疾病，终于通过骨髓活检确定了癌症的存在。遗憾的是未能确定原发病。

（孙　静　韩　冰）

病例 41 干咳、低热、纵隔淋巴结肿大

女性，57 岁，因干咳、喘憋伴间断低热 2 个月于 2005 年 5 月 19 日入院。

患者 2 个月前受寒后出现干咳、喘憋，伴午后低热，体温 37.5℃左右。当地医院查 ESR 42mm/第一小时末，PPD 皮试阴性，ANA 阴性，痰病原学检查无阳性发现；胸部 CT 示：双肺弥漫纹理增粗增多、多发细小斑点影、纵隔多发淋巴结肿大、双侧胸膜增厚；腹部 CT 未见异常；支气管镜检示：支气管炎症、结核及肿瘤待除外。按“支气管炎”予抗生素治疗 1 个月，症状无改善。9 天前发现双膝散在淡红色斑丘疹，无痛痒。1 周前开始诊断性五联抗结核治疗（RFP 0.45g qd、INH 0.3g qd、PZA 0.5g tid、EMB 0.25g tid、左氧氟沙星 0.2g qd）。仍间断发热，轻度盗汗。起病来体重无变化。ABG：pH 7.383、$PaCO_2$ 43.0mmHg、PaO_2 66.9mmHg、HCO_3^- 13 mmol/L、SBE －11.8 mmol/L。入院前复查胸部 CT：纵隔淋巴结较前增多、胸膜增厚消失（图 41－1）。

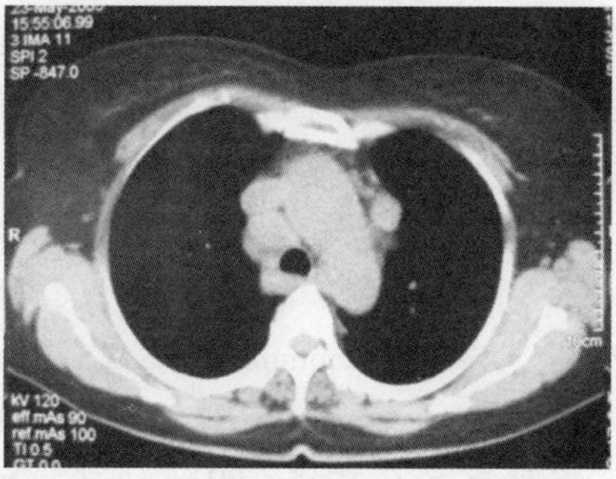

图 41－1 胸部 CT 示纵膈肺门淋巴结肿大

入院体检：T 37.0℃，P 106 次/分，

R 22 次/分。双膝可见多发淡红色斑丘疹、突出皮面、压之褪色。浅表淋巴结无肿大。心、肺、腹查体无特殊。

患者为中老年女性，主要表现为干咳、低热、皮疹、纵隔淋巴结肿大，针对普通细菌的抗感染治疗无效。诊断考虑：①结核病：患者有干咳、低热、盗汗，外院 CT 提示双肺细小斑点影，虽外院 PPD 阴性，仍不能除外呼吸系统结核，应当复查 PPD，多次痰液检抗酸杆菌，同时可行支气管镜毛刷找抗酸杆菌；②结节病：中年患者多发，主要表现为肺门淋巴结对称性肿大、纵隔淋巴结肿大，常有肺外表现如结节红斑、眼部及关节症状等。PPD 皮试（-）和结核病鉴别有一定意义。检测肺泡灌洗液（BALF）的 T 细胞亚群、血清血管紧张素转换酶（SACE）是诊断以及病情活动判断的重要依据，但确诊仍有赖于病理。根据患者目前情况可考虑皮肤结节红斑活检，深部淋巴结可经支气管镜下淋巴结针吸活检或胸腔镜/纵隔镜下淋巴结活检；③淋巴瘤：起病多样，发热、淋巴结肿大患者应当警惕。其确诊有赖于完整的淋巴结病理；④肿瘤：患者老年女性，应警惕肿瘤。包括肺癌及纵隔原发肿瘤。但患者无吸烟史，无咯血，CT 未发现明确肺内新生物，肿瘤证据尚不足；⑤间质性肺炎：患者双肺散在细小结节影，应注意与间质性肺炎鉴别。自身免疫性疾病并发间质性肺炎时，可同时合并淋巴结肿大。

入院辅助检查：血尿便常规、肝肾功能基本正常，血 LDH 352U/L，血钙 2.1mmol/L、SACE 42.8U（正常值 <40U），ESR 36 mm/第一小时末，CRP 2.47mg/dl，血 IgG、IgM、IgA 均正常，血蛋白电泳正常，TB-Ab（-）、PPD 皮试（-）。抗 CMV-IgM（+），但 CMVpp65（-）。布氏杆菌凝集试验（-）。免疫指标均阴性。肿瘤血清学筛查指标均无异常。多次痰找抗酸

杆菌均阴性。纤维支气管镜见：左主支气管及上下舌叶支气管充血、水肿明显，正气道下1/3后壁见水疱状隆起。毛刷找结核杆菌（-）；BALF查T细胞亚群 T_4/T_8 2.4（正常值1.5~1.8）；BALF细胞及分类：总数 5.8×10^9/L、吞噬细胞45%、淋巴细胞47%、中性粒细胞8%、嗜酸细胞0%；经支气管镜淋巴结针吸活检（TBNA）未见瘤细胞。复查CT：纵隔、双肺门淋巴结与入院前比较进一步增大。肺功能：限制性通气障碍，轻度弥散下降。

行上述检查时，患者未予任何特殊治疗。患者刺激性干咳在活动、体位改变后明显；午后低热，T 37.5~38℃，盗汗明显；双膝、肘反复出现结节红斑。

经过以上症状及检查，该患者需要鉴别的是结节病与结核病。结节病的支持点包括：反复皮肤结节红斑，肺门纵膈淋巴结肿大，BALF中CD4/CD8轻度升高，SACE轻度升高，PPD皮试（-）。但患者上述各项结果的支持力度不够强，血钙不高，血浆免疫球蛋白未升高，与患者淋巴结进行性增大的病变活动性表现不一致。根据我国1989年结节病临床诊断标准，目前尚不能诊断。支持结核的表现有：低热、盗汗、结核病常见的结节红斑；虽然结核病目前难以确诊，但中国结核病的发病率很高，表现不典型者多见，临床上结核病的排除诊断有时很困难。呼吸道分泌物中未找到抗酸杆菌，不代表患者纵隔、肺门淋巴结或其他部位无结核病变；PPD皮试（-）也可见于结核早期或免疫力低下者。两者的鉴别病理才是金标准。TBNA是一项创伤较小的纵隔淋巴结活检技术，据报道诊断率可达63%~85%，尤其对肺癌纵隔淋巴结转移的患者诊断率更高，但在淋巴瘤和一些良性疾病（如结核、结节病等）的诊断阳性率较低。当TBNA无法明确诊断时应考虑行胸腔镜或纵隔镜下淋巴结活检。

入院后第5天行右膝部结节红斑活检，病理回报符合肉芽肿性炎，CD3（+）、CD20（-），六胺银（-）、抗酸染色未找到抗酸杆菌。入院第12天患者转入胸外科病房行电视辅助胸腔镜（VATS）纵隔淋巴结活检术，术中见胸腔淡黄色胸腔积液约80ml，无胸膜粘连，壁层胸膜未见结节，双肺散在数个约1mm小结节，中上纵隔多发淋巴结肿大，位于主动脉弓和肺门周边，大小约2cm×3cm，质硬、表面光滑、活动、无分叶、无包膜；胸腔镜下完整切除3枚，同时切除下叶胸膜小结节1枚送检。病理回报：淋巴结及纤维组织中见大量上皮样细胞结节，伴少许凝固样坏死；抗酸染色未找到抗酸杆菌，六胺银染色（-）。复查SACE 35.5U。给予RFP 0.45g qd、INH 0.3g qd、PZA 0.5g tid、EMB 0.75g qd。

患者皮肤结节红斑活检和纵隔淋巴结活检病理均提示为肉芽肿性疾病。肉芽肿性疾病主要见于以下几种情况：①慢性感染：如结核杆菌、非典型分枝杆菌、真菌、布氏杆菌、螺旋体及寄生虫感染；②结缔组织病：如韦格纳肉芽肿病、Churg-Strauss综合征等；③肿瘤：如淋巴瘤；④结节病。患者结缔组织病及肿瘤可基本排除，无真菌、布氏杆菌、螺旋体及寄生虫感染证据。结核和结节病两者的病理很类似，唯一的区别在于是否存在干酪性坏死。结节病的病理强调非干酪性坏死的肉芽肿性炎。该患者淋巴结病理存在少许凝固性坏死，虽然干酪性坏死才是典型的结核表现，但其实质为凝固性坏死的一种特殊类型，故当病理中出现凝固性坏死时，考虑结核的可能性大。处理上，结节病进展慢，部分患者可自愈，无重要脏器受累，可选择观察。相反，若将结核病误诊为结节病，应用激素治疗后，会造成结核全身播散，后果较为严重。于是本例给予足量四联抗结核治疗。

经过1个月的抗结核治疗后，患者干咳、低热、盗汗症状并无改善，仍反复出现膝、肘部结节红斑。复查ESR 42mm/第一小时末。复查CT：纵隔、双肺门淋巴结进一步增大，且出现左侧胸腔积液（图41－2）。

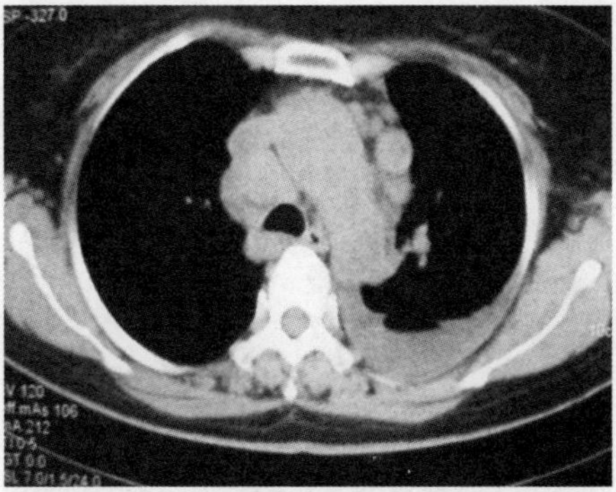

图41－2　淋巴结较前增大，左侧胸腔积液

经1个月的诊断性抗结核治疗无明显效果，必须重新考虑结节病的可能性。虽然结节病有自限性，但当出现以下情况时，需考虑口服糖皮质激素治疗：①重要脏器受累，如眼、神经、心脏等；②高钙血症；③有症状或进展的Ⅱ期肺部改变（肺部浸润伴肺门淋巴结肿大）；④Ⅲ期病变（肺部浸润或纤维化不伴肺门淋巴结肿大）。该患者胸腔镜见肺部散在结节，属Ⅱ期病变，症状明显，纵隔淋巴结增大较快，有治疗指征，于是开始加用中等剂量激素治疗，停止抗结核治疗。

入院6周后开始用泼尼松40mg/d，并逐渐停用抗结核治疗。应用激素1周后患者体温正常，结节红斑消失，干咳、盗汗症状明显改善。3周后复查胸部CT：纵隔淋巴结明显缩小，胸腔积液消失（图 41－3）。

出院后泼尼松逐渐减量，一般状况好。3 个月后复查胸部 CT：未见明显肿大纵隔淋巴结。半年后激素 5mg 维持，停用抗结核治疗。

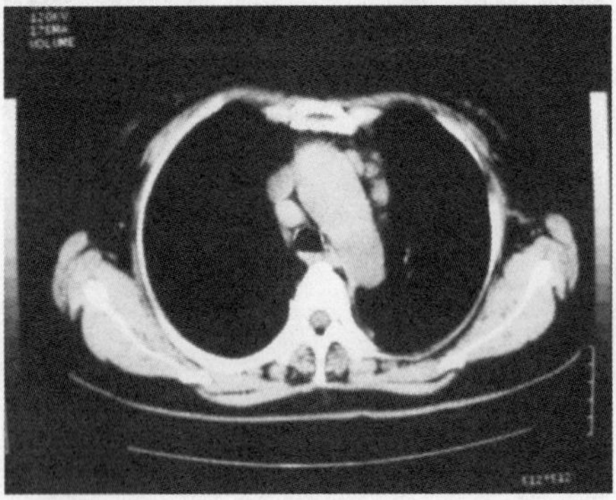

图 41－3　淋巴结缩小，胸腔积液消失

经过上述调整治疗过程及治疗反应，患者最终诊断为结节病。

结节病是一种以非干酪样坏死性上皮样肉芽肿为病理特征的炎症性疾病，属良性慢性疾病，可持续数年甚至终生。病因尚不明，可能与免疫紊乱有关，有报道还与病毒感染、过敏、接触毒物有关。

结节病为多脏器病变，以肺最为多见，其他脏器如皮肤、眼、关节、心、肝、脾、肾、腮腺等均可受累。干咳常为肺结节病的特征性症状，此外有气短、轻度胸痛。肺外表现以皮肤结节红斑、眼部疼痛、视力障碍、关节肿痛等较多见。非特异性症状有低热、乏力、盗汗、体重下降。

实验室检查：ESR 增快、CRP 增高，活动期 SACE、血钙、球蛋白增高；影像学示肺门淋巴结对称性肿大及肺间质改变；支气管镜检 BALF 中 $CD4^{+}$ T 淋巴细胞增高；PPD 试验（-）。病理学检查，无论哪个器官其结节样肉芽肿的病理改变均相似。典型的病理改变应符合以下三方面：①存在紧密包绕、形成良好的肉芽肿；②肉芽肿外围边缘有一层淋巴细胞和纤维母细胞浸润；③肉芽肿在淋巴间质周围分布。诊断结节病需一个以上器官存在典型病变，并排除其他肉芽肿性疾病。

从上述结节病特点描述分析本例，其症状主要表现为干咳、低热、盗汗、结节红斑，较为典型，但在入院之初凭上述非特异症状只能提供线索，尚不能诊断。有创检查缩小了疾病鉴别诊断的范围，经皮肤、淋巴结活检的结果将鉴别诊断限于“肉芽肿性疾病”，根据患者的其他血清学检查指标可以除外血管炎，真菌感染；最终鉴别范围缩小到“结节病与结核病”。在两种疾病的鉴别诊断中较为有意义的指标有 SACE、BALF 中 T 亚群细胞比例、PPD 试验及病理。但结节病与结核病从症状、实验室检查，甚至病理方面均有许多相似之处，有时鉴别非常困难。但二者的治疗截然相反，从疾病的性质、发展的严重程度看，若选择诊断性治疗应优先抗结核治疗。通过 1 个月的抗结核治疗，患者症状、ESR 均无改善，反过来提示结节病的可能较大，按照结节病予皮质激素治疗后患者的反应最终支持了临床结节病的诊断。

（郑　可　黄晓明）

病例42 发热、下肢肿痛、脾大、肝衰竭

男性，56岁，因发现脾大10年，下肢间断肿痛6年，发热2年半，加重10个月于2005年10月入院。

患者1995年体检B超发现脾大。1999年6月无明显诱因出现右腓肠肌肿痛，双下肢交替红肿，每次应用抗生素3～5天症状可减轻。2001年曾出现两次左眼睑红肿热痛，短期应用泼尼松后症状缓解。2001年9月外院诊为“血管炎”，给予泼尼松30mg/d治疗，1个月后减量为隔日30mg，一直维持用至2004年3月，期间下肢肿痛缓解。2001年10月腹部B超示肝回声稍强，脾厚4.9cm，肋下2.8cm。2002年夏至2003年无明显诱因出现3次右侧副睾红肿热痛。2003年4月开始无诱因出现发热，体温波动于38.0～39.0℃之间，多为晨起始发热，中午达高峰，下午可自行消退，每次体温正常后4～5天后会再次发热。多次查血常规正常，肝功ALT、AST正常。2004年3月外院腹部B超：肝回声增强尚均匀，脾厚6.1cm，长径16.4cm。仍诊为血管炎，加用静脉注射环磷酰胺及泼尼松25mg/d治疗，后患者自行缓慢减量激素，每月减量2.5mg。2004年底出现双下肢肿痛加重，明显乏力，食欲减退，2月间体重下降15kg。2005年7月7日患者无诱因出现双手及双足肿痛加重，皮肤“发黑”，无破溃，体温37.0℃左右，查全血细胞减少WBC 3.0×10^9/L，Hb 65g/L，PLT 40×10^9/L，脾大平脐，骨穿考虑不除外骨髓异常增生综合征、难治性贫血，给予间断输血治疗，血红蛋白上升至84g/L。胸CT见右肺下叶后基底段胸膜结节灶，左肺舌叶和右肺中下叶

炎症，先后应用亚胺培南西司他丁钠、氟康唑、阿莫西林克拉维酸钾、两性霉素 B，体温未见下降。自 2005 年 7 月激素改用甲基泼尼松龙 16mg/d（2005 年 7 月 7 日）→24mg/d（2005 年 9 月 2 日）→16mg q12h（2005 年 9 月 20 日）→32mg/d（2005 年 9 月 28 日）→早 32mg，晚 8mg（2005 年 10 月 2 日），体温无明显控制，最高 40.0℃，肝功持续异常。逐渐出现双下肢对称性指凹性水肿、颜面水肿、尿量减少、腹腔积液。入院前 3 天甲基波尼松龙 200mg/d × 3 天患者自 2004 年底以来，体重减轻近 20kg。既往史：2004 年诊断 2 型糖尿病。输血多次。对泰能、两性霉素 B 过敏。入院检查：T 36.8℃，P 86 次/分，R 20 次/分，BP 130/75mmHg；贫血貌，皮肤轻度黄染，腹壁见淤点、淤斑。浅表淋巴结未触及肿大。眼睑水肿，心肺查体正常。肝肋下未及，脾大，甲乙线 10cm，甲丙线 15cm，丁戊线 -3cm，质硬，触痛明显；移动性浊音阳性。脊柱四肢无畸形，双下肢对称性可凹性水肿。血常规 Hb 105g/L，WBC 1.24×10^9/L，中性 76.9%，PLT 8×10^9/L。尿蛋白 1.0g/L。血清 ALT 114U/L，ALB 22g/L，TBil 131.84mmol/L；DBil 78.32mmol/L。

患者中年男性，慢性病程，病史 6 年余，突出的表现为脾脏进行性肿大，下肢肌肉痛，反复交替出现红肿，有附睾肿痛，长期慢性发热，应用中等剂量糖皮质激素治疗有效，近十个月以来病情加重，并有食欲下降、体重明显减轻。外院曾诊断为“血管炎”，但该患者血管炎的表现不典型，以非典型性血管炎起病，应注意除外肿瘤。2005 年 7 月起病情反复、发热加重，且出现重度全血细胞减少，骨髓表现 MDS，肝功异常，糖皮质激素逐渐加至足量及 200mg qd 未见明显效果，不仅血象无恢复，体温亦不能控制。患者的诊治难点在于：①病程迁延，近期进行性加重，进展快，原发病是什么？②1 周以来，患者血小板、白细胞迅速下降，肝功明显恶化，胆红素升高，似乎在原有疾病的基础上又波及造血系统及肝脏，且患者有糖尿病，不能排除合并感染的可能，长期大量糖皮质激素及不正规地应用抗生素，很可能为条件致病菌感染创造了条件。入院后除给予有力的支持治疗外，一方面积极查找原发病，另一方面重点查找感染灶。

入院后给予间断输血、输血小板、保肝、抗感染（莫西沙星）、补充白蛋白等支持治疗。患者一般情况仍呈进行性恶化，每日输入红细胞、血小板，血象仍差。Hb 60g/L，PLT 9×10^9/L；血 Bil 进行性升高达 171mmol/L。胸部 CT 示双肺结节较前增多。骨穿提示：骨髓增生活跃，中性粒细胞胞质内可见中毒性颗粒及空泡，红系各阶段比例正常，巨核细胞及血小板少见。骨髓活检：造血组织比例略增多，红系、粒系比例大致正常，未见巨核细胞。PET 报告：肝脾弥漫性增大，未见占位病变，CT 所见肺内病灶，PET 未见显示无代谢活性，全身骨为代谢增高活跃表现。皮肤结核菌素试验阴性，血清布氏杆菌凝集试验阴性。

患者有多系统受累的表现且近期有加重：发热；黄疸；肝功能异常；全血细胞减少，明显出血倾向；脾大平脐，质硬，浅表淋巴结不大；以上特点，表现突出且明确的是巨脾，从巨脾的鉴别诊断考虑：①感染不能解释全貌；②CT 或 B 超未发现肝或邻近血管病变，肝硬化门脉高压引起的脾大可以排除，患者全血细胞的恶化趋势，也不符合脾亢所致；③应用激素效果不佳，且为巨脾不支持自身免疫病；④血液系统恶性肿瘤，考虑淋巴瘤可能性大，但有两点疑问：a. 浅表及深部淋巴结均未发现肿大；b. 淋巴瘤侵及肝脾的 PET 表现应为高摄取，与此患者的 PET 不符。在没有病理证据的情况下不能试验性治疗。下一步应积极查找淋巴瘤的证据，开腹探查、切脾为唯一办法。

为缓解血小板下降及肝脏淤胆，应用足量琥珀酸氢考 300mg qd 静脉输入，并给予静脉注射丙种球蛋白 20g/d ×5 天静点，长春新碱 1mg 静推。患者体温高峰未下降，每日最高 40.0℃，伴寒战。10 月 17 日患者面额部、颈部、前胸、双臂皮肤见散在粟粒样白色疣状丘疹，无痒痛。继续加强保肝、输血、血小板、血浆、白蛋白、粒细胞集落刺激因子（G－CSF）等对症支持治疗，一般情况仍持续恶化。患者肝功转氨酶进行性下降，TBil 每日增长 17.1mmol/L 左右，并出现嗜睡、扑翼样震颤等肝性脑病迹象。

考虑患者寒战、高热，糖皮质激素难以控制体温、肝功迅速恶化，临床表现不能除外重症结核及重症真菌性败血症，加上患者的一般情况恶化迅速，已没有手术切脾机会。

2005 年 10 月 19 日回报血培养（10 月 15 日）见酵母样菌丝、孢子，可能为白色念珠菌。当日给予氟康唑 200mg 静点 qd。次日 24 小时尿量不足 400ml，出现呼吸急促、心率增快 120 次/分，血压下降，抢救无效，10 月 21 日凌晨死亡。10 月 22 日血培养电话回报为新型隐球菌，1 个月后快速结核杆菌培养回报阳性。

本例合并罕见的隐球菌性败血症及血行播散性肺结核。隐球菌病是由新型隐球菌所致的亚急性或慢性深部真菌病，该菌广泛分布于土壤及鸟粪中，可随尘埃一起被人吸入呼吸道内，侵入人体的隐球菌不一定致病，正常的细胞免疫在防止隐球菌感染中起主要作用。隐球菌侵入肺后，少数形成肉芽肿并出现症状，继而可由肺部经血而进入中枢神经系统。皮肤病变有肉芽肿及胶质性损害两种类型，后者的组织反应较少，内含大量隐球菌。

血行播散性肺结核在成人多见于原发感染后隐潜性病灶中的结核杆菌破溃入血，由肺静脉入侵经体循环，则引起全身播散性结核病。以一次性或短期内大量入侵引起的急性血行播散型肺结核，临床表现复杂多样，常伴有结核性脑膜炎和其他脏器结核。

两种感染都见于免疫力极度低下者，本患者恰处于应用激素后的免疫抑制状态中，静脉应用甲基泼尼松龙后 CT 见双肺结节较前增多，密度不高，为新出现病变，此时也出现了难以控制的高热，与我们在患者刚入院时的分析相符合，即在免疫抑制状态下出现了机会感染，从胸部 CT 上看，难以区别是肺部隐球菌感染还是结核，遗憾的是虽然考虑到结核感染，并试图应用可覆盖抗结核治疗的抗生素，终因患者肝功严重受损而不能实行。该患者病情进行性加重时出现了性质不明的皮肤软疣样小丘疹，并未引起重视，后在查阅文献过程中发现这正是皮肤和粘膜隐球菌病的典型表现，常与隐球菌脑膜炎及肺炎并存。在患者晚期的意识障碍中，脑膜刺激征与颅内高压并不明显，主要考虑为肝性脑病的表现，也不能完全除外并存隐球菌脑膜炎及结核性脑膜炎。

本例患者同时合并隐球菌性败血症及血行播散性肺结核在国内尚未见报道，血培养阳性的隐球菌病患者国内外报道亦不多见。我院曾收治 1 例 62 岁女性，诊断为系统性红斑狼疮、肺泡出血、狼疮脑病、狼疮肾炎，在激素冲击过程中出现高热，先后应用三代头孢霉素、亚胺培南西司他丁钠无效，血培养为新型隐球菌，痰墨汁染色阳性，同时血培养有念珠菌，取得血培养结果后立即应用两性霉素 B 治疗，但仍死于多系统衰竭。两例的相同之处在于都处于应用大量糖皮质激素后，其次曾应用广谱抗生素，毋庸置疑，广谱抗生素的应用是真菌感染的诱因之一。隐球菌病的治疗主要为两性霉素 B 或与其他抗真菌药物联合治疗，根据病人基础疾病的不同，住院死亡率 17% ~ 100% 不等。有学者通过对隐球菌病的分析认为：隐球菌病患者生存的决定因素更多取决于基础疾病的进展和伴随感染的结局而不是隐球菌病本身。因此患者全身状态是治疗是否成功的关键。

本例的启示是：

1．在疾病早期病变不典型时，全面体检至关重要，患者曾就诊 6 年，但脾脏进行性增大这一明显的体征被忽略。

2．全面缜密的临床思维是做出正确诊断的关键，当用一个疾病（本例：血管炎）不能解释病情全貌或治疗效果不佳时，思路不能囿于某一诊断（血管炎）或某一范畴的诊断（自身免疫病），而要重新分析，考虑会引起类似征象的其他疾病。

3．在治疗过程中，要关注药物的指征和不良反应，不仅是糖皮质激素，更重要的是在感染证据不足时抗生素的选择，滥用抗生素的后果也许会给患者致命的打击。

4．本例仍难以排除恶性淋巴瘤。遗憾的是终因患者全身状况恶化失去手术探查及明确诊断的时机。今后当遇到诊断的瓶颈时，要抓住时机，排除患者顾虑，果断地进行有创检查。

（尹　雷　王　玉）

参 考 文 献

1. Perfect JR, Durack DT, Gallis HA. Cryptococcemia. Medicine (Baltimore), 1983, 62: 98 - 109
2. 陈灏珠，林兆耆，等. 实用内科学. 北京：人民卫生出版社，

2002, 503

3. Averbuch D, Boekhoutt T, Falk R, et al. Fungemia in a cancer patient caused by fluconazole - resistant Cryptococcus laurentii. Med Mycol, 2002, 40: 479 - 484
4. Pasqualotto AC, Bittencourt Severo C, de Mattos Oliveira F, et al. Cryptococcemia. An analysis of 28 cases with emphasis on the clinical outcome and its etiologic agent. Rev Iberoam Micol, 2004, 21: 143 - 146

病例43　发热、鼻塞、脓涕、听力下降

男性，49岁，因鼻塞、发热、脓涕5个月，听力下降2个月于2004年6月4日入院。

患者2003年11月无明显诱因出现夜间鼻塞，自觉乏力及发热（未测体温），不伴流涕、畏寒、寒战、尿频、尿急、尿痛、腹痛、腹泻、皮肤破溃等。当地予青霉素治疗后症状无改善。2003年12月上述症状加重，夜间低热37～38℃，出现明显鼻塞、流黄脓涕，诊为“鼻炎”，抗生素鼻腔冲洗效果不佳，脓涕量增多，T 36.5～38℃。2004年3月出现午后高热（T 40.1℃），伴明显畏寒、寒战、鼻塞、流脓涕及流泪，鼻塞严重时听力明显下降，右侧为重。2004年3月4日CT示：“双侧筛窦炎”。予头孢西丁及对症处理后，黄脓涕略稀薄，体温降至37～38.9℃。2004年4月13日行“鼻中隔偏曲矫正术、双筛窦开放术”。术中见“鼻中隔后部及鼻甲粘膜苍白，擦之呈豆腐渣样，咬除筛骨垂直板、梨骨及突出的上颌窦鼻嵴”，未行病理活检。术前抗炎治疗时体温平稳1周，术后再次出现发热（37～39℃）、流涕及口腔巨大痛性溃疡，听力下降及流泪加重，为进一步治疗来我院。发病以来乏力、食欲下降，体重下降15kg，尿、便正常。既往体健，无鼻窦炎史。吸烟20支/天×20年，已戒烟6年。

入院查体：T 36.7℃，皮肤、粘膜无黄染，全身浅表淋巴结未及。流泪，双耳听力粗测减退，右侧明显；鼻无压痛，左上颌窦轻压痛，乳突及双额窦、筛窦区无压痛。软腭充血，可见2个直径约1cm浅溃疡，底覆白苔，边界清晰，有触痛。心、肺

及腹部未见异常。入院诊断：发热、鼻塞、流脓涕原因待查，韦格纳肉芽肿可能性大。

本例特点：①中年男性，呈慢性病程；②临床主要表现为发热、流涕、听力下降、口腔溃疡及左上颌窦压痛；③否认鼻出血及涕中带血。颈部淋巴结不大，无脑膜刺激征；④外院 CT 示：左上颌窦炎症。根据上述特点首先考虑鼻窦炎。鼻窦炎常有头痛、低热、与体位相关的脓涕。病毒、G^+球菌、G^-杆菌及真菌均为病原。病毒感染往往呈自限性，细菌感染抗生素治疗一般有效，本例均不支持。患者外院鼻腔手术时曾见豆渣样改变，要考虑真菌感染可能。深部侵袭性真菌感染时，可有中度发热，WBC 升高，严重时可有骨质破坏，甚至延伸至颅内感染。但该患者的临床表现不完全符合，尚不支持。其次需排除鼻咽癌，患者无涕中带血，颈淋巴结不大，鼻咽部 CT 无阳性发现，且患者为非鼻咽癌高发区居民，故症状、体征、影像学及流行病学均不符合，可通过鼻部病理活检除外。另外考虑韦格纳肉芽肿，该病可因鼻梁塌陷、骨质破坏造成脑膜炎。主要侵袭呼吸道（肺）、鼻窦及肾脏，早期或轻型病例可以只侵犯上呼吸道，多数有 c－ANCA 阳性，确诊依靠病理检查。本例应经鼻咽内镜行病理活检以明确诊断。

入院后患者的热型为弛张热（36～40℃），用 NSAIDs 可缓解。高温时伴严重鼻塞，双耳听力明显下降。

入院后检查：ANCA（－）。口咽溃疡拭子培养及涂片（－）。胸部 CT：右上肺、左下肺背段片状影，考虑为炎性病变，结核不除外。头颅 MRI：①双额叶、左顶叶数个点状长 T_2 信号，符合缺血改变；②上颌窦、筛窦炎，双侧中耳乳突炎；余未见明显异常。鼻窦 CT：上颌窦、筛窦炎，未见明显骨质破坏。鼻内镜：双鼻粘膜糜烂，鼻咽部结构不清，粘膜不光滑，部分糜烂，下咽分泌物多，会厌、梨状窝未见异常，双侧声带活动好。软腭水肿，右侧有溃疡形成，触之质硬。遂于右咽部溃疡边缘取4块组织送检病理。病理回报：鳞状上皮粘膜重度急、慢性炎，伴大片坏死及肉芽组织形成，未见明确上皮样肉芽肿或小血管炎。

患者口腔溃疡虽酷似贝赫切特综合征（BD，白塞病）性溃疡，但该患者无反复口腔、外阴多发溃疡，BD证据不足。诊断韦格纳肉芽肿必须排除感染及肿瘤，其相关性抗体为ANCA，阳性率为80%。本例ANCA（-），口腔溃疡深大，苔污，鼻窦病变重，副鼻窦区无骨破坏，结合其影像学检查应考虑鼻窦内为炎症改变，但鼻咽内镜所见，要高度怀疑恶性疾病，如淋巴瘤。

遵照耳鼻咽喉科意见予阿莫西林/克拉维酸钾1.2g q8h抗炎治疗，效果欠佳，患者发热同前，入院10天后口腔溃疡较前明显恶化，单个直径约1.3cm，且呈哑铃样融合，溃疡周边红肿，触之质硬。重复ANCA仍（-），血清蛋白电泳、免疫电泳、胃镜、骨髓穿刺、腰椎穿刺、口咽溃疡病原学检查无阳性发现。

纵观整个病程，首先考虑韦格纳肉芽肿，但该患者除鼻咽部症状外，无其他系统改变，且多次ANCA（-），病理也不支持，诊断有疑问。该患者溃疡太安静，需考虑为增生性病变基础上血运差造成的溃疡。鼻窦炎为鼻咽部引流不畅所致。此外，患者发热明显，体重4个月内下降15kg，应考虑肿瘤性疾病。鼻咽部肿瘤，除鼻咽癌外，要高度怀疑淋巴瘤。咽部淋巴瘤与鼻咽癌病理鉴别有时较难，应取较深部位组织活检。

再次鼻腔组织活检病理：符合非霍奇金恶性淋巴瘤（T细胞性）；免疫组化：CD3（+），UCHL－1（+），CD20（－），NK－1（－），AE1/AE3（－）。最后诊断：鼻非霍奇金恶性淋巴瘤（T细胞性）。予CHOP方案化疗2个疗程后。鼻塞、流涕症状明显缓解，仍有口腔溃疡，较前略小，上有脓性分泌物。第二次化疗后体温正常，出院，继续随诊。

本例诊断过程的二点经验教训：①鼻咽部迁延不愈的增殖并溃疡病变，尤其伴发热者，应时刻不忘淋巴系统肿瘤的可能，因鼻咽部分布丰富的淋巴组织；②一次、二次病理活检回报为非特异性病变时，如临床仍高度怀疑淋巴瘤，应毫不犹豫再次取较深部位病变组织行病理检查。因肿瘤表面坏死或合并感染时，常常影响取材而造成病理诊断的困难。

（严雪敏　范洪伟）

病例 44　反复咳嗽咳痰，憋气伴双下肢凉、水肿

女性，25 岁，因反复咳嗽咳痰 4 个月，憋气伴双下肢水肿 20 天于 2005 年 3 月来我院就诊。

患者 4 个月前无诱因出现咳嗽，少量白痰，无发热、胸痛、憋气、咯血等，予抗生素治疗好转。3 月前再次出现上述症状，当地医院心电图示"房颤"，并行心导管检查示：左心室至升主动脉间无明显压力阶差。予抗生素治疗，效果欠佳。2005 年 1 月 1 日患者出现行走时左下肢疼痛，休息后好转。下肢血管彩超示：左股动脉下段不全栓塞；左股深动脉、左腘动脉完全栓塞；右腘动脉下段大部栓塞。双侧股动脉、足背动脉、右腘动脉血流速度均减慢。20 天前自觉左下肢发凉，发现双下肢水肿明显。同时伴憋气，夜间不能平卧，渐出现咳痰带血丝。4 个月前开始停经。19 年前（6 岁时）因发现心脏杂音，在外院诊断"肥厚性心肌病"，未特殊治疗。8 岁时有一次站立时出现晕厥，数秒钟好转。平时生活自理，可参加体育课及打羽毛球。2005 年 2 月 15 日来我院急诊就诊。体格检查：BP 90/70mmHg，HR 150 ~ 160 次/分，颈静脉充盈，右肺可闻及湿性啰音，左下肺呼吸音低。心脏肺动脉听诊区可闻及 2/6 收缩期杂音。腹软，肝右肋下四指可及，无触痛，表面光滑，脾未及，移动性浊音（+）。左桡动脉搏动弱，左股动脉、双侧腘动脉、足背动脉搏动未触及，双下肢径前区轻度水肿。左足背皮肤皲裂。

患者为青年女性，慢性病程，外院曾诊断为肥厚型心肌病，8 岁时晕厥发作，也符合肥厚型梗阻型心脏病。本次主要在 4 个

月前开始出现症状，反复的咳嗽、咳痰，随后出现间歇性跛行，相应检查提示房颤、双下肢动脉多发血栓。近期出现憋气、双下肢水肿、不能平卧，查体肝大，考虑全心衰竭的可能，但患者痰中带血丝不符合左心衰的典型表现。但患者有肥厚性心肌病多年，有房颤，易在心房内形成血栓，是否会合并有肺栓塞？目前用心衰来解释所有症状仍有疑问；患者目前有心衰及明确的动脉闭塞，应首先处理心衰并予抗血栓治疗（低分子肝素），同时进一步完善相应检查，是否确有肥厚性心肌病、心房内有无血栓、肺内情况如何，有无肺栓塞。

急查心电图示心房扑动，心室率最快达160次/分，于急诊室使用胺碘酮（可达龙）时出现全身不适、出汗，后停用。查血气（鼻导管吸氧）：pH 7.488、$PaCO_2$ 19.9mmHg、PaO_2 111mmHg、SaO_2 99.1%；胸片：右肺下野大片密度增高影、不除外实变、心影扩大；心脏超声示：肥厚心肌病（非梗阻型），双房增大，左房、左、右心室内附壁血栓，重度肺动脉高压，LVEF% 33%。CT肺动脉血管重建示：右肺中叶内侧段肺栓塞。予以由低分子肝素向华法林抗凝治疗过度，并使用西拉普利、地尔硫䓬、比索洛尔、氢氯噻嗪、头孢呋辛治疗后下肢水肿减轻，咳嗽及憋气症状有所好转。

患者有心房扑动、心率快，完全可以引起心功能不全；患者有肥厚性心肌病，已有双房增大，并且有心房血栓，故不考虑心律转复，处理心房扑动、心房颤动应以降低心室率为主。但其对胺碘酮有反应。所以使用小剂量β受体阻滞剂以及钙离子阻滞剂，一方面可以降低心率、另一方面可改善肥厚心肌的舒张功能、降低排出阻力，有利于纠正心衰，使用上述药物应从小剂量开始，并密切观察患者反应，如情况有变化应随时停用；另外使用的 ACEI 及利尿药对控制心衰有利。经上述治疗后，患者心衰逐渐控制。

进一步的检查，证实患者存在心房多发血栓，也证实存在肺栓塞及下肢动脉栓塞。但是复习病史，仍有一些疑问：①下肢动脉血栓，如考虑栓子脱落，应为急性缺血过程。患者有广泛的动脉血栓，应有剧烈的肢体疼痛及肢端坏死，但肢体疼痛不明显，似乎已经适应了缺血的情况，从其症状表现看，更像血栓形成；②左房、左右心室内均可见附壁血栓；房颤的血栓多位于心房内，左右心室内都有血栓少见；心室内血栓可见于扩张型心肌病心腔扩大、广泛前壁心梗、室壁瘤形成的病人，其局部血流缓慢时易形成血栓；本患者心腔无扩大，单纯从房扑看难以解释心室内形成众多血栓；③闭经如何解释？那么有无可能有其他原因引起血栓形成，故下一步需了解 a. 下肢动脉是栓塞还是血栓形成，局部侧支循环情况如何，其他部位有无血栓？b. 有无其他容易引起血栓形成的原因？c. 闭经原因？

患者 2 月底收入心内科病房继续治疗。继续华法林 + 阿司匹林，并予西拉普利、地尔硫䓬、比索洛尔、地高辛、螺内酯等药物治疗，症状逐渐好转，体重逐渐减轻。期间查血常规、尿、便常规基本正常，血沉 29mm/第一小时；抗结核抗体（－）；Ig 定量：IgG 轻度升高，22.1g/L；蛋白电泳：γ 球蛋白升高，29.9%；同型半胱胺酸正常；LA（－），ACL（++++），补体基本正常。ANA（－）、抗 ENA（－）、ANCA（－）；血易栓指标（2 月 25 日取血）：蛋白 C 活性降低 13%（66% ~145%），蛋白 S 活性正常；查 BUS：多浆膜腔积液（胸腔、盆腔、心包）、肝大，脾不大，子宫附件未见异常。CT 血管重建：左侧髂总、髂外动脉闭塞，左侧股浅动脉远端、腘动脉闭塞，侧支循环形成；右腘动脉闭塞，侧支循环形成。复查血管超声：双下肢深静脉无异常；双侧股浅动脉远心端及腘动脉闭塞；双侧胫前动脉高度狭窄或闭塞；双侧胫后动脉上端无明显血流信号；腹主动脉远端管壁增厚伴轻度狭窄；左侧髂总、髂外动脉血栓形成伴闭塞；双侧锁骨下动脉、双侧颈动脉无异常；左肾上极血管稀疏，不除外小动脉闭塞。血 FSH 1.2mU/ml、LH 3.9mU/ml，均低于正常。

患者血管超声检查双腿均可见到侧支循环形成，并且下肢动脉多发的狭窄和闭塞，故考虑血栓形成而非单一的栓塞，腹主动脉及肾动脉分支有可疑的狭窄或闭塞。而引起类似的血栓形成的可见于血管本身病变如大动脉炎、血管炎等或凝血方面的异常，包括各种容易引起血栓形成的情况如抗磷脂抗体综合征（APS）、蛋白 C 缺乏等；但患者心脏内也有血栓，一般血管炎难有此表现，且患者 CT 血管重建的表现并非典型大动脉炎或结节性多动脉炎（PAN）的变化，所以更多考虑易栓症的可能。

患者 ACL 阳性，提示有 APS 的可能。APS 的诊断至少应符合一项临床标准及一项实验室标准，其临床标准有：血栓形成（动脉、静脉或任何器官的小血管）；妊娠并发症（习惯性流产）；血小板减少；实验室标准：抗心磷脂抗体阳性（相隔 6 周测量两次以上阳性）；狼疮抗凝物阳性（相隔 6 周测量两次以上阳性）。患者有多发血栓形成，ACL 阳性，但 ACL 是否持续 6 周阳性尚不明确，只是可疑 APS，尚不够诊断标准。APS 有原发和继发两类，可继发于系统性红斑狼疮（SLE）、类风湿关节炎（RA）、多发肌炎、硬皮病等。患者为青年女性，蛋白电泳 γ 球蛋白升高，应警惕有无免疫病的可能，但相应免疫指标 ANA、抗 ENA 等均为阴性，并不支持。

患者蛋白 C 活性降低，有无蛋白 C 缺乏引起易栓症的可能？诊断蛋白 C 降低，应 2 次检查均小于 55% 方有意义，或者蛋白

C降低，且其父母中有一人的蛋白C降低；本患者一次为13%，并且当时使用着华法林，也会影响蛋白C的检测。可考虑检查其父母的蛋白C水平。

患者闭经，盆腔B超子宫、附件并无异常，血中激素水平提示垂体性闭经的可能，下一步可行雌激素、黄体酮试验，看有无撤退性出血，但患者因多发血栓处于抗凝治疗过程中，暂时不适合行该项试验。曾有个案报道，APS合并垂体性闭经的情况，本患有此可能，但尚无法进一步证实。

目前考虑有凝血方面的异常，确诊一是需要一段时间的观察（APS是否能持续6周），二是可寻找相关病理的证据（如血管活检、淋巴结活检或肾穿等）；显然，患者有多发的动脉血栓，急需治疗，首先应加强抗凝治疗，不能为诊断而耽误治疗，其次病理活检不合适。下一步该如何治疗，是单纯抗凝还是更积极一些，有无可能使下肢的血管再通？

3月中旬复查ACL（+++），复查ANA、ANCA（-）；复查胸腹腔BUS未见积液。行胸部、腹部、盆腔CT：纵膈肿大淋巴结同前、心包积液及右侧胸腔积液消失，右中下肺片状影较前有吸收，余无明显异常；腹盆腔无异常，轻度脂肪肝。其父母蛋白C活性正常。

患者经相应治疗后，心衰逐步控制，胸、腹、盆腔积液均消失，但ACL仍阳性，虽不够诊断某一种免疫病，但尚难除外；临床上有某些继发表现可早于原发病，即部分患者有APS的表现，几年后才出现相应的结缔组织病症状，才明确诊断。患者虽以华法林抗凝治疗，但能否防止血栓继续形成？目前APS的治疗可单纯抗凝、溶栓，但暴发型、血小板减少、溶血性贫血应加用大剂量皮质激素，甚至激素冲击治疗。本例病人血栓广泛、多发，不除外暴发型可能，应考虑治疗血栓的原发病，单纯抗凝乃至溶栓只是治标，如病人有自身免疫病的因素，应考虑使用皮质激素或免疫抑制剂；因其心房内也有血栓，溶栓治疗并不安全；同样，考虑免疫病的因素，手术取栓也不合适。

3月22日起将华法林更换为阿加曲班治疗。3月29日起将阿司匹林更换为德纳口服。4月2日，患者开始服用泼尼松60mg/d，4月4日，开始环磷酰胺0.2g qd静脉注射；期间复查蛋白C水平恢复正常。4月12日，患者停用阿加曲班，继续口服华法林，监测INR。4月底复查相应指标：血管超声：左侧髂总动脉闭塞，左侧股浅动脉、腘动脉、胫前动脉血栓伴闭塞；右腘动脉血栓伴高度狭窄。双肾动脉阻力增高。血蛋白电泳γ球蛋白降至正常；血IgG降至正常；血ACL（－）；复查下腔静脉BUS：未见血栓，下腔静脉扩张、考虑为心脏疾病所致；复查UCG：肥厚型心肌病（非梗阻型）、双房增大，心房、心室未见血栓，LVEF 66%，估测肺动脉收缩压35mmHg，无心包积液。患者情况稳定；HR 60次/分，BP 120/65mmHg，双肺呼吸音清，双下肢不肿，可正常下地行走；左足背皮肤干燥结痂；于4月底出院，门诊随诊。

阿加曲班为合成的从水蛭素中提取的成分，不会诱发肝素相关血小板减少（HIT），并有直接抗凝血酶作用，不依赖于抗凝血酶Ⅲ；且其分子量较小，可进入血栓内部发挥作用，用于陈旧血栓效果好，可使陈旧血栓缩小。另外服用的德纳，为口服的前列环素PGI_2，较以往静脉用前列环素半衰期长，效果好；德纳降低肺动脉高压的效果明显，可使细胞内（包括内皮）、平滑肌细胞、血小板内的腺苷环化酶增加，从而增加C－AMP的含量，进一步引起平滑肌舒张导致血管扩张，改善缺血引起的疼痛、溃疡等情况；德纳还减低血小板的反应性，从而起到抗血小板的作用。患者经上述治疗后，相应检查心脏内原有血栓消失，下肢缺血症状明显好转。另一方面，开始了针对免疫病方面的皮质激素＋环磷酰胺的治疗，ACL 转为阴性，γ 球蛋白恢复正常，未见到新血栓形成。

由此推断该患者同时存在两种疾病，一为肥厚型心肌病，起初可能为梗阻型，但随着生长发育，梗阻情况逐渐缓解；但心肌病可引起心房增大、房扑，进一步引起心力衰竭。二为多发血栓，以 APS 可能性最大。心衰引起的循环淤滞，也促使了血栓形成。其他的肺栓塞、闭经，考虑与血栓有关。

患者虽治疗效果较好，但尚有疑问，肺栓塞的栓子可以来源于右心房，但是如考虑有 APS，为何只在心脏和动脉中有血栓形成，静脉系统中（下腔静脉、下肢深静脉）并未寻找到血栓，而正常情况下，静脉较动脉更易有血栓形成。

随诊患者情况，患者返回当地，回家上楼梯时由家人背上楼，上楼时无异常，可正常聊天；到家后将患者放到椅子上，患者突然站起，随之倒地，呼吸、心跳停止，于当地抢救治疗无效死亡。

从患者症状看，突发的呼吸心跳骤停，最可能的就是肺栓塞，虽然反复检查下肢深静脉及下腔静脉无血栓，但其他静脉仍有可能有未被发现的血栓。

（朱鸣雷）

病例 45 肝功能异常、视盘水肿

女性，48 岁，因肝功能异常 1 年余，视物模糊 2 个月于 2005 年 1 月 6 日入院。

患者 2003 年 4 月间发现巩膜黄染，2003 年 7 月常规体检发现“肝功异常，胆红素升高”，无不适症状。化验检查血红蛋白正常，肝功“AST、ALT 正常，ALP 578 U/L，GGT 350U/L，TBil 30.4μmol/L，DBil 5.79μmol/L”，B 超提示“肝脏弥漫性损伤，脾稍大”，AMA 1∶80 弱阳性；AMA－M2（－）。血清各项肝炎病毒标志物（甲肝、乙肝、丙肝、戊肝）均为阴性。入院查体：巩膜轻度黄染。肝肋下 2cm，脾肋下未及。余未见异常。

患者黄疸以间接胆红素升高为主，首先应排除肝前性因素导致的黄疸。患者虽然无贫血，但溶血轻微时，骨髓的正常代偿反应足以使红细胞数保持正常，如球形红细胞增多症等疾病，红细胞在髓外破坏可不伴有贫血。本患者应查网织红细胞、血涂片查红细胞形态，明确有无红细胞碎片、有核红细胞、球形红细胞等。

其次考虑慢性淤胆性疾病：溶血无法解释患者胆管酶明显升高，要考虑是否为慢性淤胆性疾病。临床常见引起肝内胆汁淤积的疾病有病毒性肝炎、药物性肝炎、酒精性肝病、自身免疫性肝病（AIH）等。该患者各项病毒肝炎指标均阴性，无长期饮酒及服用肝损药物等病史，考虑自身免疫性肝病特别是 PBC 不能除外。PBC 在中年女性多见，早期以 GGT、ALP 等胆管酶升高为主，晚期呈黄疸进行性加重及出现肝硬化的征象。AMA 特别是 AMA－M2 为此病的特异性抗体。本例的临床表现似可以用 PBC 来解释，且 AMA 1∶80 弱阳性，但特异的 AMA－M2 阴性。需进一步复查，必要时行肝穿刺明确诊断。

患者入院后监测肝功能变化示：GGT 91～152U/L，ALP 142～282U/L，LDH 241～293U/L，TBil 46.2μmol/L，DBil 10.43μmol/L；血涂片分类：未见破碎红细胞，红细胞形态正常，尿 ROUS 试验阴性。Coombs 试验阴性，酸溶血试验阴性，蔗糖水溶血试验阴性，CD55 及 CD59 阴性细胞百分数正常，FDP <5μg/ml，D－dimmer 0.02mg/L。各项免疫指标：ANA、抗 ds-DNA、ANCA、RF、抗 ENA、ACL、LA 均为阴性。自身抗体：AMA 1∶80 弱阳性，AMA－M2 阴性。血常规示三系进行性升高，Hb 161～179g/L，WBC（16.66～24.6）$\times 10^9$/L，PLT（441～726）$\times 10^9$/L。骨穿：考虑骨髓增生性疾病；骨髓活检：造血组织比例明显升高，其中粒系增多明显，可见杆状分叶核粒细胞，红系减少，巨核细胞多见。

患者各项免疫指标基本为阴性，各项溶血指标无明显异常，考虑溶血可能性较小，PBC 或 AIH 不能完全排除，必要时可行肝穿刺活检明确。患者主要问题是血三系呈进行性升高，骨穿及骨髓活检考虑：骨髓增生性疾病。慢性骨髓增生性疾病（MPD）是以“有效”造血为特征的一组克隆性干细胞疾病，引起外周血一系或多系血细胞的增高以及肝脾大，骨髓较成熟的细胞增生活跃。慢性骨髓增生性疾病（MPD）的分类包括：①Ph 染色体［t（9；22）（q34；q11）（BCR/ABL）］阳性的慢性髓系白血病（CML）；②慢性中性粒细胞白血病（CNL）；③慢性嗜酸粒细胞白血病/高嗜酸粒细胞综合征（CEL/HES）；④慢性原发性骨髓纤维化（CIMF）；⑤真性红细胞增多症（PV）；⑥原发性血小板增多症（ET）等。有时MPD可和骨髓增生异常综合征（MDS）并存，即MPD/MDS，包括：①慢性粒单核细胞白血病（CMML）；②不典型慢性髓系白血病（aCML）；③幼年型粒单核细胞白血病（JMML）。该患者目前尚无法诊断为何种类型，可予以：①中性粒细胞碱性磷酸酶染色；②细胞遗传学检测：染色体标本R带或G带进行核型分析，染色体异常确定按ISCN标准；③分子生物学检测：用反转录酶/聚合酶链反应（RT/PCR）方法进行BCR/ABL融合基因检测等检查明确诊断。患者的问题是骨髓增生性疾病和肝功能异常之间有无联系呢？

腹部B超：①脾大；②门静脉主干及脾静脉胰腺后方闭塞或先天畸形？③肝外胆管扩张。腹部CT及血管重建：肝脾大，门静脉主干和脾静脉闭塞伴脾门区、胃体周围、肠系膜及腹壁静脉曲张（图45-1，图45-2，图45-3）。血和骨髓的中性粒细胞碱性磷酸酶染色基本正常。因患者不同意行染色体等检查，故无法明确患者骨髓增生性疾病的具体分

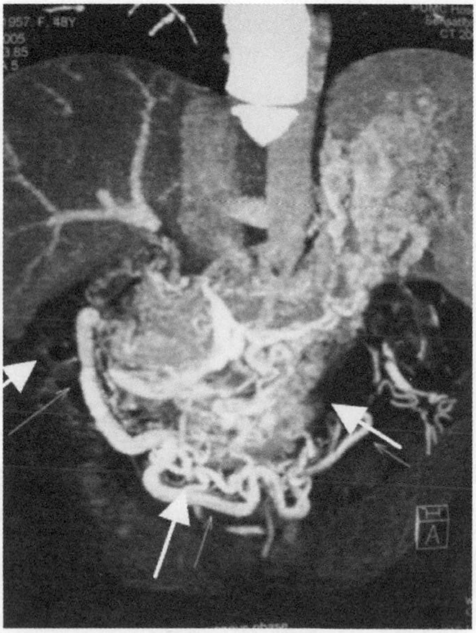

图45-1 腹部CT血管重建示胃体周围、肠系膜静脉曲张

型。患者入院前曾有一过性视物模糊，入院后眼科会诊：双侧视盘水肿，左侧完全型，右侧轻度。双鼻侧视野缺损。腰椎穿刺：颅压＞3.23kPa（330mmH_2O），压颈试验通畅。脑脊液清亮透明，常规、生化未见异常。脑脊液细菌培养、找抗酸杆菌、墨汁染色、隐球菌乳胶凝聚试验均阴性。经颅超声多普勒（TCD）正常。颈动脉彩超多普勒正常。头颅 MRI：未见明显异常。

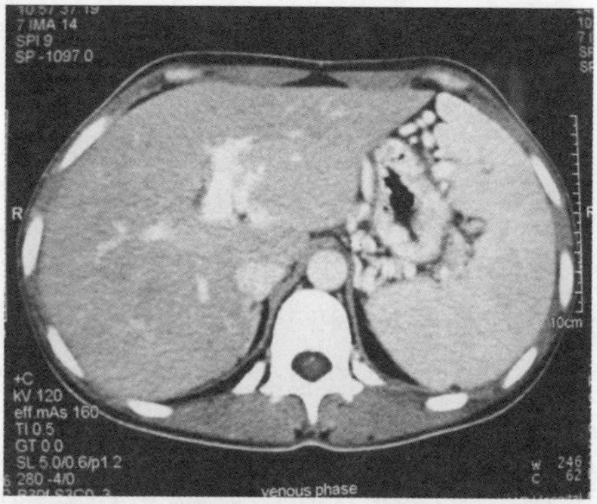

图 45－2 腹部增强 CT 示闭塞的门静脉

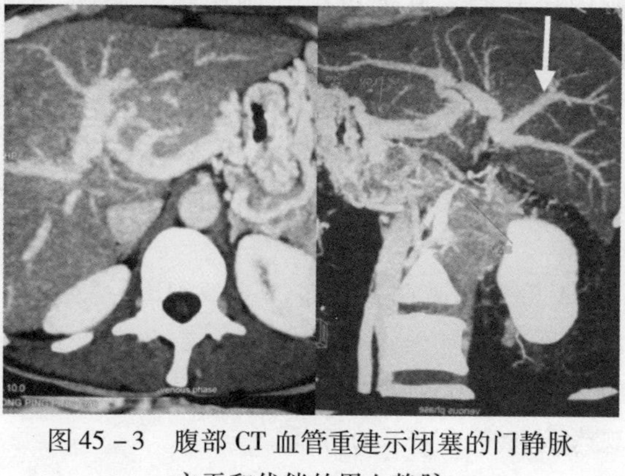

图 45－3 腹部 CT 血管重建示闭塞的门静脉主干和代偿的胃左静脉

患者肝功能异常可能和门静脉、脾静脉血栓形成有关。门静脉及脾静脉血栓形成是否为 MPD 所致呢？国内有文献报道：147 例 MPD 患者中 27 例（18.36%）伴门脉高压征，其中 CML 为 17.7%，PV 16.6%，CIMF 25.0%，ET 17.6%，与国外报道的发生率相近。MPD 引起门脉高压征的可能机制：①异位造血引起肝窦状隙阻塞或脾脏血流量增加所致；②肝内外静脉血栓形成。骨髓增生性疾病引起的血栓形成呈慢性过程，周围血管代偿较好，所以门脉高压的临床表现不明显。虽然患者目前无法明确为何种类型的 MPD，但本组疾病互相之间关系密切，有相似的临床和实验室特点，并可互相转化或合并存在，即以一系造血细胞增多为主，常同时伴有其他一系或二系造血细胞增多。除 CIMF 外其他的骨髓增生性疾病在其病程中均有可能并发骨髓纤维化及髓外造血，ET 和 PV 可互相转化。这类疾病的治疗原则和用药也基本相似。该患者血三系呈进行性升高，有必要进行化疗，如羟基脲也可考虑长期干扰素治疗。

患者视盘水肿、颅内压升高的原因是什么？和骨髓增生性疾病有无关系？患者行各项检查基本可排除颅内感染和实性占位引起的颅内压升高，其他可引起颅压高的原因：①良性颅内压增高；②静脉窦血栓形成。患者门静脉、脾静脉血栓形成，是否颅内也有静脉窦血栓形成（CVST）？需完善 MRV、MRA 等检查，必要时可行脑血管造影以明确。在治疗上予以甘露醇降颅压治疗，并定期复查脑脊液压力变化情况。

头颅 MRA 检查未见明显异常。头颅 MRV：左侧乙状窦近段充盈缺损，血栓形成可能。右侧横窦、乙状窦纤细。复查腰穿脑脊液压力 2.16～2.65kPa，生化、常规未见明显异常。结合患者临床表现考虑诊断 CVST 的可能。

CVST是少见的脑血管病，女性较多见，80%的患者有发病诱因，包括感染性和非感染性因素，如：①外伤：颅脑外伤、外科手术；②中耳炎、乳突炎、副鼻窦炎；③内分泌失衡：妊娠及围生期、口服避孕药；④脱水和营养不良：糖尿病性高渗性昏迷、婴儿腹泻；⑤血液病：PV、DIC、镰刀细胞性贫血、阵发性睡眠性血红蛋白尿、血小板增多症、输血反应、白血病、淋巴瘤；⑥脑心血液循环障碍，脑梗死、充血性心力衰竭、麻醉后低血压、假性脑瘤；⑦肿瘤，脑膜瘤、脑膜转移瘤；⑧其他，Wegenar肉芽肿、结节性多动脉炎、Bechet综合征、Cogamx综合征。约20%原因不明。该患者存在明确的病因，由于血细胞明显增高，血液处于高凝状态，致颅内静脉窦血流缓慢而形成CVST。

治疗上，应选用抗凝药物，以防止血栓蔓延，同时予以脱水降颅压等对症治疗。将溶栓药物经颅内静脉或经股静脉插入的导管直接注入静脉窦中进行溶栓，目前尚无明确定论。有文献报道静脉窦内直接给药较静脉用药量少，且病灶处药物浓度高，出血副作用少。CVST病程小于2个月的患者，有可能使血流再通。病程较长、血栓已机化者，尽管难以彻底溶栓，但临床症状有明显改善，脑脊液压力下降，脑血管造影可见动静脉循环时间缩短。为防止血栓再延伸扩展，溶栓后辅以华法林2.5~5mg，每日1次口服效果更好。服药期间应注意监测PT。本患者颅内血栓形成为一慢性过程，临床症状较轻，进行局部溶栓可能弊大于利，故给予脱水降颅压、抗血小板（阿司匹林）及低分子肝素抗凝等治疗。

考虑患者颅内静脉血栓形成和门脉系统血栓形成是MPD（多见于ET和PV）的并发症，但还需进一步排除易栓症的可能。易栓症不同于高凝状态和血栓前状态，系患者存在易发生血栓的缺陷，可以是遗传性，也可继发于某种疾病呈获得性。

遗传性者包括：①遗传性抗凝血酶Ⅲ（ATⅢ）缺乏症；②蛋白C（PC）缺陷症；③蛋白S（PS）缺陷症；④异常纤溶酶原血症；⑤异常纤维蛋白原血症；⑥抗APC（APC2R）等。而获得性易栓症可见于肝病、肾病综合征、系统性红斑狼疮以及应用某些药物后。本例无明确的继发因素引起的易栓症，仍应检测血浆PC、PS等水平。

患者短期治疗后即自行出院，出院诊断为骨髓增生性疾病，门静脉、脾静脉血栓形成，颅内静脉窦血栓形成，颅内高压。

（赵　华　黄晓明）

病例 46　肝脾大、发热

男性，40 岁，因间断左上腹痛 5 年，发热 40 天，于 2004 年 12 月 13 日入院。

患者 5 年前出现进食后左上腹饱胀感，此后每 1～2 年于饮酒后出现 1 次左上腹痛，不放射，平卧加重，1～2 小时后可自行缓解。1 年半前大量饮酒后再次出现左上腹剧烈疼痛，持续不缓解。当地医院查腹部 CT：双侧少量胸腔积液，肝大，脾脏明显增大，增强后脾脏内部见不均匀低密度区，考虑脾梗死，不除外淋巴瘤。3 天后腹痛逐渐自行缓解。个人史：10 年前曾在湖北当兵，有血吸虫疫水接触史。近 10 年与患肺结核的朋友有密切接触。

吸烟 20 年，每日 20 支，饮白酒 20 年，每天 250ml。

患者 5 年前出现间断左上腹痛，无明显发热，腹部 CT 提示肝脾脏明显增大。考虑常见引起巨大肝脾的疾病有如下几类：①血液系统疾病：骨髓纤维化，淋巴瘤，多毛细胞白血病及脾淋巴瘤伴绒毛状淋巴细胞，这些疾病需行血常规、外周血涂片、骨髓涂片及活检、甚至肝脾活检来证实；②消化系统疾病：各种原因的肝硬化引起门脉高压造成巨脾，但肝大少见。可行肝功能检查、蛋白电泳、Ⅳ型胶原等检查来明确有无肝硬化，行胃镜检查有无食管及胃底静脉曲张；③感染性疾病：患者有血吸虫疫水接触史，血吸虫导致的肝硬化可引起肝脾增大。此外疟疾、黑热病也可以出现肝脾大。

入院前40天患者出现发热，午后至晚间体温可升至40℃，伴畏寒、盗汗，当地医院查血常规WBC（4.5～5.2）×10^9/L，GR 83%～85%，Hb 84～104g/L，PLT计数正常。1个月前腹部CT显示：肝脏明显增大，巨脾，少量腹腔积液，右侧胸腔积液。骨髓活检：髓内可见结节伴纤维组织轻度增生。外院予抗感染退热治疗（具体不详）效果不佳。右侧胸腔穿刺抽出黄色混浊胸腔积液（共5次总量1500ml），胸腔积液：黎氏试验（+），WBC 1250个/mm^3，N 68%，L 32%。因不除外结核感染，加用利福平450mg qd，异烟肼300mg qd，乙胺丁醇250mg tid，吡嗪酰胺250mg tid，5天后自行停药，胸腔积液无明显增多。此后仍有每日发热，先后予头孢噻肟钠、左氧氟沙星、甲硝唑等多种抗生素治疗无好转。乏力明显，5年体重减轻15kg。

患者的病程可以大致分为两个阶段：5年来肝脾增大；近40天有午后高热、盗汗、右侧渗出性胸腔积液，多种抗生素治疗无效。

高热、盗汗、体重减轻、渗出性胸腔积液应首先考虑特殊类型的感染如结核，患者有结核接触史。结核病在我国是引起渗出性胸腔积液的一个主要原因，骨髓涂片见结节应警惕血行播散性结核侵犯骨髓的可能。但结核感染很少会出现如此巨大的肝脾，长达5年的病程不好用结核感染“一元论”来解释。上面提到的其他几种感染性疾病虽然都可以出现发热、肝脾大，但很少在肝脾大数年后才有发热，也不好解释胸腔积液的产生。还是应该考虑有类似表现的血液系统疾病如淋巴瘤，多毛细胞白血病等恶性肿瘤性疾病。如果用“一元论”难以解释应考虑共病的可能。

入院查体：T 37.8℃，P 102 次/分，R 20 次/分，BP 135/85mmHg；营养差，体型消瘦，轻度贫血貌，未见皮疹、出血点及蜘蛛痣，无皮肤及巩膜黄染。双侧颌下、颈部、锁骨上可及多个绿豆大小质软淋巴结，双侧腋下各及 2 枚、左滑车上可及 1 枚黄豆大小质软淋巴结，无触痛，活动。右下肺叩诊浊音、呼吸音低，未闻及干湿啰音。腹膨隆，软，无压痛，无腹壁静脉曲张。肝右肋下 12cm，剑下未及，质韧，表面有结节感，缘钝，触痛；脾大 1 线（甲乙线）19cm，2 线（甲丙线）21cm，3 线（丁戊线）+7cm，质韧，表面有结节感，缘钝，触痛；肝区、脾区、双肾区叩痛，可闻及肝区脾区摩擦音。移动性浊音（-），肠鸣音正常。双下肢不肿。入院诊断：发热，肝脾大原因待查。

查体患者处于消耗状态，多发浅表淋巴结肿大，但较小质软，经外科会诊活检有一定难度，考虑反应性增大可能。

辅助检查：血常规：Hb 89 ~ 103g/L，WBC（4.42 ~ 8.0）× 10^9/L，N 86%，PLT（216 ~ 444）× 10^9/L，Ret 2.2% ~ 3.1%，MCV 89.8 ~ 90.4fl，MCH 27.3 ~ 28pg，MCHC 304 ~ 317g/L。血涂片分类正常，红细胞大小不等，可见泪滴样红细胞，晚红细胞 1 个/100 个 WBC。血免疫电泳：在 IgGκ 区除正常蛋白外还可见一条含量不高的单克隆区带。血蛋白电泳：ALB 49.7%，α_1 4.2%，γ 29.4%，γ 区可见寡克隆区带。血 Ig：IgG 19.5g/L，IgA 2.03g/L，IgM 1.82g/L；IgE、IgD 正常。血尿轻链定量：血 κ 18.8g/L（正常值 5.98 ~ 13.29g/L），λ 6.50g/L（正常值 2.80 ~ 6.65g/L）；尿 κ 0.268g/L（正常值 <0.051g/L），0.322g/24h，λ 0.144g/L（正常值 <0.05g/L），0.173g/24h。中性粒细胞碱性磷酸酶染色：外周血积分 114 分，阳性率 57%；骨髓积分

110分，阳性率55%（正常值 积分40～100，阳性率35%～73%）；外周血酸性磷酸酶染色（－）。骨髓涂片：髂后上棘多次骨髓干抽。胸骨骨髓涂片：增生活跃，之比为2.05∶1，红细胞大小不等，部分形态不规则，可见个别大红细胞。余未见明显异常，未见异常细胞。结论为大致正常骨髓像。骨髓活检（图46－1）：骨髓组织中可见上皮样细胞结节，未见明确坏死，纤维组织轻度增生。免疫组化：CD1a（－），S－100（－）；特殊染色：网织纤维（＋），抗酸染色（－）。头颅及骨盆X片未见溶骨性改变。直肠粘膜活检刚果红染色（－）。尿常规Pro 0.3g/L。24小时尿蛋白：0.61g（正常值＜0.15g）。B超：双肾增大，结构尚清，肾盂无扩张。

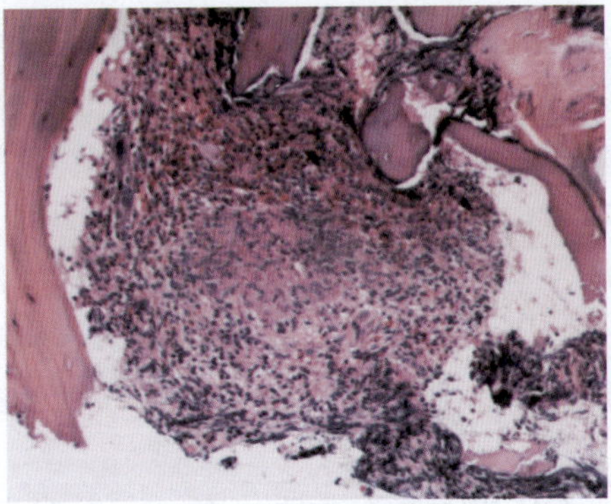

图46－1 骨髓活检病理

入院后做了血液系统的相关检查，从外周血涂片及骨髓涂片活检中未找到肿瘤细胞，碱性磷酸酶积分增高和酸性磷酸酶染色阴性可以基本排除多毛细胞白血病及脾淋巴瘤伴绒毛状淋巴细胞等血液系统恶性疾病。可以诊断为骨髓纤维化，支持点为患者有贫血，外周血涂片见泪滴红细胞和有核红细胞，多次骨髓干抽，骨髓活检网织纤维染色阳性，病程中慢性进行性增大的脾脏为代偿造血的结果，间断发生的腹痛可能为巨脾局部供血障碍而导致脾梗死的结果。但是骨髓纤维化可以继发于多种疾病如淋巴瘤、骨髓增生性疾病、播撒性结核病等。患者血蛋白电泳的γ区可见寡克隆区带，血 IgG 轻度升高，尿轻链轻度升高，尿蛋白阳性，双肾增大，应警惕有无多发性骨髓瘤或淀粉样变性的可能。但未见溶骨性改变，骨髓无浆细胞增多或骨髓瘤细胞，直肠粘膜活检刚果红染色阴性可基本排除上述可能。另外，多种疾病都可以引起继发性单克隆丙种球蛋白血症，如自身免疫性疾病、肿瘤、感染性疾病、肝病、代谢性疾病等等，且骨髓纤维化不能解释近期的高热，应进一步检查有无合并其他疾病的可能。

进一步检查：感染方面：乙肝五项、HCV－Ab、HEV－Ab、HIV－Ab、EBV－Ab、巨细胞病毒抗原（CMVpp65）、梅毒反应素试验（RPR）均阴性；血涂片找疟原虫（－）；血吸虫检查：便找虫卵×2次（－）；血吸虫酶标试验（－）；直肠粘膜压片找血吸虫卵（－）；ESR 和 CRP 正常；PPD 皮试、TB－Ab（－）；胸部增强 CT：两肺弥漫粟粒结节，左肺下叶胸膜下散在结节，右肺下叶炎症，纵隔淋巴结增大。右侧胸腔少量积液。消化系统：便常规＋OB（－）；肝功能：ALB 31～35g/L，GGT 69～82U/L，LDH 263～304U/L，余正常。AFP，Ⅳ型胶原（－）。腹部B超：肝大、脾大，胆囊息肉。腹部血管彩超：门静脉增宽，1.5cm，管壁光滑，主干流速增加 34～45cm/s，为入肝血流；脾静脉增宽，1.4cm；腹部增强 CT：肝大，脾大，脾梗死不除外。门静脉及脾静脉增粗。脾前方侧支血管形成。

上述的检查结果给出了新的线索，尤其是胸部增强 CT 高度提示粟粒性肺结核的可能。结合患者有结核接触史，有高热、乏力、盗汗、消瘦的临床表现，血蛋白电泳的γ区可见寡克隆区带，外院胸片检查提示胸腔积液，胸膜增厚，胸腔积液检查为渗出液，骨髓活检见上皮样结节，亦提示患者结核感染的可能性很大，并且不仅仅局限于肺部。虽然2次ESR、CRP、PPD皮试、TB－Ab均阴性，但是在血行播散性结核病上述检验结果很可能因为患者免疫功能高度受抑制而表现为阴性。目前虽无细菌学及病理学的直接证据，仍应高度怀疑血行播散性结核病。患者无明显呼吸道症状，痰液的检查难以取得标本，可以肝穿刺活检求证。同时，多次外周血涂片找疟原虫阴性，结合患者的热型，可以基本除外疟疾。直肠粘膜压片找血吸虫卵是判断有无血吸虫感染敏感性和特异性都很高的检查，可以排除血吸虫病。此外患者有纵隔淋巴结肿大，骨髓活检见上皮样结节，还要考虑到结节病的可能，但结节病很少有渗出性胸腔积液和巨大肝脾，必要时可进一步查血管紧张素转换酶并行支气管镜检查。

予利福平450mg qd，异烟肼300mg qd，乙胺丁醇250mg tid，吡嗪酰胺250mg tid；3周后T 38.8℃，后半夜大汗后体温可自行下降至37℃。入院后4周行B超引导下肝脏穿刺，肝脏病理结果（图46－2）：肝内见上皮样细胞肉芽肿，内见朗罕细胞及少许干酪样坏死，考虑粟粒性结核，肝内胆管炎；未见淀粉样变或酒精性肝病改变。诊断：血行播散性结核病，原发性骨髓纤维化。

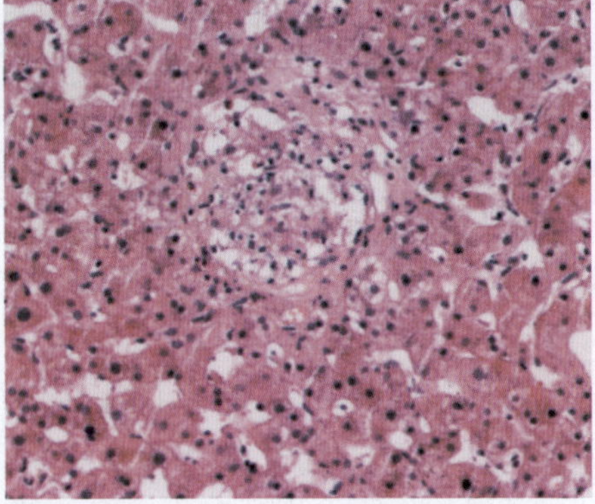

图46－2 肝脏活检病理

患者肝脏的病理结果及抗结核治疗的反应都支持血行播散

性结核的诊断，回顾该病例，这是一例累及全身多系统的病例，其不典型之处就在于我们很难找到一种疾病可以解释所有的临床症状及化验检查结果。实际上，两个看似不同的诊断之间也有着某种联系。骨髓纤维化病人晚期多可出现反复感染，尤其是结核感染的发病率较正常人群升高。同时结核病也是继发性骨髓纤维化的主要原因之一。从该病人的病史发展来看，肝脾增大在前，严重的发热感染在后，倾向于患者先有原发性骨髓纤维化，继而由于与结核病人的密切接触，加之自身免疫功能低下而感染结核，并逐渐发展为血行播散型结核。治疗上仍应以正规的抗结核治疗为主，定期复查肝肾功能，注意抗结核药物的副作用。肝脏病理中见到干酪样结节，考虑患者肝脾大有结核侵犯的可能，抗结核治疗有效后随诊，肝脾可能有一定程度的回缩。

患者表现为肝大，巨脾，发热，贫血，首先会想到有血液系统肿瘤的可能性，通过逐步的分析与检查，最后诊断是“血行播散型结核，原发性骨髓纤维化”。疑难病有时为“共病”，当“一元论”不能满意解释病情时，应考虑“共病”的可能。

（郭潇潇　韩　冰）

病例47 骨痛、骨折、乏力、下颌肿物

男性，28岁，因反复骨痛4年于2004年9月29日入院。

4年前患者无明显诱因出现右髋关节隐痛，症状逐渐加重并出现跛行。在当地医院查骨盆X片示“右股骨颈骨折”。3年前上述症状进一步加重，出现全身骨痛，轻触及休息时也均有疼痛，严重时活动明显受限。在当地医院查血钙、磷均低，骨盆X片示“双侧股骨颈陈旧性骨折”，诊断为“低血磷抗维生素D佝偻病，范可尼综合征”。给予骨化三醇、碳酸钙以及中性磷溶液等治疗后，患者症状逐渐减轻。2个月后自行停药。2年前，发现患者右下颌骨2.0cm×1.0cm骨性隆起，无压痛，X线检查“未见异常”，未进一步诊治。1年半以来，患者出现双下肢乏力，无骨痛，在当地医院行X线检查“双侧股骨头坏死，股骨颈嵌入性骨折，多发椎体双凹变”。全身骨扫描提示“双侧股骨头坏死，干骺端以及肋缘骨代谢异常活跃”。^{99}Tcm－MIBI放射性核素闪烁显像“未见异常放射性浓聚区”。随后就诊于我院。查血生化：血钙2.20mmol/L，血磷0.42mmol/L，ALP 353U/L。血PTH 28.5pg/ml（正常值＜70pg/ml）。尿糖和尿氨基酸阴性。血气分析结果正常。骨密度检查明显降低。在我院诊断为“低血磷抗维生素D骨软化症、右下颌骨骨性隆起性质待查”，给予骨化三醇、碳酸钙及中性磷溶液治疗，并建议患者到口腔科就诊，以明确右下颌骨隆起的性质。服药后，患者症状逐渐好转，在当地医院多次复查血钙、尿钙均正常，血磷0.61～0.71mmol/L，ALP 1195～1023U/L，尿磷0.245～0.41g/24h（正常值

0.071 ~0.148g/24h)。5个月前，患者再次出现双下肢乏力，并逐渐加重，行走困难（鸭步)、站立不稳，伴双髋关节疼痛，在当地医院查血生化：血钙2.275mmol/L，血磷0.258mmol/L，ALP 303U/L，血钾、肌酶谱正常。入院前1个月，患者出现全身严重骨痛，活动明显受限，卧床休息。服用骨化三醇、碳酸钙及中性磷溶液治疗后，疼痛逐渐缓解，可缓慢行走，为进一步诊治收入我院。发病以来患者身高减少约7.5cm；无多饮、烦渴，每日尿量500 ~800ml，无尿中排石史，大便正常。否认类似病家族史。

入院查体：蹒跚步态，浅表淋巴结未扪及肿大，右下颌骨可扪及骨性隆起，大小约2.0cm×1.0cm，无压痛。甲状腺未扪及肿大。心、肺、腹未见明显异常体征。脊柱四肢无畸形，各棘突无压痛、叩击痛。双髋关节及其他关节无红肿、压痛。“4”字试验阴性。双上肢肌力Ⅴ级，双下肢肌力Ⅳ级。

病例特点：①青年男性，起病隐匿，慢性病程；②临床主要表现为反复骨痛，始于负重部位，负重、肌肉牵拉时出现骨骼剧痛，卧床休息时减轻；活动受限，走路摇摆，严重时卧床不起；出现病理性骨折，身高缩短，右下颌肿物；③查体浅表淋巴结不大，右下颌骨骨性隆起，双下肢肌力减低；④低磷血症、尿磷排泄增加，尿钙正常；影像学检查提示双侧股骨头坏死，股骨颈嵌入性骨折，多发椎体双凹变，骨密度减低。

诊断方面首先考虑佝偻病/骨软化症，可能的病因有：①肿瘤引起的骨软化-佝偻病（tumor - induced rickets/osteomalacia，TIO)。TIO常见的临床表现为：骨和肌肉疼痛、肌无力、长骨可反复骨折。由于肾小管漏磷，同时胃肠道对磷的吸收差，从而导致低磷血症。血25-(OH)D_3水平正常，血1,25-(OH)$_2D_3$水平明显降低。可有氨基酸尿、甘氨酸尿和糖尿。切除肿瘤后则磷代谢紊乱和骨病会明显改善甚至消失，所以对于低血磷抗维生素D骨软化症的患者应积极寻找肿瘤证据。本例患者在病程中发现右下颌肿物，应进一步检查；②肾小管性酸中毒：佝偻病/骨软化症主要见于Ⅰ型和Ⅲ型肾小管性酸中毒。这类患者约70%有低钾血症，表现为乏力、周期性肌麻痹、多尿和低比重尿等。由于酸中毒时动用骨骼的钙盐，与酸性产物结合从尿中排出，从而发生低钙血症；由于肾小管对磷的重吸收减少和低钙血症导致继发性甲状旁腺功能亢进，增加尿磷的排泄，从而发生低磷血症。约33%的患者可出现肾钙化和/或肾结石。本例患者不具备典型上述临床表现；③范可尼综合征：表现为佝偻病、骨软化症以及继发性甲状旁腺功能亢进。临床常有糖尿、尿氨基酸盐增多、高氯性酸中毒、低钾血症和肾脏浓缩功能减退。本例患者无典型临床表现。另外，还需除外原发性甲状旁腺功能亢进症，该病早期可有全身性骨骼脱钙，类似成人骨软化症。但是高血钙和高尿钙有特征性血液生化改变，而本例患者缺如。

入院后检查：血、尿、便常规均正常。血生化：钙2.35mmol/L，磷0.452mmol/L（服中性磷前）；钙2.225mmol/L，磷0.517mmol/L（服中性磷后1.5小时）；ALP 896U/L，K 4.52mmol/L；血游离钙（pH =7.4校正值）1.11mmol/L（正常值1.18±0.05mmol/L）；PTH 471pg/ml；动脉血气分析结果正常。24小时尿钙2.7mmol（正常值2.5～7.5mmol/24h），磷789.54mmol/24h（正常值23～48mmol/24h）。血CEA、CA199、AFP、TPA、NSE、Cyfra211均正常。腹部和泌尿系B超无异常发现。甲状腺B超：甲状腺右叶多发囊性小结节，考虑结节性甲状腺肿；双侧甲状腺后方未见明显异常。胸X片：双肺纹理厚，胸椎双凹变形。头颅X片正常。骨密度检查：骨密度明显减低。奥曲肽显像提示右下颌骨点状异常放射性增高区。入院后继续给予骨化三醇、碳酸钙及中性磷溶液治疗。口腔科会诊后行右下颌骨肿物切除术。病理检查：肌纤维母细胞瘤（图47-1）。免疫组化：CD34（-），CD31（-），S-100（-），CD68（局灶阳性），Demsin（-），SMA（±）。术后停口服药，1周后复查血生化：钙2.35mmol/L，磷0.84mmol/L，碱性磷酸酶1033U/L。血游离钙（pH=7.4校正值）1.07mmol/L，血PTH 388pg/ml。尿钙7.7mmol/24h，尿磷179.98mmol/24h。患者乏力、骨痛等症状消失，活动自如，病情缓解出院。

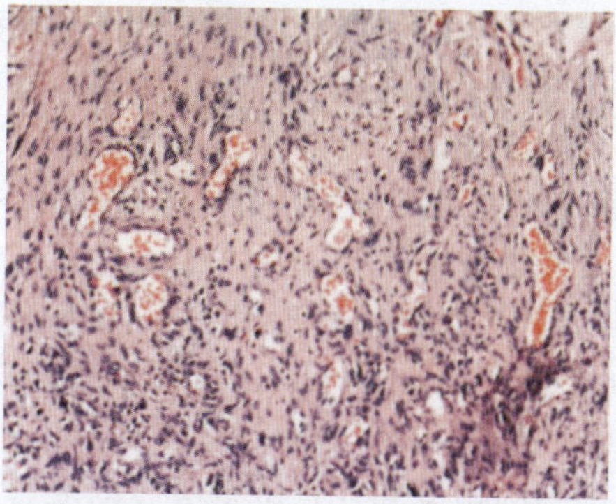

图47-1 颌骨病理切片（颌骨内）肌纤维肿瘤组织，富于血管（HE染色）

肌纤维母细胞是Majno等在1971年首先提出的，它既具有纤维母细胞的特点，又具有平滑肌细胞的特点。由肌纤维母细胞或主要由肌纤维母细胞构成的肿瘤称为肌纤维母细胞瘤（myofibroblastoma），是一种间叶性肿瘤，包括婴儿肌纤维瘤病、淋巴结内栅栏状肌纤维母细胞瘤、淋巴结外肌纤维母细胞瘤、炎性肌纤维母细胞瘤、血管肌纤维母细胞瘤等。肌纤维母细胞瘤发病率低，发病年龄范围广（2个月至74岁），发生部位广泛。文献报道可以发生在呼吸道、腹盆腔、腹膜后、躯干、四肢、中枢神经系统、皮肤、骨骼等部位，但是下颌骨肌纤维母细胞瘤极为罕见，目前国内外文献尚无报道。临床表现为肿块、肿块的局部压迫症状和发热、体重减轻、疼痛等。实验室检查可见贫血、血沉快，影像学检查缺乏特异性，确诊依赖于病理学检查。肌纤维母细胞瘤有局部生长复发、多部位不连续发展、局部浸润生长、血管浸润以及恶性变的倾向，呈潜在交界性或低度恶性。但是它究竟是纤维肉瘤的早期阶段，还是两种不同的疾病还有待于进一步研究。

1947 年 McCance 等首次描述了肿瘤引起的骨软化－佝偻病。1959 年 Prader 等首先报道肿瘤是这组综合征的致病原因。肿瘤多数起源于间叶细胞，多为良性，也有恶性，分布广。肿瘤可以在出现临床表现前几年已经存在，如检查未发现，应长期密切随访。肿瘤引起骨软化或佝偻病的机制尚不明。在 TIO 肿瘤患者中发现了纤维母细胞生长因子 23（fibroblast growth factor 23，FGF－23）编码基因的突变以及 FGF－23、细胞外基质磷酸糖蛋白（matrix extracellular phosphoglycoprotein，MEPE）、卷曲蛋白相关蛋白 4（frizzled－related protein 4，FRP－4）的过度生成，导致磷酸盐在小肠的摄取和在肾脏重吸收的障碍，但是对血清 PTH 水平没有影响。健康成人血清 FGF－23 水平在 8.2～54.3ng/L；而 TIO 患者通常＞200ng/L。切除肿瘤后，血清 FGF－23 水平在 1h 内迅速恢复正常。所以血清 FGF－23 水平可以作为 TIO 诊断和临床评估的标志物。也有人认为“调磷因子”（phosphatonin）的过度生成是 TIO 的发病机制，而“调磷因子”很可能就是 FGF－23。TIO 导致的股骨头缺血性坏死在切除肿瘤后可以在影像学上得到完全缓解。本例患者临床上也出现了股骨头坏死表现，其转归有待于进一步随访观察。

（贾　宁　李文慧）

病例 48 间断黑便、鲜血便 17 年

女性，68 岁，因间断便血 17 年入院。

患者于 17 年前和 12 年前无诱因排黑色成形便，无呕血。当地医院查便潜血阳性，未予治疗，便潜血转阴。3 年前自觉乏力、头晕，当地医院查 Hb 70g/L，便 OB 阴性，胃镜检查未见异常，诊为“缺铁性贫血”，予补铁治疗，Hb 至 108g/L。2 年前再次出现黑便，1～2 次/日，不成形，当地医院行结肠镜检查未见异常，自服云南白药大便颜色恢复正常。10 天前出现鲜红色稀水样便，3 次/日，伴头晕，当地医院查 Hb 59g/L，给予止血、抑酸、补液、输血治疗，便潜血阴性出院。近日因再次出现鲜红色稀水样便来我院急诊，查血常规 WBC 3.46×10^9/L，RBC 4.18×10^{12}/L，Hb 108g/L，PLT 155×10^9/L；PT 正常；予止血、补液治疗，为进一步诊治收入院。发病来体重无明显变化。否认类似疾病家族史。无高血压病、冠心病及糖尿病史。

入院查体：BP 100/60mmHg，无黄疸、肝掌、蜘蛛痣及皮肤毛细血管扩张，睑结膜略苍白，心肺未见异常，腹软，全腹无压痛和包块，肝脾肋下未及，腹腔积液征（-）。肛门指诊指套有黑便。

患者老年女性，慢性病程达 17 年，表现为反复便血，未出现过呕血、反酸、腹痛，发作间期无大便性状改变，无肝病史，发病来体重无明显变化。体格检查主要表现为贫血貌，肝脾无肿大，无腹腔积液征，肛门指诊指套有黑便。消化道出血诊断

明确，但需要明确出血的部位及病因。

便血的颜色取决于消化道出血的部位、出血量、出血速度及在胃肠道滞留的时间。上消化道及高位小肠出血多表现为呕血和黑便，如出血量较小可无呕血，仅仅表现为黑便，但如果出血量大、速度快，也可出现鲜血便。同样下消化道出血可出现鲜血便，或仅表现为黑便或便潜血阳性。本患者虽未呕血或呕咖啡样物，但根据病史并不能完全确定是单纯的上消化道出血还是下消化道出血，应进一步完善相关检查，明确出血的部位。

病因方面：①消化性溃疡：本病在上消化道出血病因中居首位，且部分患者可以表现为无痛性出血，但患者既往胃镜检查阴性，近日解鲜红色稀水样便，故此诊断难以解释疾病全貌；②食管胃底静脉曲张破裂出血：患者无慢性肝病史，无慢性肝病阳性体征，PT 正常，不予支持；③药物相关性胃肠道粘膜损伤：患者既往无 NSAID 类药物服用史，故可排除；④缺血性肠病：无基础疾病，无典型的餐后腹痛症状，暂不考虑；⑤消化道肿瘤：老年女性，应当考虑到有无肿瘤方面的原因，但患者病史较长，一般状态较好，近期体重无明显变化，且发病间歇期便潜血为阴性，因此消化道肿瘤证据不足；⑥肠道血管畸形：老年女性，反复便血，每次便血量不等，无消化系统其他症状，一般情况好，尽管既往院外胃镜、结肠镜阴性，也应考虑到胃肠道血管畸形特别是小肠血管畸形可能，本病可累及上、下消化道，入院后可安排胃镜、结肠镜，必要时进行胶囊内镜或小肠镜检查。

入院后检查：血常规：WBC（2.51～4.78）$\times 10^9$/L，GR 21.1%～58.9%，Hb 86～106g/L，PLT（145～215）$\times 10^9$/L。大便潜血多次阳性。肝肾功能正常。血氨 51.1μmmol/L（11～

35μmol/L）。血 CA199、CA50、CEA、CA125 及 AFP 未见异常；口服钡剂小肠造影：十二指肠憩室。腹部超声：肝多发囊肿。胃镜：未见食管胃底静脉曲张，胃及十二指肠多发毛细血管扩张（图 48－1，图 48－2）。结肠镜：结肠多发毛细血管扩张，可见小血管瘤样扩张病变（图 48－3）；升结肠起始部可见大小约 1.2cm×0.8cm 片状充血灶，中心可见糜烂（图 48－4）。入院后给予止血、补铁治疗，并采用内镜下氩气血浆凝固（APC）方法治疗胃、十二指肠及结肠毛细血管畸形，过程顺利。复查大便 OB 阴性，Hb 升至 105g/L 出院，门诊随诊。

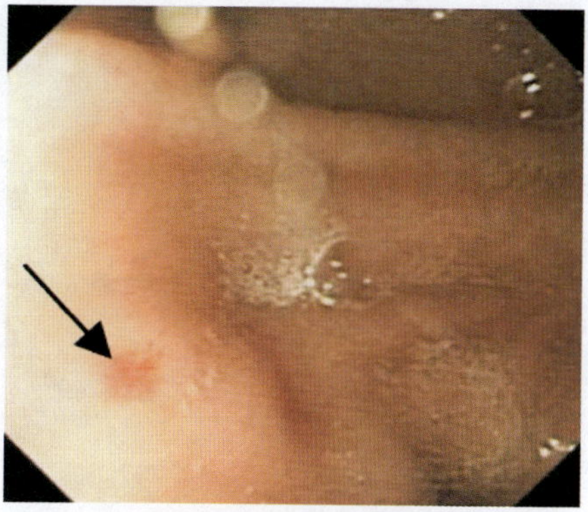

图 48－1　胃镜下示胃底毛细血管扩张畸形

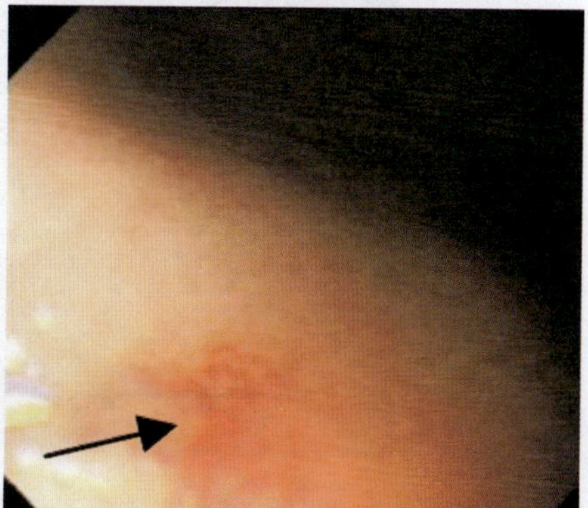

图 48－2　胃镜下示胃窦毛细血管扩张畸形

患者入院后经胃镜、结肠镜检查确诊胃肠道多发血管畸形，可以解释患者反复消化道出血的情况。

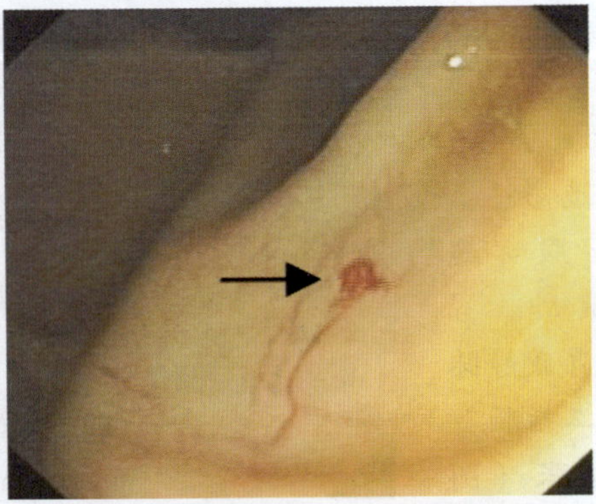

图 48－3　结肠镜下示升结肠瘤样血管扩张畸形

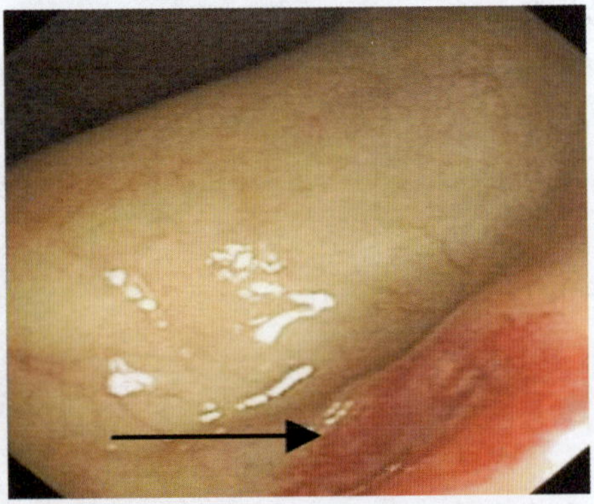

图 48－4　结肠镜下示升结肠血管扩张畸形

胃肠道血管畸形诊断方法有：①内镜检查：血管畸形的检出率较高，可定位、定性诊断部分消化道出血，为首选的检查方法；②钡剂消化道造影检查：可排除其他原因消化道出血，不能显示血管畸形；③核医学（ECT）检查：较敏感，但出血间歇期检出率不高，且不能定位及确定病变的性质，与内镜检查结合仍有一定诊断价值；④选择性血管造影：可显示肠道血管的形态、分布，可准确定位，在明确出血部位后，可采用血管内介入治疗。但其为有创检查，有一定的并发症，故不是常规的首选诊断方法。ECT 和血管造影诊断毛细血管扩张症敏感性较差；⑤反复消化道出血而诊断不明者，应尽早行剖腹探查，同时在术中进行肠镜检查可明确出血的准确部位。治疗方面：①内镜治疗包括内镜下电凝、激光以及硬化剂注射等，优点为安全方便，并发症少，且可反复进行。手术后复发、有手术禁忌者也可行内镜下治疗；②病变部位手术切除，是最有效的治疗方法。出血不明显者，术中同时行小肠镜检查以确定病变部位；③介入治疗具有快速、简便、疗效确切的优点，主要用于胃和十二指肠的病变，其他小肠和大肠病变通常不选用，因有肠梗死的可能。

至此，患者消化道出血的病因诊断似乎已经明确，但又发现其他脏器也存在血管畸形。

患者出院后行血管彩超：肝静脉三支显像正常，门静脉主干 1.1cm，左支 1.2cm，右支 1.0cm，流速 44cm/s，提示门静脉左支及矢状部稍宽；下腔静脉未见异常。腹部增强 CT 及门静脉、腔静脉 CT 静脉重建（CTV）：肝内多发血管畸形（图48－5）；肝内

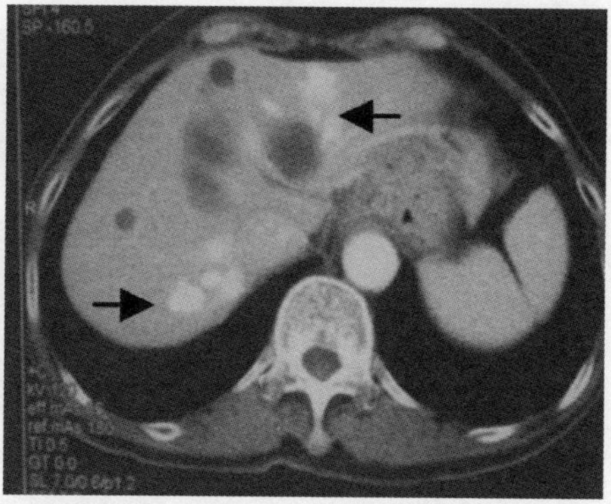

图48－5　腹部 CT 示肝内多发血管畸形及肝囊肿

门静脉左右分支主干通过异常畸形血管分别与左右肝静脉交通，门静脉右支分支与右肝静脉属支有交通畸形（图 48 –6）；腹膜后血管畸形（脾静脉 – 左肾静脉交通畸形）（图 48 –7、图 48 –8）；腹部 CT 动脉重建（CTA）未见明显异常。

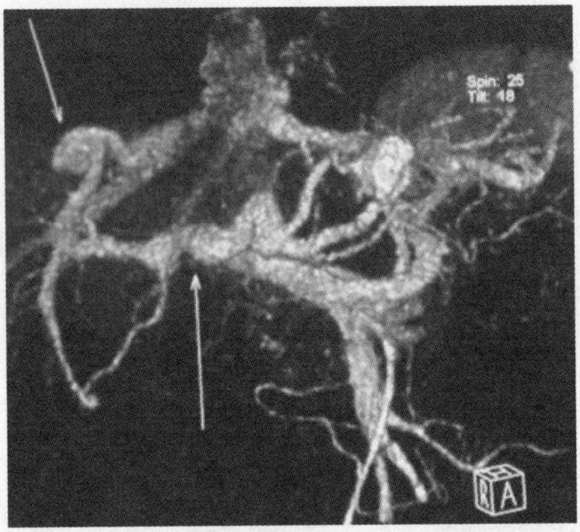

图 48 –6　肝内门静脉左右分支通过分支及异常血管畸形与左右肝静脉交通

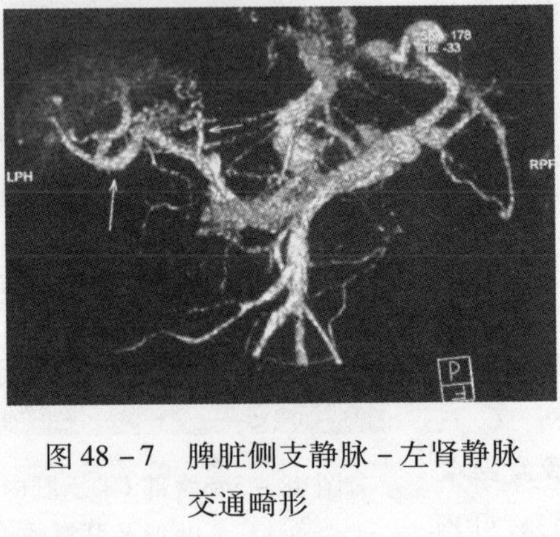

图 48 –7　脾脏侧支静脉 – 左肾静脉交通畸形

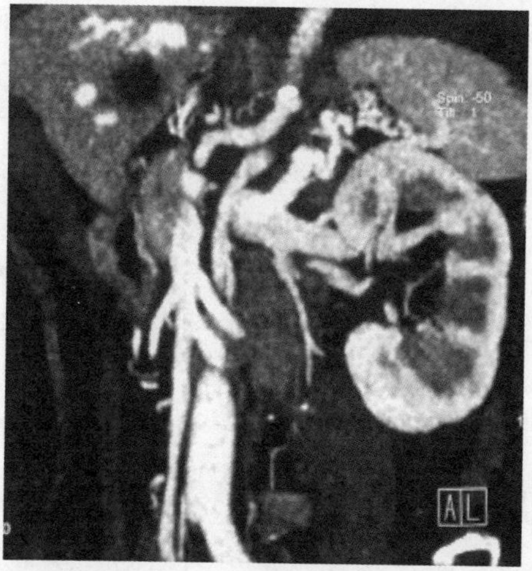

图 48－8 脾脏侧支静脉－左肾静脉交通畸形

腹部影像学检查发现患者肝内及肝外门－腔分流畸形，患者肝功能正常，故可除外门静脉血栓及肝硬化导致门脉高压症，考虑为先天性门静脉畸形。临床上常见的自发性门腔分流多继发于肝硬化、门脉高压，先天性门腔分流罕见。肝内型自发性门腔分流（spontaneous portosystemic venous shunts，SPVSs）至 2000 年文献报道不到 50 例，其中大部分为肝硬化、门脉高压所致，先天因素导致者仅有个案报道。肝外型先天性门－腔分流畸形（congenital extrahepatic portosystemic shunt，CEPS）亦称 Abernethy 畸形，至 2003 年文献报道仅 61 例。

Watanabe 于 2000 年将原因不明所致的门－腔分流分为 5 型，Ⅰ型为肝内型即在肝内形成门静脉与肝静脉之间的分流［三个亚型：Ⅰa 型系左右肝脏弥漫性分流交通支形成，Ⅰb 型指仅在部分肝脏出现分流交通支，Ⅰc 型为遗传性出血性毛细血管扩张症（Rendu－Osler－Weber 病）出现肝内门－腔分流畸形，又称混合型]；Ⅱ型为肝内/肝外型，指门静脉发出迂曲的交通支穿过肝脏进入下腔静脉；Ⅲ型指肝外型即门静脉属支在进入肝脏前已有部分血流分流入下腔静脉及其分支；Ⅳ型为门脉高压表现合并Ⅲ型改变；Ⅴ型为门静脉缺如。先天门－腔分流患者多因常规查体发现，部分因出现肝性脑病而就诊，另有部分患者可出现消化道出血，但并无门脉高压症。该患者的诊断为先天性肝内/肝外门腔分流合并胃肠道毛细血管畸形，尚无文献报道。

先天门－腔分流畸形的诊断依赖血管造影、腹部 CT、MRI 及超声多普勒等手段，近年来随着多排螺旋 CT（MSCT）的问世及血管三维重建技术（CTA 及 CTV）的应用推广，诊断手段趋于无创、准确，CTV 诊断门－腔分流方面尚无系统报道，应进一步积累经验指导临床诊断。先天门－腔分流畸形的治疗尚无成熟经验，应控制饮食、密切随访，出现肝性脑病者可对症处理，以往认为外科手术包括肝移植为唯一有效的根治方法，近年血管介入栓塞技术的开展为先天门－腔分流畸形的治疗提供了新的途径。

（丁召路　孙晓红）

病例 49　双下肢水肿、低白蛋白血症

男性，48 岁，因双下肢水肿 1 年、间断腹胀 7 个月入院。

患者 1 年来无诱因出现双下肢轻度可凹性水肿。7 个月前进食肉类后感腹胀，恶心、呕吐胃内容物伴水样便，禁食 1～2 天后即可好转，2 个月内共发作 6 次。5 个月前出现饥饿性上腹痛，外院诊断“十二指肠溃疡”，按溃疡病治疗无明显缓解。1 个月来双下肢水肿加重。外院查血 WBC 3.2×10^9/L，LY 48%，Hb 111g/L，PLT 183×10^9/L。便常规正常，ESR 40mm/第一小时末，蛋白电泳见单克隆条带，IgG 增高。血 TP 5g/L，ALB 18g/L。腹部超声示：脾大。为进一步诊治入院。2 个月来体重减轻 5 kg，尿量正常。无骨痛。既往发现脾大 20 年，未进一步诊治。

入院查体：无力型，血压 90/60mmHg，神清。心肺查体（－），腹平软，无压痛及反跳痛，肝肋下未触及，脾肋下 3cm，质软，移动性浊音（－）。双下肢轻度水肿。

辅助检查：血常规：WBC（3.54～5.63）$\times10^9$/L，LY 41.3%～50.9%，Hb 85～102g/L，PLT 175×10^9/L。24 小时尿蛋白定量正常。血 ALB 16～19g/L，ALT 15～126U/L，AST 23～128U/L，肾功能正常。大便 OB 间断（＋），大便苏丹染色（－）。全消化道造影：十二指肠粘膜增粗。胃镜：慢性萎缩性胃炎，十二指肠粘膜水肿，脑回状。十二指肠粘膜病理（图 49－1）：重度急性及慢性炎，绒毛萎缩，病变不除外乳糜泻（celiac disease）。全结肠镜：大致正常。蛋白丢失同位素显像：腹腔内血流灌注弥漫性异常增高，未见明显蛋白丢失征象。血蛋白

电泳：可见M蛋白。血免疫电泳IgGκ单克隆增多，IgM及λ减少，IgG 24.3g/L，IgM 0.17g/L，血清轻链KAP 5520mg/dl，LAM 204mg/dl，血β_2-微球蛋白6.1μg/ml（正常值2.4～2.7μg/ml）。

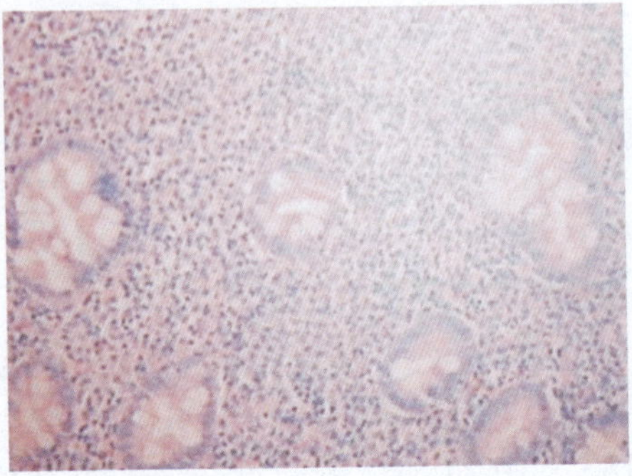

图49-1 十二指肠粘膜病理

本例为中年男性，呈慢性病程，以低白蛋白血症、双下肢水肿待查入院。有以下特点：①以双下肢水肿、间断腹胀、腹泻为主要临床表现；②体形偏瘦，脾大；③严重的低白蛋白血症及血单克隆免疫球蛋白增高。

血清白蛋白减低的原因有：①摄入不足：患者摄入尚可，可以排除摄入不足所致的低白蛋白血症；②吸收不良：患者有间断进食后腹胀、腹泻，体重下降，结合D-木糖试验减低，虽粪便脂肪定量结果为：6.56g/24h（总脂肪量85g），在正常范围内，仍应考虑患者存在小肠吸收不良综合征；③合成障碍：肝功能失代偿可导致白蛋白合成减少。患者肝脏功能检查未见明显异常，常见肝脏病毒指标阴性，不考虑肝病引起低白蛋白血症；④体内丢失蛋白：白蛋白丢失途径有肾脏和胃肠道，其尿蛋白阴性，基本排除肾脏丢失因素。而胃肠道丢失方面通过蛋白丢失同位素显像检查：并未见到明显蛋白丢失征象，尚无胃肠道丢失蛋白的因素存在，诊断失蛋白性胃肠病证据不足。

小肠吸收功能不良可见于小肠淋巴瘤、肠结核、淀粉样变等。检查便潜血呈间断阳性反应，内镜显示十二指肠粘膜脑回状水肿，病理改变为重度急性及慢性炎和绒毛萎缩，拟诊“乳糜泻”。

患者虽有乳糜泻，但不典型，消化道症状似乎与肉食有关，主要表现为腹胀，腹泻不明显，平时大便 1 ~2 次/天，成形软便。围绕乳糜泻再次详细询问病史，患者回忆起每次进肉食同时还食较多小麦制品。进一步的血清学及影像学检查发现：抗麦胶抗体 IgG 和 IgA 均阳性，抗肌内膜 IgA 抗体弱阳性，IgG 抗体阴性，网印蛋白抗体阴性。胶囊内镜（图 49 -2）：第 2、3、4 组小肠粘膜肿胀呈脑回状，粘膜表面呈点片状糜烂，第 5、6 组小肠肿胀呈颗粒样，粘膜表面出血点，第 6 组小肠远端粘膜可

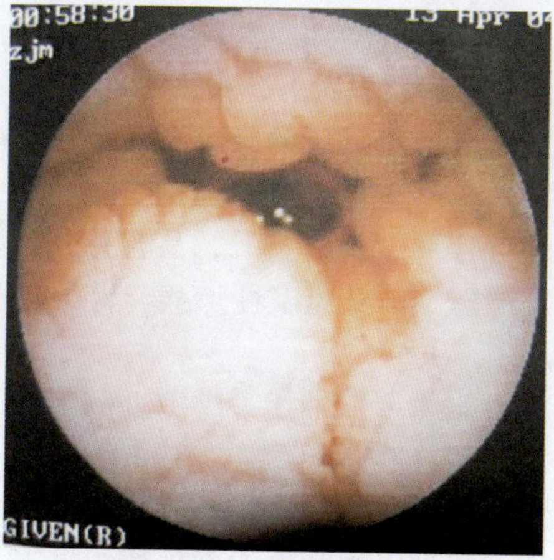

图 49 -2　胶囊内镜结果

见约 2mm×2mm 溃疡，上覆白苔，周围粘膜充血。小肠粘膜病变符合乳糜泻。

乳糜泻是一种免疫介导的肠病，由于进食含麦胶的食物而诱发，也称为麦胶过敏性肠病，是慢性腹泻不可忽视的一种病因。其典型临床表现为吸收不良综合征（慢性腹泻、体重下降、腹胀）。脂肪泻较突出，排便次数不一定多，但粪便量增多、软，大便中因含有脂肪，故呈白色并发亮，而且恶臭，因存在未消化的糖而发酵，故便中带泡沫。少数患者表现为便秘，数日 1 次，大便量多，成形，硬而白。腹胀常有特征性，由剑突下开始，腹呈球状。呕吐次数不多，一般在下午，呕吐内容常是上午所进食物。可有骨骼病变、出血和血钙过低等表现。有些患者成年发病，以上症状可不典型。轻型病例可能仅稍感不适，伴有腹泻，或轻度贫血；该病尚有隐匿型或亚临床型，此类患者正常饮食时，小肠活检正常，但做详细的小肠超微结构及免疫学检查可见轻微改变，如上皮细胞间隙淋巴细胞增加，隐窝细胞处于有丝分裂状态者增加，麦胶蛋白抗体阳性等，主要见于患者一级家属及缓解期患者。乳糜泻也可导致肠道蛋白丢失，其原因为独立于淋巴回流障碍的肠道病变。乳糜泻不典型症状可影响多个器官，Fasano 报道了乳糜泻的不典型症状，如乏力、反复流产、皮肤湿疹和精神症状等，易合并其他疾病，如糖尿病、贫血、骨质疏松、自身免疫性疾病、胃肠道肿瘤及炎性肠病等。

乳糜泻可合并自身免疫性疾病，Delbrel 报道的 31 例患者中，有 3 例合并自身免疫性甲状腺炎或 Graves 病，合并颞动脉炎、SLE 及 1 型糖尿病各 1 例。乳糜泻可并发肠病相关性 T 细胞淋巴瘤，原发性小肠淋巴瘤和癌的发生率约占 13%。乳糜泻也可并发空肠和回肠非恶性溃疡、疱疹性皮炎、亚急性联合变性。

本例患者确诊乳糜泻，合并单克隆免疫球蛋白增高症，但两者之间的关系尚不清楚，文献尚未见到这两种疾病相关的病例报道。

患者血清铁、铁蛋白、叶酸及 $VitB_{12}$ 均正常。免疫学指标均（－）。胸腹部 CT：脾大，未见肿大淋巴结。正电子发射断层扫描（PET）：肝脾大，骨髓代谢轻度增高，全肠弥漫代谢增高，余未见异常。针对患者血 IgGκ 单克隆增多，行 UCG 未见异常；腹壁脂肪活检刚果红染色（－）；骨髓像正常；骨骼及其他组织器官无受侵的临床表现，均不支持淀粉样变或多发性骨髓瘤。意义未明的单克隆免疫球蛋白增高症可继发于肝病、免疫病或肿瘤，但目前无原发病的证据。血 IgG 单克隆高的部分患者可发展为恶性浆细胞病；在以前可考虑为良性单克隆免疫球蛋白增多症。无需特殊治疗，但必须定期随访。

相关检查排除肿瘤、自身免疫病等，考虑原发性可能性大。乳糜泻有症状患者的主要治疗为给予去麦胶饮食，避免包括小麦、黑麦和大麦及相关食品，饮食治疗要终生坚持。无临床症状、但已有肠道改变的患者，去麦胶饮食可明显减少可能的长期并发症，如：骨软化、贫血。由于该饮食纤维含量低，应定期补充米糠。特殊的营养素缺乏（如：铁、叶酸、$VitB_{12}$）者应给予相应的纠正。腹泻、体重下降症状较突出的患者可考虑使用糖皮质激素，可迅速缓解症状，但停药后可能复发。

患者治疗上予去麦胶饮食，考虑到患者临床上腹泻较轻，故未加用激素，于饮食控制 1 个月后症状显著改善，体重增加，现仍于门诊长期随诊中。

（李孝远 陈嘉林）

病例50 顽固性胸腹腔积液

女性，31岁，因胸闷1年，活动耐力下降、腹胀7个月，加重3个月于2005年11月7日入院。

患者于2004年10月无诱因出现胸闷，与活动、体位无明显关系，无伴随症状，反复发作。2005年3月于家中不慎摔倒，撞击腹部，后无不适。此后自觉活动耐力明显下降，上一层楼即胸闷、憋气明显，伴腹胀。2005年4月出现腹围增大、颜面水肿。当地医院查CT示胸、腹腔大量积液，肝肾功能、感染、肿瘤相关指标均无异常。予以保肝、利尿治疗后水肿、胸闷缓解。

以胸闷、活动耐力下降为主要表现，病情起初进展较为缓慢，一次摔倒后迅速进展，影像学证实为大量胸腹腔积液，这可以解释病程中的所有表现。应积极寻找导致胸腹腔积液的原因，而当地医院未进行最为关键的胸腹腔积液检查，虽然通过利尿症状有所改善，但病因不明。

2005年6为明确病因就诊于上海某大医院，查血CA125 1692.8U/L，CA199、CEA、AFP（－）。胸腔积液：淋巴细胞64%、黎氏试验（±）、Glu 6.8mmol/L、TP 36g/L、CA125 1023.1U/ml，瘤细胞、抗酸染色、细菌培养（－）。腹腔积液：TP 32g/L、狼疮细胞（LE）、肿瘤细胞、抗酸杆菌均阴性。CXR提示右下肺野实变，右侧胸腔积液；CT提示右侧大量胸腔积液，心包少量积液，腹腔积液。肝穿刺病理报告为散在较多的糖原核的肝细胞及汇管区轻度扩大，胆小管可疑变性损伤，未见纤维化；腹腔镜：肝表面尚光滑，但可见细网格状纤维素沉着。肝脏及双侧卵巢活检无异常发现。考虑“胸腹腔积液原因未明”，仍予以利尿、保肝对症治疗，于2005年8月出院。

尽管在上一级医院进行了多项检查，但阳性发现不多。主要提示胸腔积液以淋巴细胞为主，蛋白轻度升高，黎氏试验(±)，判断漏出液可能性较大。血清及积液中CA125升高，由于缺乏肿瘤方面的其他证据，临床意义难以确定。即使进行了腹腔镜和肝穿刺活检，也未明确诊断。上述检查至少除外了严重肝肾疾病导致的胸腹腔积液。因此应该考虑其他原因，主要有①结核感染仍然是多浆膜腔积液的主要原因之一，有时需要实验性抗结核治疗才能证实；②心脏病变：如各种原因导致的心包缩窄造成回流障碍导致；③淋巴回流障碍：淋巴管阻塞；④自身免疫病：虽然也是导致多浆膜腔积液的原因之一，但无其他相应的临床表现。应重点针对这几项进一步检查。

患者出院后胸闷、腹胀加重，腹围逐渐增大。1个月前晨起出现咳嗽、咳粉红色痰，无其他伴随症状。2005年11月就诊我院门诊。查：血尿便常规、肝肾功能基本正常；胸部B超提示双侧胸腔积液；腹部B超提示肝大，腹腔积液。为进一步诊治收入我院。发病以来体重下降约10kg；食欲减退、乏力明显，夜间无法平卧，需高枕睡眠。近1个月尿量减少伴排便困难。近4个月脱发明显，无口干、眼干、皮疹、雷诺现象、口腔溃疡、光过敏、关节肿痛、肌痛等症状。入院查体：T 37.2℃，P 90次/分，R 19次/分，BP 95/60mmHg。颈静脉明显充盈；双肺呼吸音低，腹部膨隆，肝剑突下5指，肝肋下及脾肋下均触诊不满意，肝颈静脉回流征（+），移动性浊音（+），液波震颤（+）。

入院后查血、尿常规正常。肝肾功能大致正常。PT 15.2s，INR 1.24。PPD 皮试（-）。测肘静脉压 2 次：2.94kPa 和 3.23kPa。体表超声心动图基本正常。下腔静脉和门静脉彩色多普勒超声未见异常。ESR：11mm/第一小时末。免疫指标均为阴性。胸腔积液：细胞总数 $182/mm^3$，WBC $8/mm^3$；黎氏试验（-）；TP 35g/L，ALB 21g/L，LDH 59U/L，ADA 4U/L；乳糜试验（+）；细菌培养和抗酸染色（-），未见瘤细胞。腹腔积液：比重 1.028；细胞总数 $690/mm^3$，WBC $70/mm^3$，单核 66 个；黎氏试验（+）；TP 47g/L，ALB 26g/L，TG 0.35mmol/L，LDH 82U/L，ADA 5U/L；乳糜试验（+）；细菌培养和抗酸染色（-），见较多间皮细胞，未见瘤细胞。血铜氧化酶吸光度正常。下肢淋巴管造影：至腹腔干未见核素渗漏。

患者入院时查体有明显颈静脉怒张，肝颈回流征（+），且两次测量肘静脉压显著升高，应首先考虑心包回流障碍。但心脏超声显示大致正常。临床与辅助检查存在矛盾。胸腹腔积液中 WBC 不高，TP 升高，腹腔积液黎氏试验（+），考虑介于渗出液和漏出液之间。ESR、PPD 皮试（-），无发热，不支持结核诊断。积液乳糜试验（+）为我们的诊断提供了新的线索。联想在病程中是否因意外的腹部受伤导致腹部淋巴管损伤，从而出现顽固的胸腹腔积液？但淋巴管造影未见明显渗漏。免疫指标亦均为阴性。此时诊断似乎陷入了僵局。

考虑到患者临床表现高度提示心脏回流障碍，故重复了超声心动图检查。

经食管超声心动图（TEE）检查符合缩窄性心包炎改变。心外科会诊建议行心包剥脱术，术中见心包增厚约1cm，术后病理为心包恶性间皮瘤。后转至肿瘤科化疗。

此例诊断过程最大的警示为临床基本功仍然是疑难病诊断的关键，当辅助检查与临床表现矛盾时，不应该盲目相信辅助检查的结果，综合判断至关重要，并继续按临床特征深究，进行相应的检查，包括重复某些检查。

（庄俊玲 戴 毅）

第三章 临床病理和临床病例讨论

病例 51 临床病理讨论：发热、骨痛、全血细胞减少

病历摘要：

女性，25 岁，因乏力、发热 1 个月半，骨痛 3 天，加重 1 天于 2005 年 9 月 30 日入院。患者 1 个半月前出现每日发热，以午后夜间明显，最高达 38°C，可自行降至正常。外院考虑“上呼吸道感染”，予以青霉素、头孢菌素等抗感染治疗，无明显改善。查血常规 RBC 由 3.7×10^{12}/L（9 月 10 日）降至 2.01×10^{12}/L（9 月 13 日）；Hb 由 117g/L 降至 59g/L；PLT 由 231×10^{9}/L 降至 93×10^{9}/L。后来我院门诊，查血常规：WBC 11.12×10^{9}/L，RBC 2.73×10^{12}/L，Hb 74g/L，PLT 131×10^{9}/L，ESR 103mm/第一小时末，CRP 6.22mg/dl，ANA、抗 dsDNA、抗 ENA、RF 均阴性。血 LDH 960U/L。3 天前突发左肩、右额头、胸骨中下段及左锁骨疼痛，伴有恶心、呕吐，呕吐物为胃内容物。今晨疼痛症状明显加重，伴有一过性言语不利，为进一步诊治入院。发病以来体重下降约 10kg。既往史、个人史、月经婚育史、家族史：无特殊。入院查体：T 37.0℃，P 90 次/分，

R 21 次/分，BP 130/60mmHg。重度贫血貌，皮肤、结膜苍白明显，右侧额部可及一肿块，约 3cm×4cm，质硬，压痛明显；左锁骨、胸骨中下段压痛明显。心、肺、腹部查体无异常。颏胸距 3 指；Kernig 征（－）；病理征（－）。入院诊断：发热、骨痛、贫血原因待查，血液系统恶性肿瘤可能性大。

诊治经过：入院当天查血常规：WBC 3.04×10^9/L，RBC 1.18×10^{12}/L，Hb 31g/L，PLT 28×10^9/L。急行头颅 CT 示：左顶叶硬膜下低密度，神经内科和外科会诊考虑陈旧性出血。行髂前骨髓穿刺干抽，骨髓活检送检，复行胸骨穿刺仍干抽。次日行腰椎穿刺脑脊液（CSF）清亮透明，压力大于 3.23kPa，细胞总数 35 个/mm^3，WBC 1 个/mm^3，Pro 1.05g/L，Cl 和 GLu 正常。CSF 找幼稚细胞、细菌培养、真菌培养、抗酸染色、墨汁染色、乳胶凝集试验均阴性。头颅增强 MRI（图 51－1）：左顶叶硬膜下积液，脑膜异常强化。予输注浓缩红细胞和血小板，甘露醇和甘油果糖脱水对症治疗。患者头痛呕吐好转，头部包块消失，但仍有全身游走性骨痛。10 月 4 日再次行胸骨穿刺仍干抽。多次外周血白细胞分类见幼稚粒细胞，未见有核红细胞。10 月 11 日核素骨扫描提示：全身骨多发异常所见，考虑为恶性病变。骨髓活检初步报告：造血组织极少，

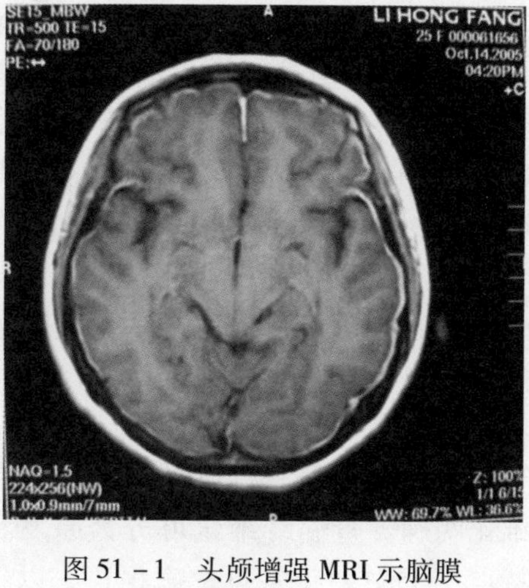

图 51－1　头颅增强 MRI 示脑膜异常强化

大量纤维组织增生。

临床讨论：

庄俊玲医师（血液科）：患者入院时最突出的表现是全身多发骨痛，血三系进行性下降和颅内高压。入院当天急行头颅 CT、骨髓穿刺和腰椎穿刺等检查，并给予输血、脱水降颅压等对症治疗。入院时诊断考虑：①血液系统恶性肿瘤：胸骨中下段压痛明显尤其提示急性白血病可能性大，颅内压升高可以用白血病中枢侵犯来解释，头部肿块曾疑为绿色瘤。多部位骨髓干抽可能为白血病细胞极度增生所致。但不符合之处为外周血未见原始和幼稚细胞。骨痛、贫血也是多发性骨髓瘤（MM）的常见临床表现，但我院 218 例 MM 患者无 30 岁以下发病者，且 MM 不能解释病情进展如此之快和颅内病变；②急性骨髓纤维化（acute myelofibrosis，AMF）：骨髓多次干抽当然需要除外骨髓纤维化（MF），但患者年轻，病情进展迅速，无肝脾大，不符合一般 MF 的特点。因此考虑是否为 AMF，此型临床少见，呈恶性进程，常有发热、骨痛、进行性贫血，骨髓穿刺屡屡干抽等特点，生存期不超过 1 年。有人提出 AMF 与急性巨核细胞白血病，即 $AML-M_7$ 和骨髓异常增生综合征伴 MF 是同一种疾病，但也有报道认为 AMF 是一种独立疾病，化疗有一定疗效。AMF 尚难解释本例的颅压高和颅内病变；③恶性肿瘤转移：多发骨痛，颅内高压，血 LDH 升高当考虑肿瘤多发转移。但患者缺乏其他系统受累的表现，即原发部位不明，且骨髓转移癌表现为骨髓干抽者较少。

邹农医师（血液科）：骨髓活检纤维组织大量增生，故骨髓纤维化明确。骨髓纤维化可分为原发和继发两类，原发者具以下特点：①中老年常见，病程长，以年为单位，进展慢；②均有巨脾，常以压迫症状就诊；③逐渐出现的贫血，有出血倾向，外周血中可见幼稚细胞、泪滴样红细胞；④多有骨髓干抽，骨髓活检纤维组织增生。继发 MF 包括：①骨髓增殖性疾病，如慢性髓细胞白血病、真性红细胞增多症、原发性血小板增多症、非霍奇金淋巴瘤等均可合并骨髓纤维化；②骨髓转移癌，尤其是腺癌；③感染相关性疾病，如播散性结核及一些少见的病因如中毒、射线等。结合此患者病史及检查结果，可除外原发性骨髓纤维化，继发性可能性大，尤应考虑转移癌和播散性结核。

陈建华医师（神经科）： 患者持续发热，查体颈抵抗明显、颏胸距 3 指，入院后行腰椎穿刺多次脑脊液压力均明显升高，结合头颅核磁脑膜异常强化、增厚（图 51－1）的结果应考虑以下疾病：感染性脑膜炎，非感染性脑膜炎，如嗜酸性肉芽肿、韦格纳肉芽肿，脑膜转移癌，淋巴瘤和脑梗死等。此外，患者在病程中出现了一过性言语不利，有无血管因素参与？是否能以短暂性脑缺血解释？可进一步行头颅 MRA 明确。再者，患者头颅 CT 于左侧顶叶可见低密度灶，考虑硬膜下积液可能性大，最常见于外伤，但本例无明确外伤史。一些机制不明的病因如蛛网膜破裂亦可导致。

病理讨论：

常晓燕医师（病理科）： 骨髓中造血组织极少，充满大量纤维组织，期间有恶性大细胞（图 51－2），但不好判断其来源。所幸的是骨髓活检取材很好，再次切片见一处肿瘤细胞呈腺管

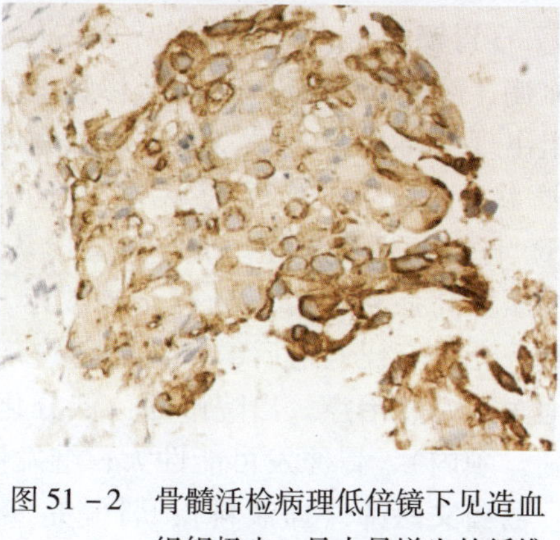

图 51－2　骨髓活检病理低倍镜下见造血组织极少，见大量增生的纤维组织，期间有恶性大细胞

样结构（图 51－3）。正是这一处腺管样结构，加之免疫组化 AE1/AE3（＋），才有助于判断肿瘤可能来源于胃肠道。最后报告：骨髓转移性低分化性腺癌。

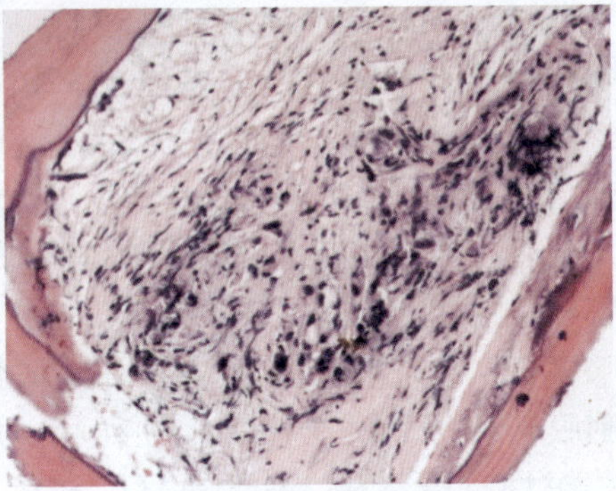

图 51－3　骨髓活检组织病理行免疫组化：AE1/AE3（＋）

后行胸腹 CT 提示：胃壁增厚，肝脾大，少量腹腔积液。10 月 17 日胃镜提示：胃底体交界处占位，因 PLT 低，病变处有新鲜血痂，故未行活检。外科会诊认为：已失去手术机会，若有梗阻出现，再考虑行姑息性手术。肿瘤化疗科会诊认为：目前全身状况差，卡氏行为状态（Karnofsky Performance Status，KPS）评分不适合化疗。放疗科会诊认为：放疗价值不大，为改善颅压增高症状，可姑息行全脑放疗，但放疗过程可致脑水肿加重。充分交代病情后，家属决定放弃治疗，于 10 月 18 日转至当地医院姑息治疗。出院诊断：低分化腺癌广泛转移（多发骨、骨髓、颅内），胃原发可能性大；继发性骨髓纤维化。

葛昌文医师（血液科）： 骨髓是实体肿瘤的转移高发部位，其中以肺癌、胃癌、前列腺癌等最为常见。骨髓转移癌最常见的临床表现为贫血，一般为轻到中度贫血；可伴骨痛，胸骨疼痛多见，严重时可累及全身骨骼，且随疾病的进展加重；发热也不少见，常为不明原因的低到中度发热，抗生素治疗无效。以上症状呈进行性加重。此外，还可有出血、乏力等。实验室检查多为正细胞正色素性贫血，少数为小细胞低色素性，而白细胞、血小板一般正常，少数可有全血细胞减少。外周血分类可见少量幼稚细胞，出现数量不一的有核红细胞。骨髓增生明显活跃，可有骨髓的破坏及纤维化，常有骨髓干抽或稀释样改变。多次、多部位行骨髓穿刺，于低倍镜下仔细观察。骨髓转移癌细胞有下列3项特点：①大小不一，成团分布；②细胞胞质相互融合成块；③胞质受色不均。

沈悌医师（血液科）：本例诊断过程的启示，骨髓干抽一般见于三种情况：①增生低下，如再生障碍性贫血；②增生极度活跃，如少数白血病；③骨髓纤维化。本例骨髓纤维化（MF）已可做出诊断，但其临床表现不符合常见的原发性MF，应考虑继发性MF，结合病情进展迅速、MR示脑膜异常强化，ECT示多发骨放射性异常浓聚，提示为恶性病变，最终明确为骨髓转移癌。临床上骨髓转移癌表现为继发骨髓纤维化者并不多见，故增加了诊断难度。

（庄俊玲）

病例52 临床病理讨论：发热、血便、贫血

病历摘要：

男性，34岁。因间断便血一年半，发热4月余于2005年11月1日入院。患者于2004年5月底饮酒后排黑红色水样便1天，共7~8次，量大，无头晕、发热，未呕吐咖啡样物。次日于当地医院肌注止血针后症状缓解，未再排血便，但此后大便始终不成形，为黄褐色糊状便，每天1次。2004年6月及9月，患者均于食用辛辣食物后排黑红色糊状便2次，量不大，无发热、乏力、头晕、呕吐等，对症止血治疗后症状缓解。2005年6月底，患者无明显诱因发热，体温多波动于37.5~38.0℃，最高38.5℃，伴畏寒，无寒战，夜间至清晨可自行降至37.0℃，次日午后又升高至37.5℃以上，伴乏力、头晕、心悸、活动耐量降低。外院查血常规WBC 6.0×10^9/L，GR 63.3%，RBC 4.05×10^{12}/L，Hb 70g/L，MCV 52fl，MCHC 332g/L，MCH 17pg，PLT 651×10^9/L，Ret% 0.7%。骨髓涂片报告：增生活跃，符合缺铁性贫血，伴血小板增多。肝肾功能：ALP 371U/L，GGT 155U/L，余无异常。胃镜：胃粘膜呈贫血性改变。自身抗体均为阴性。给予铁剂及维生素C口服治疗两周，继之肌注铁剂50天，Hb无上升趋势（65g/L），每日午后仍发热。2005年8月，当地住院期间曾排黑色软便，多次便潜血试验阳性，Hb波动于70~80g/L；结肠镜：慢性乙状结肠、直肠炎。10月9日，全消化道造影未见明显异常。为进一步诊治收入我院。患者自发病以来，体重下降15kg。既往无肝炎结核病史。

入院查体：T 39.0℃，P 120 次/分，BP 140/60mmHg，贫血貌，浅表淋巴结未及肿大，双肺呼吸音清，未闻及干湿啰音及胸膜摩擦音。心率 120 次/分，律齐，各瓣膜听诊区未闻及病理性杂音。腹软，左下腹深压痛，反跳痛可疑，无肌紧张，肝脾未触及，Murphy 征（－），无移动性浊音。双肾区无叩痛，肠鸣音 3～4 次/分。未闻及血管杂音。脊柱四肢无异常。

入院诊断：发热、血便原因待查。

实验室检查：辅助检查：血常规 Hb 56～71g/L，WBC（5.86～9.62）$\times 10^9$/L，PLT（580～726）$\times 10^9$/L，Ret% 1.5～2.6%。肝肾功能：大致正常。尿常规大致正常。多次大便 OB（＋）。乙肝五项、抗 HCV（－），PPD 皮试（－），肝胆胰脾双肾 B 超未见异常。PT 和 APTT 正常。血清铁（SI）70μg/dl，铁饱和度（TS）16%，铁蛋白（SF）66ng/ml。血清叶酸、维生素 B_{12} 正常。骨髓涂片：增生活跃，粒系中幼粒比例增高，余阶段比例及形态大致正常。红系中幼红细胞比例增高，余阶段比例正常，可见双核及多核晚幼红细胞，红细胞大小不等，部分红细胞中心淡染区扩大。淋巴细胞及单核细胞比例形态正常。细胞内铁：0 型 97%，I型 3%，细胞外铁（±）。骨髓活检：骨髓中脂肪组织与造血组织比例大致正常，造血组织中粒红比例大致正常，巨核细胞易见。

住院诊治经过：入院后患者仍每日午后发热，体温高峰为 38.8～39.0℃，无发冷、寒战，可自行降至 37.0℃以下。发热＞38.5℃时血培养三次均阴性。多次输入浓缩红细胞，Hb 可稳定在 70g/L 左右。小肠造影：空肠末端肠腔局限性狭窄。抗啤酒酵母抗体（ASCA）IgG（－），IgA（－）。

临床讨论

王玉医师（普通内科）：本例为中年男性，慢性病程，近期加重。患者一年半的病程中间断出现黑便，辅助检查多次便潜血试验阳性，消化道出血诊断明确。其贫血为小细胞低色素性，血清铁、铁饱和度、骨髓铁染色等各项检查结果符合缺铁性贫血，由消化道出血所致。给予口服及肌注铁剂，血红蛋白无上升，原因可能为持续的消化道出血。近3个月出现发热。外院胃镜、结肠镜未见异常，我院门诊查全消化道造影也未见异常。诊断首先考虑消化道病变，由于已行胃镜及结肠镜检查，未见明显异常，基本可以排除上消化道及结肠病变。病变可能位于小肠。综合患者的临床表现主要为发热、消化道出血、明显消瘦，肿瘤可能性大。其次感染，如结核很难解释病程全貌，肠结核主要见于回盲部，以腹泻、便秘交替为主要表现，与此患者不符。另外累及肠道的结缔组织病，如克罗恩病，但患者临床上无腹痛、ASCA 抗体阴性。SLE、白塞病及其他血管炎也可累及小肠，但患者无其他系统受累的临床表现，不支持。目前诊断不明确，小肠气钡造影已发现回肠末端局限病变，应尽快明确病变性质。

鲁重美医师（消化内科）：同意上述意见，临床上遇到反复间歇黑便伴中、重度贫血患者，经胃镜和结肠镜以及消化道造影未能发现出血病灶，要考虑小肠出血。小肠长度占全消化道的70%~75%，与胃肠道其他部位相比，小肠出血病变不常见。小肠出血的病因主要有血管畸形、肿瘤、溃疡、Meckel 憩室、Zollinger - Ellison 综合征、血管炎、放射性肠炎、空肠憩室等。从小肠出血的方式分析，较为活动的出血 - 黑便和便血多见于平滑肌瘤、平滑肌肉瘤、空肠憩室、克罗恩病、Meckel 憩室和血管瘤。而仅有大便潜血试验阳性则多为血管畸形、腺癌、淋巴瘤、类癌、Zollinger - Ellison 综合征、血管炎和药物引起的出血。国内文献报道及我院的经验认为小肠出血的病因，第一位的是小肠肿瘤（其中又以小肠平滑肌瘤和平滑肌肉瘤、小肠淋巴瘤最为常见)，小肠非特异性炎症、溃疡次之，Meckel 憩室第三，小肠血管病变和克罗恩病相对少见。

孙钢医师（消化内科）：患者临床表现为便血、贫血、体重下降，便血时无腹痛，查体左下腹轻压痛，外院胃镜、结肠镜未见异常，小肠造影见空肠末端病变，小肠镜取组织行病理检查难度大。此外，患者同时还有发热、脾大，炎性肠病，常见消化道原发肿瘤很难解释，因此小肠淋巴瘤可能性大，有可能引起穿孔，导致更严重后果。目前患者有剖腹探查指征，现已明确定位，应尽快手术。

2005 年 11 月 28 日患者于全麻下行剖腹探查，术中见空回肠交界处有 4cm ×5cm 肿物，质硬，侵及浆膜，肠系膜淋巴结明显肿大，脾大，其余部位未见异常。切除肿物，并行肠管端端吻合，取肿大淋巴结送病理。大体病理见：切除肠管一根，长 16cm，周径 5 ~ 7cm，距一断端 5cm 可见溃疡型肿物，大小 4. 5cm ×3. 5cm，切面灰白，实性、质硬，肉眼见侵及肠周脂肪。肠周脂肪中找到淋巴结样组织数枚，直径 0. 2cm。另送灰粉结节两枚，直径2. 5 ~ 3cm，切面灰白、实性、质细。病理诊断：符合小肠恶性间质瘤，侵透肠壁全层达浆膜，两断端未见特殊，淋巴结转移瘤（肠周 8/13，肠系膜根部 2/2）。免疫组化：Vimentin（±）、AE1/AE3（－）、LCA（－）、Syn（－）、EMA（－）、CgA（－）、S－100（+）、CD117（－）、CD34（－）、HMB45（－）、CD3（－）、CD20（－）、CD99（－）。全身骨显像：未见骨转移。术后患者体温完全降至正常，脾脏未见明显变化。

最后病理诊断：小肠恶性胃肠间质瘤（gastrointestinal stromal tumor，GIST），肠周淋巴结转移（8/13）及肠系膜淋巴结转移（2/2）（图 52－1，图 52－2）。

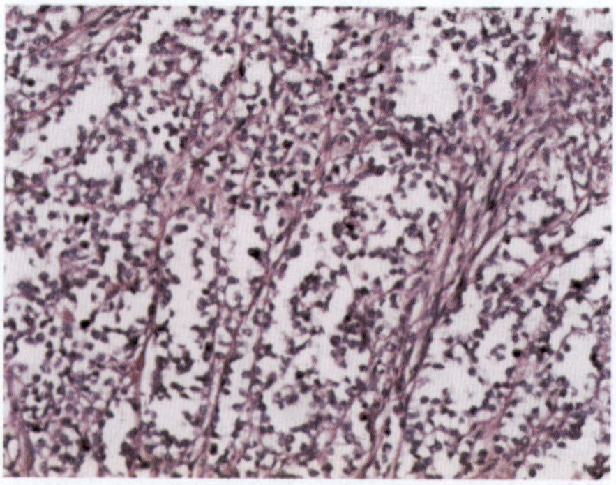

图 52－1　病理 HE 染色 1（150×）

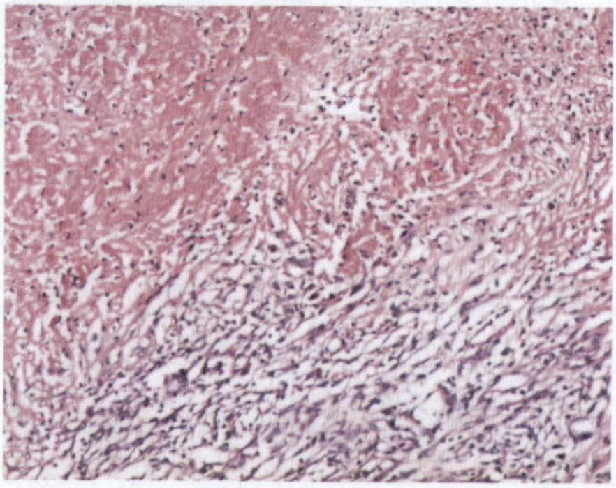

图 52－2　病理 HE 染色 2（150×）

病理讨论

赵大春医师（病理科）：GIST 是起源于胃肠道管壁细胞，分化途径具有明显差异的胃和小肠原发性非上皮性肿瘤。小肠的 GIST 免疫组化显示其可向平滑肌分化（占大多数）、神经分化，兼有两种分化或两种分化均无。小肠 GIST 中恶性病例所占比例高于胃 GIST。有研究认为 GIST 与 KIT 蛋白（以 CD117 阳性为标志的白细胞抗原）基因和/或血小板源性生长因子受体 α 基因突变有关（platelet – derived growth factor receptor alpha gene，PDGFRA）。本例标本大体病理见肿物位于粘膜下，灰白色，质硬，提示为间质来源肿瘤，切片 HE 染色可见上皮样外观，圆形或多角形细胞，具有位于中心的核，胞质丰富；可见大片坏死，所送肿瘤周围淋巴结有转移。切片 HE 染色符合 GIST 的形态学表现，核分裂象明显大于5 ×50HPF，因此诊断为恶性 GIST。为与其他恶性肿瘤鉴别，做了多项免疫组化：LCA（ – ）、CD3（ – ）、CD20（ – ），可排除淋巴瘤；AE1/AE3（ – ）可排除上皮来源肿瘤；突触素 Syn（ – ）、嗜铬素 cgA（ – ）可排除神经内分泌肿瘤；HMB45（ – ）可排除黑色素瘤。因此最后诊断为恶性 GIST。文献报道 GIST 的 CD117 阳性率可达 57% ~90%，而该患者 CD117（ – ），非特异性的 Vimentin（ ± ）、S – 100 蛋白（ + ）。该病例属于恶性 GIST，未定型。

王毓洲医师（肿瘤化疗科）：恶性 GIST 首选手术治疗，应采取连同足够边缘正常组织的肿瘤切除，因淋巴结转移非常罕见，不主张淋巴结广泛清扫。近年采用酪氨酸激酶抑制剂伊马替尼（imatinib）治疗，临床部分缓解率和稳定率分别达 50% 和 30%，但对 CD117（ – ）者无效，部分缓解率为 0。合并高热、而无感染的 GIST 患者文献未见报道。此患者肿瘤切除前伴有周期性弛张热，肿瘤切除后，发热自行缓解。其机制不明，有待进一步探讨。

（君　雷　王　玉）

病例 53 临床病理讨论：腹胀、肝脾大、水肿

病历摘要：

女性，51 岁。因腹胀 8 月余，反复双下肢水肿 5 个月余于 2005 年 12 月 20 日入院。

患者于 2005 年 3 月渐出现腹部坠胀感，无其他伴随症状，未诊治。5 月下旬出现双下肢可凹性水肿，进展至腰部、颜面部，无憋气，尿量无变化。5 月 27 日当地医院查尿常规正常，行 B 超提示“胆囊壁增厚”。利尿后水肿消退，仍腹胀。后复查腹部 B 超提示“肝脾不大”（自述）。2005 年 11 月 5 日再次出现双下肢、颜面、眼睑水肿，于当地医院检查 BP 140/110mmHg，血常规正常，肝功能示 GGT 及 ALP 轻度升高，腹部 B 超提示“肝、脾大，少量腹腔积液”，肝炎病毒血清标志物（–），AMA（–）。疑“肝硬化”，给予保肝、利尿等对症治疗，治疗期间偶有憋气、咳嗽、咳黄色粘痰。UCG：左房右房右室增大，左室收缩功能降低，三尖瓣关闭不全，EF 48%。腹部 CT：肝脾增大。

入院查体：BP 150/110mmHg，全身浅表淋巴结未及。甲状腺 I°肿大，颈静脉充盈，肺清，心音有力，P_2 亢进，未闻及杂音。肝肋下 14.5cm，剑下 13.5cm，质韧，边缘钝，表面光滑，无压痛，脾肋下 4cm，双下肢轻度可凹性水肿。

辅助检查：血常规：WBC 8.53×10^9/L，Hb 130g/L，PLT 236×10^9/L。尿常规：Pro 1.50g/L，ERY 10/μl，余阴性，24 小时尿蛋白定量 0.08g。肝肾功能：大致正常。血 AFP（–）。CRP <0.10mg/dl；ESR 12mm/第一小时末。抗 ENA（–），ACL

（–）。UCG：浸润性心肌病，双房增大，左室肥厚，左室舒张功能减低，三尖瓣病变，重度三尖瓣关闭不全，下腔静脉增宽，少量心包积液。腹部 BUS：肝大，剑下 12.0cm，肋下 8.6cm，胆囊壁增厚，脾稍大，肋下 1.1cm，腹腔积液，最深位于直肠窝 3.4cm。甲状腺 BUS：甲状腺增大，右叶 6.2cm × 1.8cm × 1.9cm，左叶 5.9cm ×1.6cm ×1.8cm，未见明显结节回声。门静脉、下腔静脉彩超：门静脉、肝静脉、下腔静脉未见异常。腹部 CT：肝大，肝实质密度不均，肝静脉显示不清，脾大，胆囊壁厚；少量腹腔积液。有布 – 加综合征可能，做血管造影。骨髓涂片：浆细胞 6%，余无异常。骨髓活检：骨小梁及骨髓组织，骨髓中脂肪组织与造血组织比例大致正常，造血组织中粒红比例大致正常，巨核细胞易见。

临床讨论

庄俊玲医师（血液科）：患者主要表现为肝脾大，尤以肝大为突出，伴有间断双下肢和颜面部水肿。虽然临床表现未提示心功能不全，但心脏彩超特征性地显现出浸润性心肌病改变，故提示有淀粉样变性可能，且淀粉样变性可以解释脏器肿大、尿蛋白等。需要鉴别：①右心功能不全：尤其缩窄性心包炎造成，由于肝淤血造成异常肝大，但 UCG 未发现心包缩窄；②布 – 加综合征：肝静脉或下腔静脉肝后段梗阻会造成肝大和下肢水肿，但血管彩超无此提示；③恶性肿瘤：影像学及 AFP（–），无肝肿瘤证据。肝脾明显肿大应考虑淋巴瘤，但不好解释心脏改变和尿蛋白。

单渊东医师（血液科）：从临床上来看，应首先考虑淀粉样变性，其他疾病不好解释肝脏如此之大而患者一般情况很好。

应先行腹壁脂肪、直肠粘膜及齿龈等创伤较小的活检。如为淀粉样变性阳性率应在80%以上。如上述检查仍未能诊断，应考虑行肝脏穿刺活检。由于患者有重度三尖瓣关闭不全，可能存在肝淤血，行肝穿刺有一定风险，肝穿前应测量肘静脉压，做好抢救的准备，并向家属充分交代风险。

病理讨论

梁智勇医师（病理科）：此患者共行5个部位活检，结果如下。腹壁脂肪：脂肪组织，内见数个小血管。刚果红染色（-）。直肠粘膜：显慢性炎。刚果红染色（-）。齿龈：鳞状上皮粘膜呈慢性炎，刚果红在偏光镜未见双折光物。上述结果均阴性情况下又进行甲状腺穿刺：结果仍未见淀粉样变。最后在肝穿刺活检标本病理提示HE染色光镜下可见较典型的均质样物质，符合肝淀粉样变。特殊染色：刚果红可见微弱双折光物。因此病理诊断为淀粉样变性。

曾学军医师（普通内科）：患者腹壁脂肪活检、齿龈活检、直肠粘膜活检、甲状腺活检均无阳性发现。由于存在肝淤血，肝穿刺活检有一定风险，最终在充分准备下才行肝穿刺活检。本例的经验提示淀粉样变性时对受累器官进行活检阳性率最高。

出院前患者一般情况可，稍觉腹胀。体查：BP（140~145）/（70~105）mmHg，HR 70~80次/分，心肺无特殊，肝肋下14.5cm，剑下13.5cm，质韧，边缘钝，表面光滑，无压痛，脾肋下4cm。双下肢无水肿。诊断为系统性原发性淀粉样变性。予MCP方案：泼尼松60mg qd，d1-7，左旋苯丙氨酸氮芥（马法兰）4mg bid d1-7，秋水仙碱0.5mg tid d1-10治疗，准备每月一疗程。

（庄俊玲）

病例 54 临床病理讨论：咳嗽，咳痰，喘息，猝死

病历摘要：

男性，68 岁，美籍牙买加裔。因咳嗽、咳痰伴喘息 4 年，加重伴胸痛 2 周于 2004 年 3 月 18 日入院。

患者于 2000 年 11 月出现咳嗽、咳痰伴喘息，2001 年 1 月诊为“哮喘、高血压”，给予西拉普利（一平苏）降压，丙酸倍氯米松（必可酮）吸入和抗生素治疗，症状明显好转，此后未再发作。2 周前患者受寒后出现咳嗽、咳痰伴喘息，咳白痰，量中等，3 天前患者自服罗红霉素症状有所减轻，但出现右胸骨旁疼痛，与呼吸无关，偶可放射至右臂，无肩背痛及恶心、呕吐，疼痛持续不缓解，时轻时重，遂于 2004 年 3 月 18 日来我院门诊查血常规：WBC $12\times10^9/L$，GR 88%，Hb 158g/L，PLT $172\times10^9/L$；胸 X 线片（图 54－1）：“右肺门血管影浓”；ECG：I、aVL、V_{5-6}、导联 ST 段轻度压低，V_{1-4} 呈 rS 型；血气分析：pH7.489，$PaCO_2$ 33.3mmHg，

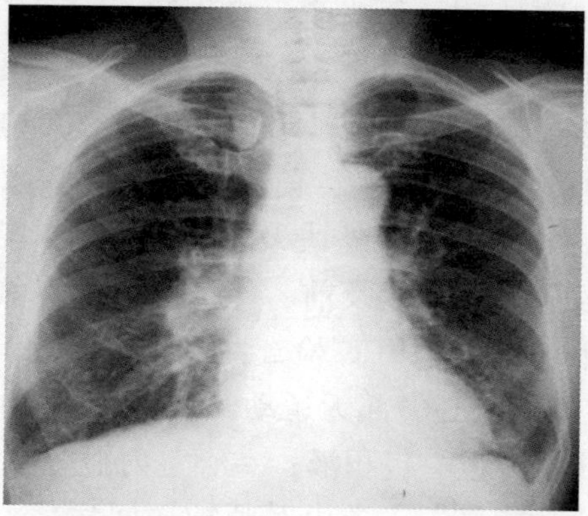

图 54－1 胸部 X 线正位片

PaO_2 65.2mmHg，SaO_2 93%；肺功能：混合性通气功能障碍，一秒钟用力呼气容积率（FEV_1%）42.5%。患者发病以来食欲明显下降，伴乏力、尿量减少，无下肢水肿。近3周体重下降约8kg。既往史：发现血压高8～9年，近4年服用一平苏控制血压在（130～140）/（90～100）mmHg。否认冠心病、糖尿病史。曾有大量饮酒史，已戒酒近4年。查体：T 36.2℃，P 110次/分，R 24次/分，BP 120/80mmHg，口唇轻微发绀，咽不红，双侧扁桃体不大。颈静脉无怒张，胸骨无压痛，双肺叩诊清音，呼吸音清，双肺可闻及少量干啰音。心界不大，心率110次/分，律齐，心音弱，各瓣膜区未闻及杂音。腹软，无压痛，肝脾肋下未及，移动性浊音阴性。双下肢无水肿，双侧足背动脉搏动正常。

诊治及抢救经过：

患者入院后给予抗感染，化痰止咳，解痉平喘药物治疗，自觉咳嗽、咳痰症状有所好转，无胸闷、胸痛发作，活动耐力好。辅助检查：因患者入院后病情迅速变化，未来得及进行嗜酸细胞计数。肝功能：ALB 30g/L，AST 91U/L，LDH 578U/L，Cr 158.24μmol/L，BUN 5.7mmol/L；尿常规正常；血清肺炎衣原体、支原体抗体（-），痰培养（-）；腹部B超：肝脏多发囊肿，肾盂旁囊肿，前列腺肥大；肺灌注显像：部分右肺上叶尖、前段、中叶外段及下叶前、外、后基底段、左肺上叶尖、后段、下叶背段及前、外基底段灌注减低，心影增大。3月19日下午4时行UCG检查：左心室扩大，左室收缩功能重度减低（室间隔及心尖部无运动，左室内缓慢血流回声）；轻度肺动脉高压；少量心包积液；左心室射血分数（LVEF）26%。考虑患者心功能极差，遂由医师护送回病房，患者无不适主诉。复查ECG：见$V_{4\sim6}$导联ST段水平压低0.05mV，无其他异常，患者在行 ECG 检查后突然意识丧失，呼之不应，立即给予心外按压、气管插管辅助呼吸、股静脉插管等急救措施，同时给予利多卡因 50mg、肾上腺素 1mg、阿托品 0.5mg 入壶及 5% $NaHCO_3$ 250ml 静脉点滴，患者心率升至 133 次/分，但继为室颤，给予 200 ~ 300J 电除颤效果不佳，后反复多次给予肾上腺素、阿托品、多巴胺静推及利多卡因静脉泵入，心电监护仍为室颤与室速交替，下午5:13患者双瞳孔散大固定，血压为零，下午 5:24 宣布临床死亡。

死亡诊断：循环呼吸衰竭；心功能衰竭（Ⅳ级）；心律失常（室性心动过速、室颤）；酒精性心肌病？缺血性心肌病？肺栓塞？慢性阻塞性肺病（COPD）；肺部感染；高血压病。

临床讨论：

李斌医师（放射科）：患者 3 月 18 日入院时的胸片可见右肺门明显增大增浓，右肺上动脉和右肺下动脉夹角变钝；3 月 19 日肺 HRCT：可见到肺动脉主干及右肺下动脉明显增粗，双侧少量胸腔积液；双下肺可见少量渗出改变，少量心包积液，心影不大，但左心室明显增大。总结以上资料，患者左心室明显增大，右肺下动脉明显增粗，少量胸腔积液及心包积液，考虑该患者存在左心功能不全及肺动脉高压，但肺水肿不明显。考虑患者死因以心源性可能大，其中以冠状动脉粥样硬化性心脏病（CHD）最多见，但仅就现有的影像学资料不能确诊；患者仅有左心室增大，没有全心扩大的表现，不支持扩张性心肌病的诊断；其他如肥厚性心肌病、心肌淀粉样变等从目前影像学资料无法诊断。

李方医师（核医学科）：患者肺灌注显像可以见到：纵隔增大，心影左下扩大，双肺上下叶可见多个肺段灌注缺损。由于该患者未行肺通气显像，无法明确有无肺栓塞，如果单纯从肺灌注显像看，由于患者既往存在 COPD，也完全可以存在多发的肺段灌注缺损，不太支持肺栓塞的诊断。

伍东升医师（消化内科）：根据病史及肺功能结果支持慢性支气管炎的诊断；其次是肺栓塞（PTE）的诊断是否成立，患者的临床症状如咳嗽、胸痛等可用 PTE 解释，其血气分析也提示低氧血症及轻度的过度通气，肺灌注显像可见多发肺段灌注缺损，影像学资料提示肺动脉高压等均支持 PTE 的诊断；但也有较多不支持的地方：患者胸片和 CT 未见典型的 PTE 征象，ECG 无 $S_{I}Q_{III}T_{III}$表现，更重要的是没有 PTE 的危险因素，如下肢深静脉血栓（DVT）（可以占 PTE80% 以上），其他如右心血栓、癌栓、脂肪栓塞、高凝状态、心血管手术等。虽然 PTE 的诊断金标准仍然是肺动脉造影，但核素肺灌注显像（MAA）和螺旋 CT 在临床上更常用。肺灌注显像时出现肺段的放射性稀疏、缺损者有诊断意义，优点是敏感性高，但假阳性率也较高，可以间接反映肺血管的情况。螺旋 CT 和核磁血管造影（MRA）有取代肺血管造影的趋势，不足之处是对外周肺段、亚段以下的肺动脉栓塞敏感性有限。因此核素显像和多排 CT 或同 MRI 结合起来，有助于临床 PTE 的早期诊断。结合临床及影像学资料，本例 PTE 可能性较小，基本上可排除。

患者在入院后 24 小时内发生猝死，猝死的定义是：自然发生，出乎意料的死亡。病因有多种，如心源性猝死（sudden cardiac death，SCD）、PTE、胰腺炎、哮喘、肺心病、病理产科等，但最为多见的仍是 SCD。美国的 SCD 发生率为 30 万/年，大多数有前驱症状，猝死者尸检发现 60% ~70% 为心脏原因。SCD 的病因包括：冠状动脉异常；心室肥厚（肺动脉高压）；炎症性、浸润性、退行性心肌疾病（包括急性病毒性心肌炎、结节病、心肌淀粉样变等）；心衰（包括充血性心力衰竭、缺血性心肌病、酒精性心肌病等）；心脏瓣膜病；先天性心脏病；电解质紊乱（如长 QT 间期综合征）；受神经内分泌或中枢神经系统影响而致的心脏电活动不稳定；其他如中毒或代谢紊乱等。SCD 中 50% 为冠心病（CHD）。发生 SCD 的危险因素有：CHD、吸烟、应激状态、运动员等。结合本病的特点，患者猝死的病因最可能的为心源性。病因可能为冠心病，不除外因长期饮酒而致的酒精性心肌病，另外在临床上常呈隐匿性发病的是病毒性心肌炎，应引起注意。至于是否有系统性疾病而累及心脏者，目前尚无有提示意义的线索。

张抒扬医师（心内科）：本例患者可能存在基础的心脏疾病，如 CHD、酒精性心肌病等，在入院前 2 周病情急性加重，结合患者有胸痛及 ECG 表现，不除外发生急性心肌缺血的可能。既往有高血压病史，但入院后的 ECG 未见高血压常见的左室高电压或心肌肥厚伴劳损的表现，而是电压普遍较低，并伴有电交替的现象，说明患者存在心肌病变；患者在门诊 2 次查血压：80/45mmHg，结合入院后的 UCG 均提示患者的心脏泵功能已经很差，所以考虑该患者极有可能发生了急性心肌缺血，导致心源性休克、室颤。

伍东升医师（消化内科）：同意张医师的意见。该患者存在基础心脏疾病，结合猝死的流行病学及其年龄、性别、吸烟史、高血压病史，首先考虑 CHD 的可能；患者既往有明显的酗酒史，酒精性心肌病也需考虑；患者入院前 2 周有咳嗽、咳痰、胸痛，不能除外发生急性心肌炎导致心脏功能恶化、猝死的可能。

黄席珍医师（呼吸内科）：同意以上医师的意见。值得注意的是，患者有 COPD，近期急性加重，不除外合并病毒感染的可能，而病毒感染也可以累及心肌，造成病毒性心肌炎导致猝死。

徐作军医师（呼吸内科）：本病例主要有两个系统受累：①呼吸系统：咳嗽、喘息病史 4 年，轻度肺动脉高压；②循环系统：高血压 8 年；左心室扩大，左室收缩功能重度减低。患者病程是一个慢性过程，诊断上考虑：①COPD：支持点有病史，但也有不太支持的地方，如无明显咳痰，病程仅4年但有肺动脉高压，肺功能呈混合性通气功能障碍；②哮喘：外院曾诊断为哮喘，激素和支气管扩张药物治疗有效，但患者有肺动脉高压、肺功能呈混合性通气功能障碍又不支持哮喘的诊断；③PTE：患者有胸痛、气短，低氧血症，肺动脉高压，少量胸腔积液，肺灌注多发缺损，但未发现有下肢静脉血栓的证据，UCG也不太支持；④呼吸系统疾病中可以表现为哮喘的疾病尚有：过敏性肉芽肿性血管炎（Churg－Strauss综合征）、哮喘型肺嗜酸粒细胞增多症、变态反应性支气管肺曲菌病、支气管中心性肉芽肿病、药物性，如阿司匹林、β－受体阻滞剂等。但目前均无证据。总之，本患者死亡原因首先考虑为心脏疾病引起，其次考虑为大面积PTE。就其病因来说，若用两种病来解释心肺受累：心脏考虑为心肌病或冠心病发生大面积梗死，导致心律失常而猝死；肺部疾病考虑为COPD或哮喘。若用一种病来解释：则考虑为原发/继发过敏性肉芽肿性血管炎（Churg－Strauss综合征）累及心脏（死亡率50%），或者原发病为心脏病，哮喘是由于药物引起。

陆慰萱医师（呼吸内科）：本例疑诊PTE的原因不赘述。我个人认为PTE的诊断不能成立，理由如下：①UCG：急性PTE本质上属于急性肺心病的表现，应该有右心负荷增加的表现：明显肺动脉高压，右心房增大，室间隔左移等，本例的UCG不符合；②ECG：对于PTE的诊断是一把双刃剑，使用得当可以帮助诊断，否则会影响判断；典型的PTE表现为$S_{I}Q_{III}T_{III}$以及顺钟向转位、完全右束支传导阻滞等表现，本患者ECG不典型；③DVT：诊断PTE最不利证据就是没有DVT的表现及证据；④影像上没有典型的PTE、肺梗死的征象；⑤肺通气灌注显像：典型PTE表现为节段性灌注缺损，本患为多发的肺段灌注缺损，结合患者既往COPD病史，考虑与COPD有关。综上所述，PTE诊断不能成立。结合病史，我考虑死因可能为急性心肌梗死。另外，从本例的诊治过程中应当注意诊断思路，临床已经怀疑PTE，既往有COPD病史，此类患者行肺灌注显像的意义不大，所以对于有慢性心肺疾病或既往有过急性PTE的病人，均不适合行肺灌注显像检查，建议行螺旋CT肺动脉成像（CTPA）检查。其优点如下：①无创，并可同时行下肢静脉血栓的检查，甚至下腔静脉、髂静脉、肾静脉血栓的诊断；②适应范围广：只要无碘过敏，均无禁忌；③检出亚段肺动脉栓塞的灵敏度也很高；④速度快：可减少心脏跳动影响；⑤可同时鉴别诊断心脏、气管、肺血管疾病，并可同时评价PTE的严重程度。最后，疑为PTE的病人，建议暂缓进行需要用力呼吸配合的肺功能检查，因其可能会导致患者病情加重。

韩丁医师（特需医疗科）：患者猝死的原因是什么？病人能否诊断冠心病？有无左心功能不全？有无酒精性心脏病？有无其他原因引起的心肌损害？根据患者临终心电监护显示该病人死于快速室性心律失常，为心脏性猝死。它包含了“自然”、“快速”、“不被预料”的概念。心脏性猝死的病因及有关因素很多，不再赘述。根据目前的临床资料该患者的猝死应重点考虑冠状动脉异常、心肌疾病损害与慢性心力衰竭。病人为老年男性，根据心电图改变和UCG结果，首先考虑冠心病。有资料表明慢性缺血性心脏病及其他原因引起心脏性猝死的患者中左心室射血分数（LVEF）明显降低（≤30%）是独立的危险因素。不支持点为：病史不典型，高危因素不多，无冠状动脉粥样硬化的直接证据。非粥样硬化冠脉异常包括先天异常、栓塞、炎症和机械性梗阻。冠状动脉栓塞最常发生于主动脉内膜炎，多发性结节性动脉炎及其他的血管炎也可引起心脏性猝死。但该病人无这方面的证据。需要注意的是伴或不伴粥样硬化的冠脉痉挛均可导致严重心律失常和心脏性猝死。心力衰竭的临床表现主要取决于该综合征的发展速度，尤其取决于是否有足够的时间使代偿机制发挥作用。患者运动耐量无明显下降，无肺水肿的表现，但咳嗽、喘息、左心室大以及 LVEF 26% 均支持慢性心衰的诊断。产生基础除与先前分析的缺血性有关外，酒精性心肌病不能除外。目前认为若存在长期酗酒，且伴心脏扩大，心肌舒缩功能异常者，则可诊断为酒精性心肌病，病理上颇似特发性扩张型心肌病。高血压影响心脏主要致左心室心肌压力增大，细胞肥大，心肌变硬，与患者的超声心动图及心电图结果不相符，但高血压可加重心肌损害。其他原因引起的心肌损害：心脏的感染、浸润、新生物和退行性疾病，包括心肌炎、胶原血管性疾病、Churg－Strauss 综合征、慢性肉芽肿疾病、浸润性疾病、肿瘤、心脏的淀粉样变性等，心脏性猝死都可以是这些疾病过程起始或最终的表现。但本例临床均无提示。

严晓伟医师（心内科）：该患者唯一提示病情危重的临床证据是超声心动图的左心室射血分数仅有 26%，左室内可见云雾状回声，说明患者心室内血流非常缓慢，收缩功能很差。但临床上患者心功能属于 NYHA Ⅰ级。猝死是明确的，病因方面：①急性心肌炎：患者入院前有上呼吸道感染，后期出现咳嗽、喘息，超声心动图提示左心室射血分数显著下降，所以不能除外急性心肌炎的可能；②前面多位医师依据猝死的流行病学推断死因可能为冠心病，但支持的证据不多：患者无心绞痛病史，心电图未见心肌梗死表现，超声心动图也没有典型陈旧心梗的表现，如心脏扩大、室壁瘤等。但冠心病的诊断不能完全除外；③心肌病：例如酒精性心肌病，但患者心脏无明显增大，虽然超声心动图提示左室增大，但左室舒张末期不大，而是收缩末期增大，这与左室射血功能下降有关，这也与胸片上的心胸比大致正常相符合，所以不像扩张性心肌病的典型表现，但不能除外心肌病的诊断。患者死于心律失常、猝死是明确的，一个重要的原因可能是患者得知超声心动图的结果后，心理压力突然增大，处于一种应激状态，导致猝死。PTE 不能解释病情全貌，但需要考虑到的是本患心脏射血功能极差，血流缓慢，也无足够的证据完全排除。

张卓莉医师（风湿免疫科）：患者的心电图及超声心动图均提示心肌受累，心肌受累是结缔组织病的常见临床表现之一，多种情况可致心肌受累，其中以血管炎最为多见，可出现冠状动脉炎及心肌受损表现，此外长期应用激素可导致冠状动脉硬化，从而发生心肌缺血。系统性硬化症也可导致部分病人的心肌纤维化，心肌传导系统受累。系统性血管炎可分为原发性及继发性，原发性血管炎中比较容易累及心肌的疾病有：①白塞病，可累及大中小血管，包括动静脉，病变广泛，临床表现多样，诊断主要靠典型临床症状如反复口腔、外阴溃疡等，本例临床不支持；②结合患者咳嗽、喘息、肺部表现，需考虑 Churg－Strauss 综合征（CSS），CSS 多有哮喘、过敏性鼻炎等病史，外周血嗜酸细胞增高，可以侵犯全身各系统，包括心肌与肺，可致心衰、猝死，预后差，病理学上见嗜酸细胞浸润及肉芽肿形成有助于诊断。本例病史中未发现血嗜酸细胞增高，肺部影像学无典型的游走性片状阴影表现，目前支持证据不多，需病理活检证实。继发性血管炎中常见的如系统性红斑狼疮（SLE），可累及心肌、肺等多系统，抗磷脂综合征也可以发生多发的动静脉血栓，包括外周动脉及肺动脉，但目前均无证据。

病理结果及讨论：

梁智勇医师（病理科）：尸检大体：心脏体积稍增大，切面颜色不均，冠状动脉管腔通畅、管壁光滑，肺动脉未见栓塞。

气管内可见粘液样物质。前列腺肥大。镜下：心肌可见大量嗜酸粒细胞浸润，局部可见少量坏死性肉芽肿，部分血管壁坏死，周围有大量嗜酸粒细胞浸润；心肌局灶性坏死；心外膜、心内膜均可见大片嗜酸粒细胞（图 54－2）；冠状动脉管腔通畅，但管壁局部增厚，有大量嗜酸粒细胞浸润；肺血管周围嗜酸粒细胞浸润（图 54－3），可见嗜酸细胞肉芽肿；支气管粘膜脱落，支气管内可见大量粘液，肺泡内可见蛋白渗出、水肿液；胃粘膜及肌层可见大量嗜酸粒细胞，坏死血管周围嗜酸粒细胞浸润；阑尾血管周围、肾脏血管周围、胆囊壁动脉周围及肝脏汇管区均可见较多嗜酸粒细胞浸润；前列腺内见一由小腺泡构成的边界清楚的微小癌结节。病理诊断：①Churg－Strauss 综合征（CSS），依据如下：a. 临床有哮喘病史；b. 系统性坏死性血管炎（累及心、冠状动脉、肺、胃、胆囊、阑尾、肝、肾）；c. 全身多脏器嗜酸粒细

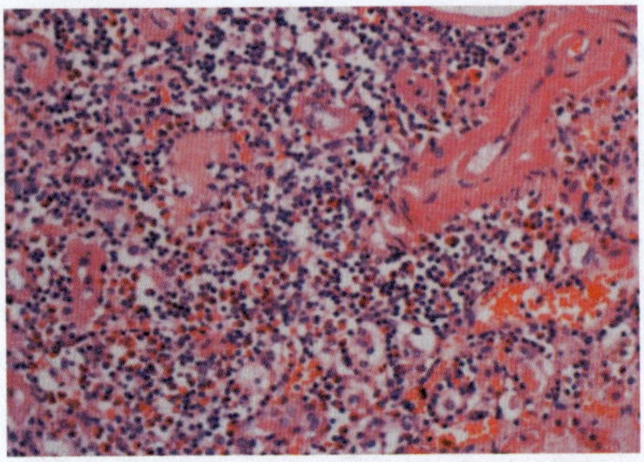

图 54－2　心肌病理：心肌内可见大量的嗜酸性粒细胞浸润（HE×150）

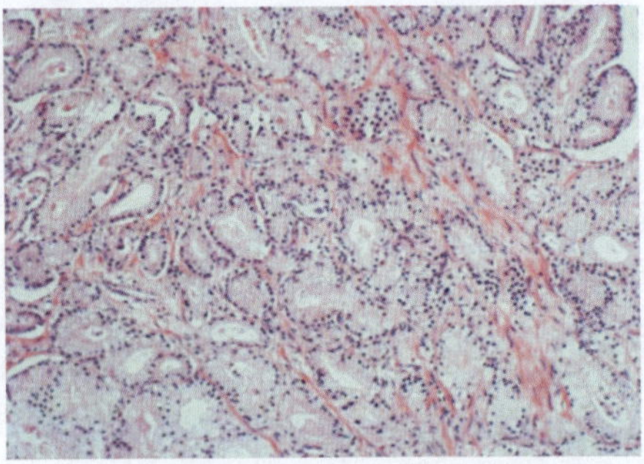

图 54－3　肺组织病理：肺泡间质内见较多嗜酸性粒细胞浸润（HE×150）

胞浸润；d. 心、肺血管外坏死性肉芽肿；②前列腺腺癌；③轻度高血压心脏病；④动脉粥样硬化。

周旭东医师（病理科）：1951 年 Churg 和 Strauss 发表了 CSS 诊断标准：①哮喘病史；②外周血和组织中嗜酸粒细胞增多；③系统性血管炎；④坏死性肉芽肿，其中前 3 项被认为是诊断 CSS 的三联征。但上述标准来自生前未经激素治疗的尸检病例，而 CSS 有一个从早到晚的发展演变过程，激素治疗也会改变其病程。如果以上述终末期改变作为该病的诊断标准，则会遗漏很多临床病例。目前 CSS 主要通过临床诊断，应用最广的是美国风湿病学会 1990 年的诊断标准：①哮喘；②副鼻窦异常；③外周血嗜酸粒细胞 >10%；④神经炎（单发或多发）；⑤肺部浸润性病变；⑥活检示血管外嗜酸粒细胞浸润。此外，外周型抗中性粒细胞抗体（p - ANCA）阳性也是一重要指标。本例尸检诊断 CSS 明确：①哮喘病史；②病变典型：系统性坏死性血管炎；血管外嗜酸粒细胞浸润，累及多个脏器；坏死性肉芽肿。但该患者有其特殊性：一是生前无外周血嗜酸粒细胞增多这一重要线索，因而很难做出正确诊断。第二个特殊表现是猝死。至 2002 年文献报道由于 CSS 所致的猝死共 3 例，其中 1 例西班牙女患者既往仅有哮喘病史，被发现死在自己家中，病理结果提示广泛脏器有嗜酸粒细胞浸润，支持 CSS 诊断。

CSS 的死亡原因包括：心源性：冠心病或心肌梗死（48%）；肾功能衰竭（18%）；脑出血（16%）；消化道出血或穿孔（8%）；哮喘持续状态（8%）；呼吸衰竭（2%）。早期 CSS 无血管炎改变，要正确诊断需注意以下表现：①过敏性鼻炎；②哮喘；③外周血嗜酸粒细胞增多，>10% 或 $1.5\times10^9/L$；④组织内嗜酸粒细胞浸润（可通过穿刺活检诊断），包括：肺灌洗液中见大量嗜酸粒细胞，慢性嗜酸性肺炎，嗜酸性胃肠炎，淋巴结、涎腺或其他实质脏器肿大等，如活检示血管外嗜酸粒细胞浸润则支持 CSS 诊断。

病理诊断：Churg – Strauss 综合征。

（伍东升　杨　明）

参 考 文 献

Churg J. Strauss L. Allergic granulomatosis, allergic angitis and periarteritis nodosa. Am J Pathol, 1951; 27:277

病例55　临床病例讨论：低热、脊柱关节痛

病历摘要：

男性，44 岁，因下肢、腰背痛伴低热 2 个月，于 2001 年 8 月 13 日入院。

患者 2001 年 5 月曾于睡眠时从床上摔下，臀部着地，当时无明显腰背痛。6 月起出现右下肢近端疼痛，髋关节周围明显，活动轻度受限，局部无红肿，不伴发热。此后疼痛逐渐累及骶髂关节、脊柱及胸廓，严重时弯腰、翻身、抬臂、转头等活动受限，咳嗽时加重。同时出现午后低热（T 37.5～37.8℃），发热前无畏寒及寒战，发热时关节疼痛加重。同时伴轻度尿急与尿痛，无咳嗽、咳痰、咽痛、腹痛及腹泻。外院查尿常规“WBC 增多”，胸片未见异常，予以诺氟沙星及消炎镇痛药物治疗后尿急、尿痛和上述躯干部位疼痛可稍缓解，但仍低热。2001 年 6 月 16 日于我院门诊查：脊柱活动受限，指－地距＞10cm，枕－墙距 0cm。血常规：WBC 10.6×10^9/L，GR 79.2%，Hb 131g/L，PLT 501×10^9/L。尿常规：WBC 500/μl，血 ALT 124U/L，AST 86U/L，ALP 227U/L，GGT 324U/L，ESR 84mm/第一小时末，CRP 13.3mg/dl，HLA－B_{27}（＋），ASO、RF、抗核周因子抗体及抗角蛋白抗体均未见异常，腹部 B 超、骶髂关节像及全身骨核素显像未见异常。发病以来，感乏力、轻度盗汗，长时行走后足跟痛。无皮疹、皮肤出血点、皮下结节、口腔溃疡、脱发、雷诺现象、口干及眼干，二便正常，精神食欲尚可，体重无明显变化。既往史：1989 年因“低热（T 37.5～37.8℃）

伴双下肢酸痛1个月”曾诊为“风湿病”，予以雷公藤及青霉素治疗1个月后好转，未再复发。否认结核、肝炎史，但“转氨酶升高”已30余年（具体不详）。否认心脏病病史。否认输血史。可疑神经妥乐平过敏史。个人史：否认冶游史。吸烟20支/天，30余年，饮酒0.5kg/d，10余年，余无特殊。婚育史：已婚，爱人和孩子均体健。家族史：母亲、父亲可疑“类风湿”病史。入院查体：T 37.5℃，全身皮肤未见皮疹，右颈部可及一0.5cm×0.5cm淋巴结，其余浅表淋巴结未及肿大。双侧瞳孔等大等圆，直接间接对光反射、调节反射存在，右眼外展受限。伸舌居中。颈有抵抗，颏胸距两指。心、肺、腹查体未见明显异常。外生殖器粘膜可见轻度瘢痕。脊柱无畸形，颈、胸段脊突处轻压痛，双膝关节压痛，活动自如，指－地距26cm，枕－墙距0cm。双手细微震颤。双侧Babinski征（－），Brudzinski征（－），Lasegue征（＋），Kerning征（＋）。

入院后考虑病人院外有尿路刺激症状及多次尿常规中白细胞增多，抗炎有效，泌尿系感染肯定，因不除外非淋菌性尿道炎，予罗红霉素抗感染治疗。患者体温波动于36.5～37.5℃，腰背部症状较前无明显变化。血常规WBC（9.95～11.9）×10^9/L，GR 63.4%～76.6%，LY 21.9%～25%，Hb 133～118g/l，PLT（643～458）×10^9/L；尿常规SG 1.015～>1.030，pH 5.5～6.5，Pro（－），LEU 0～125/μl，ERY（－）；ESR（84～111）mm/第一小时末；CRP 12.1mg/dl；ASO（－）；RF（－）；TB抗体阴性；血清梅毒试验：RPR阳性（1∶16～1∶32），TPHA阳性；HIV抗体（－）；ANA、抗dsDNA、抗ENA、ANCA均阴性；Ig定量：IgG 14g/L，IgA 5.23g/L，IgM 1.35g/L；血补体：CH50 104.9U/ml，C3 171mg/dl；胸椎X像：$T_{10\sim12}$椎旁韧带钙化；脊柱MRI：颈椎曲度变直，$C_{5\sim7}$椎体骨质增生，$L_{4\sim5}$椎间盘退行性变并膨隆，纤维环无撕裂，颈胸腰椎椎体信号不均；

UCG：二尖瓣轻度狭窄，并主动脉瓣病变，风湿性可能性大。因血清梅毒试验回报 RPR 及 TPHA 均阳性，进一步行腰椎穿刺，脑脊液压力 2.16kPa（220mmH_2O），细胞总数 120/μl，WBC 100/μl，单核 96/μl，多核 4/μl；Pro 0.76g/L，Glu 及 Cl 均正常，荧光法密螺旋体抗体吸附试验 FTA－ABS（+）。追问病史：1996 年曾有过冶游史，否认阴部溃疡和全身皮疹。诊断考虑“神经梅毒”。9 月 6 日开始用青霉素 G 320 万 U q4h 静点。同时为预防吉海反应予泼尼松 10mg bid 口服，连用 3 天。目前治疗已 1 周，患者无明显不适反应，体温波动于 36.7～37.3℃。

目前诊断：梅毒螺旋体感染

神经梅毒

腰背痛原因待查

血清阴性脊柱关节病?

颈椎病、腰椎病?

心脏瓣膜病变原因待查

心血管梅毒?

风湿性心脏病?

泌尿系感染史

临床讨论

李晓光医师（放射科）：分析患者的影像学资料：胸片示右下肺高密度影，考虑为伪影。颈椎侧位、双斜位相示 $C_{5\sim7}$ 椎体骨质增生。胸椎正侧位相示 $T_{11\sim12}$ 椎旁条形钙化影；MRI 示弥漫性椎体信号不均。腰椎 CT 示 $L_{4\sim5}$ 椎间盘膨隆；MRI 示 L_4 椎间盘 T_1 信号降低，提示椎间盘变性，但不够椎间盘脱出的诊断标准，椎体信号不均。双骶髂关节像未见异常；CT 提示右骶髂关节轻微骨质破坏，非骶髂关节炎的典型表现，其病理意义需结合临床。

王焕玲医师（感染科）：本例特点：①患者为中年男性；②慢性起病，病程2个月；③主要临床表现：低热、骨关节痛（腰、骶髂、脊柱及髋）、尿路刺激症状、颏胸距2指、双手细颤；④实验室检查：WBC升高，ALT、AST升高，ESR、CRP、补体升高，HLA－B_{27}（＋），尿WBC升高；梅毒血清试验RPR及TPHA均阳性；腰穿示颅压增高，脑脊液蛋白和白细胞升高，单核为主，FTA－ABS（＋）；⑤辅助检查主要发现：影像学检查示椎体信号不均，颈椎骨质增生，腰椎椎间盘膨出；UCG示二尖瓣轻度狭窄并主动脉瓣病变；⑥冶游史，始于1996年；⑦原因不明转氨酶升高30年，1989年可疑风湿病史。

患者入院后临床上主要针对低热、脊柱骶髂关节痛进行鉴别诊断：首先考虑感染性疾病：①尿路感染：该患者存在肯定的泌尿系感染病史，但缺乏病原学证据，应高度怀疑非淋病性尿道炎；②结核感染：不能除外，但骨关节病变范围较广，放射学检查表现不典型。其次考虑自身免疫病：该患者低热、多处脊柱关节痛，HLA－B_{27}（＋），RF（－），既往有过泌尿系感染史，考虑可能的诊断有：血清阴性脊柱关节病、强直性脊柱炎和Reiter综合征。具体哪一种尚不好定论。肿瘤性疾病：目前缺少证据。前列腺、肺均无肿瘤征象。

由于患者既往泌尿系感染史明确，应高度怀疑非淋病性尿道炎，临床上不除外反应性关节炎，查梅毒血清反应（＋），确证试验仍为（＋），再追问患者1996年起有冶游史，进一步行腰椎穿刺示脑脊液中细胞数和蛋白均增多，而且梅毒反应（＋），故神经梅毒诊断肯定。治疗上：曾针对非淋菌性尿道炎用罗红霉素抗感染，针对神经梅毒用大剂量青霉素320万单位q4h静点，为预防吉海反应发生，治疗前3天加用泼尼松20mg

口服。

目前存在的问题：①梅毒是否能解释疾病全貌？是否同时存在血清阴性脊柱关节病？心脏瓣膜病变的病因（心血管梅毒？风湿性心脏病？感染性心内膜炎？）？②梅毒感染的临床分期：二期？晚期？因为两者均可有神经系统受累的表现。

蔡华聪医师（内科）：检索我院 1986 年至今的住院梅毒病人，共检索出 4 例，1 例为先天性梅毒，2 例为二期梅毒，1 例为神经梅毒。后 3 例患者情况列表如下：

患者一般情况			流行病学资料	临床表现	实验室检查	诊断	治疗
性别	年龄	职业					
男	43	干部	（+）	不洁性交史后半月出现外阴部无痛性溃疡，继而全身散发红斑、鳞屑疹	RPR（+），效价 1:32	二期梅毒	门诊青霉素治疗
女	57	教师	（-）	全身散发红斑、鳞屑疹伴瘙痒	RPR（+），效价 1:32；FTS-ABS（+）	二期梅毒	门诊头孢曲松治疗
男	36	不详	（+）	不洁性交后 10 余天阴茎头出现单个无痛性溃疡，后出现手掌趾部暗红斑，无痛痒感，诊断“梅毒”3 年，门诊治疗随诊，近期 RPR 效价再次升高，未诉头痛等神经系统症状	RPR（+），效价 1:32，查脑脊液 TPHA（+），Glu 72mg/dl，Pro 49mg/dl，Cl 120mmol/L，细胞总数 306/μl	神经梅毒	大剂量青霉素（青霉素 1200 万单位，ivdrip qd×14 天）

唐福林医师（风湿免疫科）：脊柱关节病包括强直性脊柱炎、Reiter综合征等。强直性脊柱炎的诊断标准：①下腰部疼痛，尤其骶髂关节；②腰椎活动受限；③扩胸试验（+）；④骶髂关节X线改变（特点：Ⅰ期关节面模糊，Ⅱ期轻度骶髂关节炎，关节边缘不整、狭窄，Ⅲ期中度骶髂关节炎，间隙变窄，骨质破坏明显，Ⅳ期骨性融合）。除具备单侧Ⅲ～Ⅳ期或双侧Ⅱ～Ⅲ期改变外，还要加上3条临床标准中至少1条方能确诊为强直性脊柱炎。本例骶髂关节CT仅有右侧骶髂关节轻微改变，其病理意义有待确定。该患者应考虑未分化脊柱关节病。未分化脊柱关节病是指临床和/或放射学表现提示脊柱关节病，但尚不符合任何一种肯定的脊柱关节病（强直性脊柱炎、Reiter综合征等）诊断标准。患者1989年曾有下肢酸痛史，家族史不明确，有足跟痛（应为肌腱附着点炎）。凡下肢不对称关节炎的年轻男性要考虑血清阴性脊柱关节病。若要诊断该病，需有双侧骶髂关节炎X线Ⅱ期以上的表现，该患者目前不能诊断强直性脊柱炎，仅能诊断未分化脊柱关节病。结合患者为中年男性，足跟痛，HLA－B_{27}（+），将来可能分化为强直性脊柱炎。此外目前尚不能用梅毒解释患者腰背痛的全貌。另外，需注意HLA－B_{27}（+）不是诊断强直性脊柱炎的必要条件，健康人可有6%～9%的阳性率，而强直性脊柱炎患者中HLA－B_{27}的阳性率为90%以上。

朱铁山医师（皮肤科）：该患者血清梅毒试验RPR及TPHA均为（+），但无生殖器溃疡和全身皮疹，有冶游史，能否诊断梅毒？RPR为梅毒筛查试验，TPHA为确证试验，故诊断梅毒明确。梅毒分早期（<2年）及晚期（>2年）。早期分为Ⅰ、Ⅱ期及潜伏梅毒，晚期分为Ⅲ期梅毒及神经梅毒。Ⅰ期主要以硬下疳为主，Ⅱ期为手掌、足跖玫瑰疹、扁平湿疣状皮疹，Ⅲ期为皮肤、粘膜、骨、眼、心血管及中枢神经系统广泛受累。梅毒血清反应可分为非梅毒螺旋体试验和梅毒螺旋体试验：前者包括康氏、华氏试验、VDRL 及 RPR，特异性不强，但与病情的活动性有关，后者包括 FTA－ABS 及 TPHA，特异性强。神经梅毒的诊断依据为：脑脊液改变，包括蛋白增高，单核细胞增多，脑脊液梅毒试验（+）。神经梅毒可分为无症状的神经梅毒、脑膜血管梅毒及脑实质梅毒。患者的腰背痛不能用梅毒解释，考虑梅毒脊髓浸润可能性不大。本例不除外细菌性、衣原体或支原体性尿道炎，可进行相关检查（如尿道支原体、衣原体及血衣原体抗体检查）；肝损害、心脏的瓣膜病变是否为梅毒所致，目前尚不清楚。此外还要考虑 Reiter 综合征：指关节炎、葡萄膜炎及尿道炎，可进行相关检查除外。

王含医师（神经内科）：复习相关文献，神经梅毒是由苍白螺旋体感染后出现大脑、脑膜及脊髓损害的一组临床综合征，是晚期梅毒的主要表现之一。病理表现可为：脑膜炎症、脊髓结核、麻痹性痴呆及梅毒性视神经萎缩。临床表现：阿罗瞳孔较为特异，个别无症状的神经梅毒患者可表现为阿罗瞳孔，诊断完全依靠血清学和脑脊液检查，MRI 可显示脑膜增强。脑膜神经梅毒临床表现可类似急性病毒性脑膜炎或无菌性脑膜炎。辅助检查：脑脊液示白细胞增多，$(100 \sim 300) \times 10^6/L$，淋巴细胞增多为主；蛋白增加，$0.4 \sim 2.0 g/L$；糖正常或稍减少；病原体的分离较困难。MRI 示脑膜增强，颗粒状脑膜炎（树胶肿改变）。治疗上：无论有无症状均应治疗，可预防晚期梅毒的发生，首选青霉素。治疗评价：在治疗后的 3、6、12 个月及 2、3 年查血清及脑脊液的梅毒试验，若阳性仍应治疗。

方理刚医师（心内科）：心血管梅毒多在发病后 5～25 年出现，偶见在发病后 2 年出现。最常见为主动脉炎，升主动脉常见，可累及根部，导致冠状动脉开口狭窄，也可致动脉瘤。若累及心脏，可致心肌树胶肿样变，引起传导阻滞。神经梅毒者中50%合并心血管梅毒，反之亦然。心血管梅毒很少累及二尖瓣，本例为二尖瓣合并主动脉瓣的联合瓣膜病，不像梅毒所致。首先考虑风湿性瓣膜病，患者在1989年有可疑风湿热病史（发热、关节酸痛），虽无典型的风湿表现，但不能完全除外风湿性心瓣膜病，UCG常可见二尖瓣典型表现，但在风心病早期可能不易见到；同时自身免疫性疾病也可累及瓣膜，如系统性红斑狼疮、类风湿关节炎、强直性脊柱炎等。该患者目前心脏瓣膜病考虑风湿性心脏病可能最大，注意防治细菌性心内膜炎。同时应注意在梅毒治疗过程中赫氏反应可致主动脉炎，主动脉水肿，引起心肌梗死。

盛瑞媛医师（感染科）：中青年男性，若无易患因素（糖尿病、前列腺肥大、尿路畸形）而出现尿路感染，应仔细询问其有无冶游史，常规筛查梅毒、HIV。该患者有明确的冶游史、神经受累、克氏征可疑（阳性），脑脊液改变，梅毒血清试验阳性，诊断明确。目前不能诊断强直性脊柱炎，但亦不能完全除外。若患者治疗后腰背痛有明显好转，可以用梅毒一个病解释，但治疗后如症状无好转，血清阴性脊柱关节病不能除外。另外治疗上，可将疗程适当延长，观察疗效及预后。

纪宝华医师（心内科）：该患者应注意有无感染性心内膜炎，病史中曾有关节炎，用青霉素后症状好转。目前患者ESR快、低热、关节炎及脑膜刺激征可疑阳性，若栓子脱落至脑膜，亦可出现类似症状。患者目前诊断梅毒明确，但仍需注意除外感染性心内膜炎。

于孟学医师（风湿免疫科）：本例诊断梅毒肯定。脊柱关节病不能除外，可以是反应性关节炎，但强直性脊柱关节病诊断不够。患者HLA－B_{27}（+），为脊柱关节病提供了易感性。患者1989年曾有脊柱关节症状，本次不除外梅毒进一步触发了免疫反应，引起了以脊柱为主的风湿病变。

朱元珏医师（呼吸内科）：患者的腰背痛是否可能为关节的树胶肿引起，另外骶髂关节 CT 像上的虫蚀样改变是否为梅毒造成？

张奉春医师（风湿免疫科）：该患者考虑还是存在血清阴性脊柱关节病，从影像学上看：$T_{11\sim12}$ 椎旁钙化，为血清阴性脊柱关节病的特征性表现。若抗梅毒治疗后，患者的腰背痛症状未见缓解，可用柳氮磺胺吡啶（SASP）试验性治疗。

沈悌医师（血液科）：本例讨论的启示：①疾病谱的改变：梅毒的重新出现、HIV 感染的多见，提醒各位医师在临床的诊断治疗中要注意病史的收集，并及时地进行检查确证；②该患者的症状是否可以用一个病来解释，其腰背痛是梅毒所致，或者由其他疾病所致？需要进一步证实。

随 诊

患者青霉素治疗 2 周后复查腰椎穿刺：压力正常，脑脊液细胞总数 12/μl，WBC 6/μl，均为单核细胞；Pro 0.73g/L，Glu 3.4mmol/L，Cl 116.5mmol/L。体温正常，但腰骶部关节痛无明显缓解，考虑未分化脊柱关节病，于 9 月 28 日始予以 SASP 治疗，两周左右患者症状明显改善。由于病程中复查 UCG 不除外二尖瓣赘生物，故将青霉素延用至 6 周。治疗 4 周时曾出现高热，浅表淋巴结明显肿大，考虑合并病毒感染，经补液、对症治疗后 1 周左右缓解。治疗结束后复查血 RPR 效价已经降至 1:2，CRP 及血清补体恢复正常。患者于 10 月 29 日出院。11 月 30 日复查 ESR 降至正常。

（蔡华聪　王焕玲）

病例56 临床病例讨论：多饮、多尿、生长发育停滞、甲状腺肿大

病例摘要：

男性，15岁，因多饮、多尿、生长发育停滞1年余，甲状腺肿大6个月于2005年8月入院。

患者2004年6月初无明显诱因出现口干，饮水和尿量增加，喜冷饮，夜尿2～4次/日。2004年8月患者逐渐出现食欲下降、便秘、体力差、经常干呕，偶尔呕吐胃内容物，无头痛、视力下降等症状，体重下降2kg/2个月。2005年2月出现颈部增粗，怕热，便秘加重，但无多汗、心悸、易饥、手颤等，亦无畏寒、手足胀、脱发、低热、颈前疼痛等症状。2005年5月于湘雅医院就诊，查垂体MRI：发现垂体柄占位，疑诊"中枢性尿崩症"。给予醋酸去氨加压素治疗尿量显著减少。2005年8月复查垂体MRI无变化，查甲功 FT_3 2.10pmol/L（正常值2.22～5.35）、FT_4 5.82pmol/L（正常值11.2～20）均降低，TSH 5.268μU/ml（正常值0.47～4.67）升高，TGAb 457.2U/ml（正常值0～34），给予优甲乐25～50μg/d治疗至今。患病以来无发热、无明显消瘦。近1年身高未增长，阴毛有脱落，睾丸大小变化不明显。患者13岁变声，14岁开始有勃起、遗精，近半年无遗精。外祖母曾患甲亢。查体：BP 88/56mmHg，Ht 167cm，第50百分位；Wt 50.5kg，第25～50百分位。体型消瘦，全身皮肤粘膜无皮疹，未发现皮下肿物，双侧颈部胸锁乳突肌前均可扪及肿大的浅表淋巴结，各2个，直径约1cm，质偏硬，无压痛，活动度差。头颅无畸形，无骨质缺损，气管居中，甲状腺Ⅲ度

肿大，左侧高 6.5cm，右侧高 8cm，宽 11.5cm，表面不平，质硬，活动度差，无触痛，未闻及血管杂音。右季肋可见 10cm 长手术瘢痕。心肺未见异常。腹平软，肝脾肋下未及。无腋毛，阴毛Ⅱ期，双侧睾丸 6ml，质中，阴茎长 5cm/周径 6cm。

入院后完善相关检查：血常规基本正常；尿常规：SG≤1.005，pH 6.5，其余无异常。血 ALT 15U/L，GGT 70U/L，ALP 296U/L，UA 428.3μmol/dl，肾功、电解质、血脂正常。ESR 90mm/第一小时末。Ig：IgG 25.6g/L，IgA 4.88g/L，IgM 2.68g/L，IgE 61.95U/ml；自身抗体（-），抗肾上腺抗体（-），ANCA（-），抗 ENA（-），尿轻链（-）。补体：CH50 70.1U/ml，C3 169mg/dl，C4 23.1mg/dl。甲状腺功能：TGAb >1000U/ml，TPOAb 39.5U/ml；T_3、T_4、FT_3、FT_4 及 TSH 均正常。血 β-HCG <0.5mU/ml。性激素 E 35.67poml/L，FSH 测不出，LH 0.1mU/mL，T 测不出。血 ACTH 26.9pg/ml，血 F 6.74μg/dl、PRL 14.4ng/ml、GH 1.7ng/ml，24 小时尿 UFC <0.20μg。B 超：肝、胆、胰、脾、双肾、输尿管、膀胱未见异常。头颅正侧位片：未见明显异常。甲状腺 B 超：甲状腺肿大，甲状腺多发实性结节，双颈部淋巴结可见。气管像显示患者气管有明显受压（尚未移位）。全身骨核素显像：右第 5、6 前肋放射性分布稍增高，考虑手术损伤所致，余骨骼未见明显异常。骨龄测定：符合实际年龄。入院后行甲状腺穿刺活检，穿刺病理：小条横纹肌、纤维组织间淋巴组织增生，伴多量嗜酸粒细胞浸润，可见嗜酸性脓肿，需除外 Kimura disease 和 Langerhans 细胞增生疾病，建议取大块组织送检。免疫组化：S-100（±），CD3（+），Thy（-），CD34（-），AE1/AE3（-），CK19（-）。后行甲状腺局部活检。术后病理：（甲状腺）Langerhan 组织细胞增生症，伴小灶性坏死。免疫组化：PTH（-），Thy（-），S-100（+），CD1a（+），CD68 散在（+），CD3 反应性炎细胞（+），Ki-67index 约 20%。

目前情况：患者入院后继续甲状腺素替代治疗，并开始主动限水，1 周后行醋酸去氨加压素试验，服药前尿量约 6300ml，用药后尿量控制在 3000ml 以下，中枢性尿崩症诊断明确，开始用醋酸去氨加压素治疗，尿量控制尚可。依据患者食欲差，晨起恶心、呕吐的症状、体力差，血压低，加之垂体柄占位明确，考虑存在肾上腺皮质功能低减，开始泼尼松 5mg qd 替代治疗，用药后食欲、体力和血压均有好转。患者现精神食欲较好，未诉特殊不适，每日尿量在 3500ml 左右。查体：血压 100/60mmHg，右侧颈部胸锁乳突肌前均可扪及 1 个肿大的浅表淋巴结约 1cm 大小，质偏硬，有轻压痛。甲状腺Ⅲ度肿大，表面不平，质硬，活动度差，无压痛，未及血管杂音，心肺腹部未见明显阳性体征。

临床病理讨论

张燕医师（放射科）：中枢性尿崩症头颅 MRI 平扫特点：垂体后叶高信号消失；垂体柄增粗；垂体前叶进行性增大提示生殖细胞瘤，其余如 Langerhans 组织细胞增生症可正常或缩小。Langerhans 组织细胞增生症胸片特点：早期：微小结节或网状结节、间质浸润，主要累及中上肺野，双侧、对称分布；囊状影可以是主要表现，多数在网状结节的基础上出现；晚期：结节病变减少，囊状影为主，直径可达 2cm，呈蜂窝肺；肺容积正常或增大（与其他间质性肺病鉴别）；气胸。HRCT：中上肺野结节、囊状改变最多见；囊肿直径一般小于 2cm，壁薄，小于 1mm；囊肿的多少可反映分期：早期以结节为主，囊肿少，晚期以囊肿和纤维化为主。可有磨玻璃样密度，淋巴结肿大。

朱惠娟医师（内分泌科）：1868 年 Langerhans 描述了这种细胞，1973 年认识到组织细胞增生症 X 是由于 Langerhans 细胞的异常增生，1987 年国际组织细胞协会定义为“Langerhans 组织细胞增生症

(LCH)”。LCH 分型：嗜酸肉芽肿（EG）：占 60% ~80%，单个或多个，累及骨骼呈锯齿样的清晰边缘，侵及皮肤为突出皮面的软性肿块；Hand - Schuller - Christian（韩 - 薛 - 柯）病：占 15% ~40%，扁骨骨质破坏，突眼，尿崩；Letterer - Siwe（勒 - 雪）病：占 1%，皮疹，肝脾大，血小板减少，呼吸系统受累。诊断：特异的免疫组化病理：S - 100（+）和 CD1a（+），电镜下可见 Birbeck 小体。LCH 累及内分泌器官常见有垂体，导致中枢性尿崩、垂体功能低减，影像学上有占位；甲状腺相对少见，大部分以甲状腺肿大或占位为主要表现，可伴有甲状腺功能低减；易误诊为慢性甲状腺炎或甲状腺癌；LCH 预后：根据年龄、受累器官数目及功能受损评分分组：0 组（单个嗜酸性肉芽肿），Ⅰ组（0 分），Ⅱ组（1 分），Ⅲ组（2 分），Ⅳ组（3 分）；具体见下表。

LCH 预后评分

预后因素	积分
年龄 <2 岁	1
受累器官≥4	1
有器官功能紊乱	1

总结甲状腺 LCH 国内报道 5 例及国外报道 7 例：男女比例为 6∶7；发病年龄：10 ~58 岁，以 30 岁以下多见；13 例中 6 例合并中枢性尿崩症，5 例同时存在多器官受累（呼吸系统、肝脏、齿龈等）。详细的询问病史和查体是诊断 LCH 的基础；临床鉴别诊断中不能忽略少见、罕见病；多科合作会诊是正确诊断的保障。

钟定荣医师（病理科）：LCH 组织学起源属于抗原递呈细胞的一种。病理学光镜特征：①Langerhans 细胞：核不规则，可见明显核沟/凹陷，胞质丰富呈嗜酸性；②存在炎症背景：多少不等嗜酸粒细胞，中性粒细胞，淋巴细胞。有时可见多核细胞；

③核分裂相罕见，核异型性明显。分裂相多时应考虑郎格罕组织细胞肉瘤。电镜下见特征性结构，即 Birbeck 小体。免疫组化：CD1a（特征性标记）、S－100、CD68（+），α1－AT、Lysozyme（－）。鉴别诊断：①霍奇金淋巴瘤、T 细胞性淋巴瘤、毛细胞性白血病；②播散性黄瘤，具有三联征：皮肤黄瘤、粘膜黄瘤、尿崩症，且血脂明显升高；③胚胎性横纹肌肉瘤：LC 胞质嗜酸，可误为横纹肌母细胞。此外，当标本量少时（如穿刺标本）应与下列疾病鉴别：①上皮样血管瘤；②Kimura 病；③嗜酸性筋膜炎；④寄生虫感染后包裹性结节。

刘东华医师（皮肤科）：韩－薛－柯病（HSCD）30% 有皮疹。皮疹分三型：①浸润性斑块：位于腋、会阴及口腔，可形成溃疡；②丘疹：头面、躯干及臀部为多，可融合，其上覆鳞屑或结痂，似脂溢性皮炎样；③黄色丘疹：质软，似黄瘤样，散在分布。

焦力医师（血液科）：该病可见于任何年龄组，儿童居多。75% 于 10 岁前诊断，90% 于 30 岁前诊断。基本病理变化为肉芽肿形成，电镜下见 Birbeck 小体，免疫组化 ATP 酶、α－D－甘露糖苷糖、蛋白 S－100、CD1a 是 LC 的重要标志，尤其 CD1a 最为特异。临床表现：呈明显异质性，并累及多器官：①骨骼病变；②皮肤、软组织损害；③肝、脾、淋巴结大；④肺部病变；⑤尿崩症及神经系统损害。勒－雪病（LSD）主要见于婴儿，伴发热及多器官受侵，病情重，呈恶性、进展性病程。HSCD 幼儿居多，隐匿起病，典型有突眼、尿崩、颅骨缺损三联征，进展缓慢。EG 年长儿童及成人多见，起病十分缓慢，常局限在骨骼，良性经过，无致死报告。治疗：EG 选择手术或术后再放疗，其他型以化学治疗为主。但无成熟的固定方案。需根据病人实际特点制定。预后差异很大。

附：我院近 15 年确诊的 LCH 病例

（1）LCH 患者 18 例，年龄 3～50 岁。

3～14 岁 6 例；15～29 岁 4 例；30～50 岁 8 例。

男 11 例；女 7 例。

（2）18 例 LCH 患者受累部位分析见下表。

18 例 Langerhans 组织细胞增生症（LCH）临床表现分析

受累器官	临床表现	病例数	
		年龄≤14 岁	年龄＞14 岁
肺	干咳或伴少量白痰	2	6
	咯血	–	1
	反复单侧气胸	1	3
	胸腔积液	1	1
骨骼	颅骨、肋骨、骶髂骨破坏	2	4
	四肢长骨破坏	–	4
	牙槽骨破坏（右侧）	–	1
眼	突眼伴流泪、复视	2	–
中枢神经系统	中枢性尿崩	4	3
皮肤	红色斑丘疹	4	2
	皮下结节	–	4
肝脾和浅表淋巴结	肝脏增大	4	4
	脾脏增大	2	2
	浅表淋巴结增大	2	2
腺体占位	胰腺（无功能障碍）	–	1
	肾上腺（单侧，无功能障碍）	–	1
	下颌腺（单侧，无功能障碍）	–	1
心脏	心包积液	–	1
肾	肾占位病变	–	1
全身表现	间断不规则发热	2	3

（韩　冰　焦　力）

病例57 临床病例讨论：反复发热、咳嗽咳痰、肾功能不全

病历摘要：

男性，34岁，因反复发热4月余于2005年8月收入院。

患者2005年4月底劳累后出现发热，自测体温最高38.5℃，伴畏寒、寒战、全身乏力、肌肉酸痛。发热多为连续数天，体温降至正常后数天后发热复现，无明显规律。于5月12日至当地医院（葡萄牙）住院治疗，查血淋巴细胞增高，血小板降低。5月13日出现咳嗽，咳痰，痰为黄痰，并有咯血，为痰中带血，予静脉用环丙沙星治疗。5月15日出现咳嗽后突发憋气，测 PaO_2 44.8mmHg，SaO_2 87%，体温最高39～40℃，予气管插管机械通气、双侧胸腔引流等治疗（具体不详），查胸片双侧中下肺野均出现弥漫性密度增高，诊为“双侧间质性肺炎”。予阿奇霉素治疗，后病情进行性恶化。5月18日支气管镜示粘膜水肿，广泛炎症反应，肺泡内出血。诊断“ARDS，肾功能不全”，改用亚胺培南－西司他丁500mg q6h、泼尼松龙75mg、异烟肼300mg、依诺肝素（低分子肝素）40mg皮下注射。查WBC（3.1～10.1）$\times 10^9$/L，Hb 80～108g/L，Cr 81.33～202.44μmol/L，HAV、HCV、HIV、疟原虫（－）；腺病毒、Echo病毒、汉坦病毒抗体均（－）；肥达－外斐试验（－）；抗支原体、立克次体抗体（－）；EBV、CMV－IgG（＋）；HBsAb、HBeAb、HBcAb（＋）；血、支气管分泌物培养（－），c－ANCA、pANCA、ANA、抗dsDNA、抗SM、抗肾小球基底膜抗体（－）；CH50、C3、C4正常。5月31日患者清醒，已无发

热及憋气等症状，出院后3天再次出现发热，但无咳嗽、咳痰、咯血、憋气等伴随症状，再次入院10天后出院（具体治疗不详），后长期口服泼尼松龙30mg qd，每3天减量5mg，现5mg qod，异烟肼300mg qd，未再出现发热等。7月3日回国，外院复查CT“两肺上叶及右肺中叶感染”。8月5日查CRP 16mg/L；ESR 26mm/第一小时末；抗结核抗体（-）；ANA、抗dsDNA、抗ENA、抗Jo-1、抗Scl-70、抗着丝点抗体（-）。既往史：1997年因“腰椎间盘突出”行手术。个人史：长期在葡萄牙当厨师，吸烟10年，1包/日，已戒烟1年。

入院查体：BP 170/110mmHg，双侧眼睑、前额发红，颈部及胸背部散在直径约3mm大小红色丘疹，高出皮面，有脓点。无皮下结节。浅表淋巴结未及肿大。各关节无压痛、肿胀，活动好。心、肺、腹部查体无异常发现。

入院后完善相关检查：血常规：WBC（7.46~9.1）$\times 10^9$/L，GR 65%~69.8%，Hb 120g/L；血ALT 27U/L，AST 30U/L，GGT 17U/L，ALP 50U/L，TP 69g/L，Alb 41g/L，Cr 140.56μmol/L，CHO 3.46mmol/L，TG 2.05mmol/L；尿常规（-）；便常规（-）；PT+A（-）；血气分析 PaO_2 90.9mmHg，SaO_2 96.2%；ESR 14mm/第一小时末；CRP 0.358mg/dl；血HBsAb、HBcAb（+），抗HIV、HCV抗体（-）；RPR（-）；抗结核抗体（-）；PPD皮试（-）；血Ig定量正常；自身抗体（-）；cANCA 1:40（+）。8月23日、26日痰培养：ESBL（-）肺炎克雷伯杆菌；8月27日痰培养：MRSA；8月31日肺泡灌洗液（BALF）培养：MRSA 1.2×10^3/L，奈瑟菌属 10^3/L，α溶血链球菌>100个，青霉菌。肺穿刺液、支气管镜毛刷、BALF、痰找抗酸杆菌（-），支气管镜毛刷、BALF涂片找真菌（-）。影像学：B超：脂肪肝、胆囊结石、脾大；双肾动静脉彩超正常；ECG正常；肾血流图：双肾血流灌注及功能稍差。8

月 24 日肺穿刺病理：肺组织局部肺泡间隔及小血管周有淋巴细胞浸润。8 月 31 日支气管镜：各级气道有充血，镜下所见大致正常；BALF 细胞学见大量吞噬淋巴细胞，未见瘤细胞。眼科会诊：眼底未见异常。

诊治经过：入院后停用泼尼松及 INH，体温正常，无咳嗽咳痰等。8 月 26 日再次出现咳嗽、咳痰，T 37.9～38.0℃，午后明显，后 T 37.2～37.9℃，加用左氧氟沙星无效，8 月 30 日改为莫西沙星后咳嗽咳痰较前有好转，T 37.1～37.5℃。耳鼻喉科会诊：双上颌窦炎，鼻腔、咽粘膜光滑。9 月 5 日诉左大腿后侧出现痛性肿物，查左大腿后侧腘窝上 10cm 处可扪及约 10cm×5cm 大小皮下肿物，表面发红，有压痛，边界不清，左小腿内侧可扪及一直径约 1cm 大小结节，质中，有压痛。皮肤科会诊意见：左股后侧 10cm×5cm 大小肿物，考虑脂膜炎？硬红斑？建议病理活检。9 月 7 日多科查房认为血管炎可能，应尽早正规皮质激素及免疫抑制剂治疗，积极联系肾穿刺活检。9 月 8 日行肾穿刺活检。9 月 13 日静脉用 CTX 200mg。

临床讨论：

张燕医师（放射科）：患者 5 月 11 日胸片透光度两侧略不一致，5 月 16 日双肺中下肺野出现大片肺实变，5 月 22 日双肺实变较前明显增加，5 月 29 日实变明显减轻，6 月 1 日全面好转。6 月 15 日胸部 CT 见左上肺纤维索条影、斑点影，肺内可见多发结节，右中叶左舌叶可见点状密度影，下肺及纵隔未见明显异常。8 月 3 日胸部 CT 见左上肺纤维索条影，右上肺及中肺斑点影较前明显吸收，右中叶出现了新发点片影及右下肺胸膜下小结节。8 月 26 日胸部 CT 见右中叶点片影边缘稍锐利，形态与前基本一致。CT 所见新发病变可能为间质渗出、肉芽肿病变，肺部感染或血管炎，难以鉴别。

黄晓明医师（普通内科）：总结病例特点：青年男性，急性起病。以发热、咳嗽、咯血、呼吸困难为主要表现，曾有呼吸衰竭及肾功能不全，使用足量皮质激素治疗有效。在皮质激素减量至停用过程中，出现肺内新发病变，发热，皮肤结节，影像学提示上颌窦炎。患者在葡萄牙住院时出现呼吸衰竭，当时有呼吸困难，咯血，血象提示有 Hb 下降，胸片示肺内迅速进展的弥漫性浸润影，曾行支气管镜提示肺泡出血，考虑当时弥漫性肺泡出血（DAH）诊断成立。DAH 的病因分为两大类：①肺血管炎相关的疾病：如抗磷脂抗体综合征（APS）、白塞病、肺－肾综合征（Goodpasture 综合征）、过敏性紫癜（HSP）、IgA 肾病、显微镜下多血管炎（MPA）、系统性红斑狼疮（SLE）、韦格纳肉芽肿（WG）等；②其他系统疾病导致：如骨髓移植后、心脏淀粉样变、出凝血疾病、弥漫肺泡破坏、弥漫性血管内凝血（DIC）、肺含铁血黄素沉积症、吸入损伤、淋巴管造影术后、二尖瓣狭窄、坏死性肺炎、肺静脉阻塞疾病、肺血管肉瘤等。该患者目前诊断主要考虑：①系统性血管炎？WG？MPA？②Goodpasture 综合征？③感染－非典型病原？首先考虑 WG 可能性大。经典 WG 有三联征：上呼吸道表现主要为鼻窦炎；下呼吸道表现为多发肺内结节和空洞；肾脏受累可表现为尿检异常，肾功能不全。病理以坏死性肉芽肿血管炎为特征，多有 cANCA 阳性。DAH 在 WG 中少见：Travis 等曾报道 87 例行开胸肺活检的 WG 患者，病理诊断 DAH 仅占 7%（Am J Surg Pathol，1991，15）。文献报道肺部表现为 DAH 的 WG 特点为：DAH 多为首发症状；上呼吸道症状少见；早期出现 ARF；死亡率高，应用皮质激素及 CTX 治疗死亡率仍可达 66%。随着人们对 WG 的认识提高，早期发现及时治疗后相关死亡率有所下降。结合该患者以 DAH 为首发，同时有肾功能不全表现，cANCA 弱阳性，提示 WG 的可能性大，但目前尚无病理支持。患者新出现皮肤结节，可取病理帮助诊断。其次需考虑 MPA。MPA 发病年龄相对较大，多在 50 岁以上，可有肺肾综合征表现，肺部受累 DAH 多见，肾受累表现为尿检异常及肾功能衰竭，镜下血尿占 80% 以上；可有 ANCA 阳性。此患者年轻，尿检完全阴性，MPA 的可能性不大。第三需排除 Goodpasture 综合征。其表现为肺肾损害，肺出血可为咯血或 DAH，肾受累可有尿检异常、肾功能损害，查抗 GBM 抗体阳性，肾脏病理：肾小球毛细血管壁有免疫复合物（IgG）线性沉积。该患者曾在发病时查抗 GBM 抗体为阴性。肾穿刺能帮助除外此病。最后仍需考虑感染性病变。肺部感染尤其是非特异病原菌，如病毒可以 DAH 为首发。目前研究表明病毒感染可为许多免疫性疾病的始动因素。此患者最初不除外感染，此后导致异常免疫激活。患者目前存在的问题：低热，CT 示肺内多发渗出影，尚不能明确为原发病表现还是继发感染所致；皮肤出现新发红斑结节；仍有轻度肾功能不全。是否可诊断系统性血管炎，如果是，具体分型为何？治疗是否该用皮质激素，剂量如何？是否应用免疫抑制剂如 CTX？

刘正印医师（感染科）：该患者病程中有感染因素存在，但解释不了病程全貌。5 月 12 日之前的发热可能为病毒感染所致，5 月 12 日之后出现的病程变化难以用感染解释。由于在葡萄牙时资料不全目前难以明确当时诊断。军团菌或病毒均可能引起多器官受累，但该患者 6 月份后仅使用泼尼松 5mg qod 即未再发热，用感染难以解释。

许文兵医师（呼吸内科）：患者在葡萄牙时呼吸衰竭的病史不清，同意黄晓明医师的分析，当时胸片可见双侧大片肺实变，有血红蛋白下降，当时可诊断为肺泡出血。感染如军团菌感染和血管炎均可能导致肺泡出血。军团菌感染可有多脏器损害及呼吸衰竭，但未用过相应的治疗，仅用皮质激素治疗有效故不支持。其后多次胸部 CT 所示点片影，为反复游走的相同性质病变。肺泡炎如病毒感染或血管炎均可出现类似病变。肺穿刺病理显示血管周围淋巴细胞浸润亦提示有血管炎可能。结合肺泡出血、肾功能受损、皮肤病变还是考虑血管炎可能性大。我院BALF示大量淋巴细胞，可惜仅为小灌洗，没有含铁血黄素细胞等支持肺泡出血的阳性结果，必要时可复查支气管镜，再行灌洗明确之。

曾小峰医师（风湿免疫科）：该患者病程较短，有咯血、肾功能受损、皮下肿物等。咯血的病因我们所知常见的有结核、肿瘤、支气管扩张等，其实还应有血管炎。结合患者其他全身表现，符合血管炎S（皮肤）、K（肾）、L（肺）、E（耳鼻喉）、N（神经）受累的特点，考虑诊断系统性血管炎成立，但分型尚不确定，可能为WG，MPA不能除外。27%的系统性血管炎均难以分类，但并不表示不需治疗。血管炎需早期、足量的皮质激素和免疫抑制剂治疗，如WG的皮质激素加免疫抑制剂治疗需18个月，应用时间过短则容易复发。

文煜冰医师（肾内科）：肾穿刺病理：免疫荧光示IgA（++），为系膜区颗粒样沉积，IgG、C3（+），光镜见肾小球病变较轻，为轻度系膜增生。间质可见灶性或片状的肾小管间质损害，肾小管轻度萎缩、间质水肿与轻度纤维化，有些部位可见肾小管上皮细胞变性，小管壁可见较多炎性细胞浸润，以浆细胞为主，可见淋巴细胞、单核细胞及少量嗜酸性细胞浸润。血管断面少见，在可见的血管断面上可见小叶间动脉管壁增厚，小叶间静脉管壁周围炎症细胞浸润。综上患者肾穿刺病理特点为小球病变轻而间质病变重，诊断为“IgA肾病，Ⅰ~Ⅱ级，肾小管间质性肾炎”。间质性肾炎常见的病因有药物、干燥综合征、感染、小血管炎，病理中出现浆细胞浸润，则以干燥综合征多见。

于阳医师（肾内科）：从患者肾穿刺病理看，小球病变非主要，而以急性间质性肾炎为主要表现。小管内可见较多炎症细胞浸润，但慢性表现少，结合病史，不支持药物、感染性、慢性间质性肾炎，考虑以免疫因素可能性最大。在免疫性疾病中以干燥综合征合并间质性肾炎最多见，但该患者临床上无支持证据。其次血管炎亦可合并间质性肾炎，多见于 WG、Churg – Strsuss 血管炎。该患者尚无血管炎特异性抗体，可能为早期血管炎。不论患者诊断是否为血管炎，其肾间质有淋巴细胞浸润，且已有血清肌酐的上升，均为皮质激素治疗的指征，可用中等量至足量，观察肌酐动态变化。另外，患者小球可见 IgA 沉积，诊为 IgA 肾病。IgA 肾病为免疫病理诊断名称，亚洲人种中发病率较高，临床表现多种多样，诊断需依靠肾脏免疫病理检查。有些系统性疾病如过敏性紫癜、肝硬化等也可能出现肾小球系膜区的 IgA 沉积，但血管炎出现 IgA 沉积者少，故考虑将 IgA 肾病作为附加诊断。

张奉春医师（风湿免疫科）：患者起病时以高热、肺部表现为主，现为低热、肺部结节、肾功能损害及皮肤病变，目前一般情况好，可等皮下肿物活检后再行治疗，不需急于分类。

李太生医师（感染科）：患者支气管灌洗液中曾培养出多种细菌及真菌，其中有青霉菌。青霉菌在长江以南特别是海南、广东等地区为较多见的呼吸道寄生菌，结合该患者为温州人，不排除青霉菌亦为寄生菌，可再行肺泡灌洗液明确之。另外该患者反复住院，呼吸道中可能有多种细菌寄生，亦有可能为口腔中细菌污染，支气管灌洗液中细菌培养的阳性仅为治疗方案提供参考，该患者暂不需治疗。感染亦有可能引起类似该患者的表现，也有可能为感染诱发的血管炎，目前病变性质尚不明，感染不能除外，同意张奉春教授意见，可等待皮下肿物活检结果，暂不开始皮质激素及免疫抑制剂治疗。

李雪梅医师（肾内科）：该患者肾脏病理间质性改变明显，

同意于阳医师意见，结合病人病史考虑，血管炎诊断可能性大，但不能完全肯定。不论该患者诊断是否为血管炎，其急性间质性肾炎的病理表现，大量淋巴细胞浸润而慢性表现较少，而患者年轻且已有肾功能损害，应积极治疗，效果可能较好。

曾小峰医师（风湿免疫科）：该患者应尽快积极治疗，方案应为泼尼松 + CTX。但皮肤活检很重要，有利于诊断分型。但皮肤活检病理并非治疗所必需，肾脏病理、新发肺部结节、皮下肿物均支持血管炎活动。

曾学军医师（普通内科）：目前认为病毒感染可促发免疫反应，有可能为血管炎的病因之一。该患者起病时可能确为病毒感染，诱发了免疫反应，表现为肺泡出血、急性呼吸窘迫综合征（ARDS）急性发作。当时在葡萄牙及时应用皮质激素治疗，抑制了感染所诱发的炎症反应，后皮质激素减量后出现了发热、肺部结节、皮下肿物等表现，显示为慢性病程。不论是否为血管炎，该患者的多器官受累表现均提示存在免疫反应，有必要尽快开始治疗，阻断其免疫反应的进程，避免病情的进一步恶化。

陈嘉林医师（普通内科）：患者的皮下肿物质地较硬，且有浸润性表现，是否如皮肤科所说为结节红斑还需明确，淋巴系统增殖疾病也可能出现类似皮肤表现，需行皮下肿物活检以除外之。

曾小峰医师（风湿免疫科）：血管炎治疗的时机难以把握，有些病人不治疗可能很长时间也不进展，也可能短期内出现难以逆转的病情恶化。既然肾脏病理支持，则应及早治疗，以免短期内出现病情变化。

沈悌医师（血液科）：据目前的资料来看，诊断依据尚不充分，难以对该患者诊断下结论，但并不表示不需开始治疗。另外，淋巴肉芽肿亦可出现类似本例的皮肤表现，应对皮肤活检标本行免疫分型。推测皮肤活检标本亦可能出现类似肾穿刺病理所示的大量淋巴细胞浸润，如浸润细胞为T细胞为主，则支持自身免疫疾病。

随诊：

9月15日行皮下肿物活检术。皮肤活检病理：（皮肤）皮肤组织，真皮浅层血管周围见少许淋巴细胞浸润；（皮下）皮下脂肪组织中见上皮样细胞肉芽肿结节伴多核巨细胞反应，小血管内皮细胞肿胀。特染：抗酸（－），六胺银（－），AB/PAS（－）。加用泼尼松60mg qd，并用CTX 600mg，复查肌酐明显下降。最后诊断考虑系统性血管炎，WG可能性大。

（黄晓明）

病例58　临床病例讨论：突眼、视力下降、心悸

病例摘要：

女性，48岁。因双眼胀、流泪15个月，视力下降2个月于1999年1月入院。患者于1998年1月出现双眼胀、流泪及视物模糊，未予诊治。4月出现复视、流泪、心悸、乏力、体重下降，查血T_3、T_4明显升高，诊为“甲状腺功能亢进症、Graves病”，经他巴唑10mg 3次/日治疗1个月后，眼胀、流泪等症状进一步加重，当地医院予以“甲基泼尼松龙500mg，隔日一次冲击治疗”10天，上述症状无好转，随后将泼尼松剂量逐渐减至5mg/d。1998年12月，患者觉双眼视力迅速下降，以左眼为著。至1999年1月左眼仅剩光感，但在此期间突眼症状并无加重，亦无眼球转动疼痛。为进一步治疗来我院，入院前已停用皮质激素2周。

既往无肺结核、溃疡病及糖尿病病史。

入院体检：血压135/80mmHg，心率84次/分，皮肤潮湿，双眼睑水肿，突眼度 $20.5\,\overset{98}{\text{——}}\,22.0$mm，Moebius征、Joffroy征、Stellwag征、Von Graefe征均呈阳性，球结膜充血水肿，眼球活动受限，尤以向外下方活动受限为甚，水牛背、双锁骨上有脂肪垫，甲状腺Ⅰ度大，质软，未闻杂音，心律齐，双肺清，腹部未见异常，双下肢无水肿，脊柱四肢无殊。

入院诊断：甲状腺功能亢进症

Graves 病

Graves 眼病

辅助检查：血尿粪常规均正常，肝肾功能正常，血钾 3.9mmol/L，血糖正常（餐后 2 小时血糖 7.1mmol/L，HbA_{1c} 6.3%）。甲状腺功能 T_3、T_4、FT_3、FT_4 均正常，TSH 0.002μU/ml。左眼视力仅剩光感，右眼 10cm 指数，双眼瞳孔中度散大，对光反应差，视盘清晰，颜色无改变，双眼视神经诱发电位（P-VER）检查提示视神经脱髓鞘病变，A 型超声检查示双眼眼肌均增厚，以上直肌尤为明显。B 型超声检查未见眶内占位性病变。头颅及眼眶 MRI：双侧大脑半球对称，中线结构居中，脑内结构信号未见明显异常，小脑、脑干、脑室系统及视交叉未见明显异常，视神经无增粗和水肿，双侧脑干诱发电位（BAEP），右上下肢肌电图（SEP 和 MEP）均未见异常，视野检查（Ⅲ号视标）示双侧中心视野敏感性普遍下降，双侧均有与生理盲点相连的中心型暗点，左侧颞侧视野缺损。

诊治经过：入院后即进行糖皮质激素冲击治疗（泼尼松 180mg/d，口服），其后每 4 天减 20mg，直至维持量（5mg/d），在此期间出现了类固醇性糖尿病，遂加用胰岛素治疗，同时该患者还出现便血、眼内压及血压升高，并出现低血钾，一度该患者还出现夜间兴奋，而白天则情绪低落，甚至有自杀倾向，经对症处理后好转，同时突眼症状减轻，视力逐渐恢复，1 个月后左眼视力为 20cm 指数，右眼 220cm 指数，突眼度 19.0 $\overset{98}{\text{——}}$ 19.0mm。此后继续用泼尼松 5mg/d、他巴唑 5mg/d 及优甲乐 50μg/d 等治疗，至 2000 年 10 月，其视力恢复为左眼 0.1，右眼

0.2，遂出院门诊随诊。

临床讨论：

白耀医师（内分泌科）：结合该患者高代谢症候群及其有关甲状腺功能检查结果，甲亢诊断明确，病因考虑为 Graves 甲亢，突眼症状明显，同时伴有视力下降，可以诊断为 Graves 眼病。Graves 病和 Graves 眼病认为是同一种病，都是由于自身免疫功能紊乱导致，亦可以是两个病。此类病人中可以查出抗眼肌抗体，从而引起眼病。甲亢好转后，眼病也可以好转，但是也有眼病的病情与其并不平行，还可以继续进展。本例眼球突出症状并不太明显，眼肌的肥厚程度不很严重，而患者的视力进行性下降，甚至一眼仅剩光感，因而需要进一步明确是否存在视神经病变或其他情况，请眼科进一步检查明确。

胡天圣医师（眼科）：患者眼科检查其视盘清晰，颜色无明显改变，故视神经并未萎缩，而 P－VER 示 P－100 波潜伏时间延长，右眼 P－100 波未引出，这表明该患者同时有视神经脱髓鞘性病变，故诊断应为 Graves 眼病合并急性视神经炎，而非单纯 Graves 眼病累及视神经。急性视神经炎的发病机制目前尚不清楚，考虑与自身免疫机制密切相关，其主要临床表现是受累侧视力急剧下降，甚至完全失明。视力严重下降者，在急性期，可用大剂量泼尼松 180～200mg/d 冲击治疗。视力可能有所恢复。视神经已萎缩者，激素冲击治疗方法无效，本例虽然病程较长，但视神经未见明显萎缩的征象，故冲击疗法值得一试。另外，急性视神经炎往往是全身性脱髓鞘性疾病的一部分，目前神经科相应检查尚无神经系统其他部位脱髓鞘性病变。

戴为信医师（内分泌科）：Graves 眼病也属于一种自身免疫疾病，通过自身免疫机制损害提上睑肌和眼外肌，引起眼外肌水肿，炎症细胞浸润，眼外肌变性肥大，最后纤维化。另外由于眼外肌肥大，压迫眼球可使眼内压升高，肌肉压迫视神经，引起视盘（乳头）水肿，如不及时解除这种压力，可造成视神经缺血、变性，导致萎缩。本例情况比较特殊，其眼病并不很严重，但视力受损情况重，并呈急剧进展趋势，且存在视神经脱髓鞘病变，该患者存在内分泌浸润性突眼的同时，患有急性视神经炎的可能。目前关于如何鉴别急性视神经炎和 Graves 眼病导致的压迫性视神经损害仍是一个医学难题，一般而言，Graves 眼病导致的压迫性视神经损害往往有明显的突眼症状，眼外肌明显肥大，眶内压升高，同时应有视盘苍白或缺血等表现，同时视网膜亦可有静脉充血或出血，而急性视神经炎则表现为双眼或单眼视力迅速下降，重者可在短期内全无光觉，双眼全盲者可有双侧瞳孔散大，直接或间接光反射消失。视力受损两侧不对称者，则可有相对性传入性瞳孔障碍，或被称为“Marcus Gunn 瞳孔”。此类病人的眼底检查往往正常，除了少数病人因炎症邻近眼球后可以出现视盘轻度充血，但大部分病人往往处于“病人看不见，医生查不出”的尴尬境况，而视野检查表现为巨大的中心暗点或哑铃状暗点。急性视神经炎可分为视神经乳头炎及球后视神经炎，前者可表现为视力急剧下降，瞳孔散大，直接对光反射迟钝或不持久，而后者应有乳头充血，境界模糊，生理凹陷消失，甚至可轻度隆起等。本例的临床特点较符合急性视神经乳头炎。至于目前的治疗方案，除了糖皮质激素冲击治疗之外，尚需注意局部对症处理，如睡眠时抬高床头，外用甲基纤维素和抗生素眼药等，另外还需要加用“湿房”，以防夜间因“露白”，引起角膜溃疡。

张福泉医师（放疗科）：我院从 1964 年开展对 Graves 眼病进行放射治疗。初始使用 200kV 级的深部 X 线机和 ^{60}Co 照射。1986 年，开始改用直线加速器，高能 X 射线，精确度大为提高，副作用明显减少。当初要照射的部位为眼球后、垂体和下丘脑，现认为 Graves 眼病发病机制与垂体无关，故只照射眼球后。放疗的作用机制是放射线杀伤炎症细胞及淋巴细胞。我院经验是症状越重的急性期病人，治疗效果越好。放射性治疗的副作用包括晶体损伤，最终可进展为白内障。启用直线加速器后精确度大为增加，加上一些有效的保护性措施，如非对称性照射和晶体屏蔽等，副作用已减到相当低的程度。在接受放射性治疗之前，一般必须先控制甲亢，否则容易复发。放射性照射不会影响生育。我科曾报告 94 例 GO 病人，其中 51 例接受 220kV X 射线及 ^{60}Co 治疗，其中 78 例病人对放疗有明显反应，有效率为 83%，余 16 例患者的临床表现无明显进展。34 例患者进行了治疗前后突眼度比较，27 例的突眼度回缩 1～3mm，7 例回缩 3～5mm。据文献报道，约 35% 患者放疗反应良好，20% 仅轻微有效，45% 无效。95% 以上患者软组织水肿减轻，约 85% 的患者突眼症状减轻，我科目前已治疗 300 余例患者，总体放射性治疗对突眼度有一定改善，对眼部症状如眼睑肿胀、不能闭合、眼睛疼痛等有明显缓减作用。放射治疗初期，患者的症状往往加重，这主要因为在放射治疗初期毛细血管扩张所致，但此后很快可缓减。目前放疗不是本例首选的治疗方法。

白耀医师（内分泌科）：甲状腺手术切除或同位素治疗均有利于控制眼病。习惯上首先考虑糖皮质激素的治疗，本例以前尚未接受正规的糖皮质激素治疗。常用方案包括：①超大剂量泼尼松冲击治疗，100～120mg/d，疗程一般不超过 10 天（7～10 天），以后缓慢减量，减量时间要长，常需要 6～8 周；②大剂量泼尼松治疗，30～80mg/d，其治疗时间最少要 3 个月，有条件可以用到半年，可以减轻局部水肿、细胞浸润和粘多糖沉积。如效果不好，可考虑直线加速器外部放射治疗，球后放疗需注意定位准确，否则会出现较多的并发症。根据我科过去采用超大剂量泼尼松治疗经验，本例减药的速度不宜过快，否则病情易反跳。在治疗2周后可观察眼科有关检查指标，有的病人在用药1~2周之后，开始显效。超大剂量糖皮质激素总疗程可达3个月。为减轻治疗副反应，建议每日分为3次服用。

曾正陪医师（内分泌科）：本例目前最佳的治疗方案是大剂量糖皮质激素冲击治疗。在治疗过程中已出现一些副反应：①类固醇性糖尿病，需加用胰岛素治疗，而且需要密切监测血糖，避免出现糖尿病急性并发症；②治疗过程中，复查大便潜血阳性，应考虑大剂量冲击治疗引起消化道出血的可能；③患者诉双眼胀痛，测双眼眼内压分别由左/右20/20mmHg升高至左/右24/25mmHg，如不积极处理，甚至可引起青光眼急性发作；④低血钾及血压升高；⑤明显的情绪波动，甚至有自杀倾向，因此除了要密切注意其精神状态变化和积极对症处理以外，要注意加强心理疏导；虽然本例治疗时间尚短，但需注意糖皮质激素冲击治疗可导致骨量丢失，要及时补充钙质；要注意预防感染，如有潜在或未发现结核病变时可导致病情恶化，甚至出现播散性结核。

最后诊断：甲状腺功能亢进症

Graves病

Graves眼病

急性视神经炎

（潘 慧 李文慧）

第四章 少 见 病

病例 59 Cronkhite – Canada 综合征

Cronkhite – Canada 综合征（CCS）是一种罕见于老年人的，以胃肠道多发错构瘤性息肉和外胚层组织受累为特点的疾病。Cronkhite 和 Canada 于 1955 年首次报道本病。CCS 在世界范围内散发，目前粗略统计有 400 ~ 500 例，其中日本约占 75%。本病为非家族遗传性，病因及发病机制未明，日本学者推测精神压力过重和过度劳累可能是诱发因素。日本患者中男性占 2/3，其他国家的病例未见性别差异，发病年龄为 31 ~ 85 岁，50 ~ 60 岁高发。

临床表现可分为：①消化道症状：腹泻、味觉减退、便血、腹痛、畏食、呕吐、肠套叠和梗阻等；②营养不良表现：乏力、体重下降、消瘦、水肿、易感染等；③外胚层受累表现：多出现于消化道症状之后，时间不定，特征性的表现为脱发、指甲发育异常、色素沉着三联症。脱发开始为斑片样，很快进展至完全秃头，同时伴有眉毛、腋毛、阴毛等其他处体毛的脱落。指甲发育异常可表现为变薄、劈裂、颜色改变、部分或全部脱离甲床等，累及全部指（趾）甲。色素沉着多表现为深浅和大小不一的黑色斑，可分布于全身各处，但以手和前臂最为多见。上述三联症出现后不久可以部分或完全改善，而与整体病情的缓解与否并不一致；④其他症状：

如麻木、刺痛、吞咽困难、抽搐等神经系统表现，并常合并蛋白丢失性胃肠病、吸收不良综合征等。实验室检查方面主要有水、电解质紊乱，维生素、微量元素、能量物质的缺乏等。内镜下可见全胃肠道多发的息肉，以胃和结肠最多见，小肠的息肉多分布于十二指肠和回肠末端，食管极少累及。息肉多为珊瑚样，亦可为有蒂、分叶等其他形态。在胃部还可以表现为粘膜皱壁增粗。病理改变为幼年型错构瘤性息肉，粘膜上皮完整，固有层呈慢性炎症表现，水肿，腺体增生扭曲，部分腺体囊样扩张，内含蛋白样或稠厚的粘液。有时粘膜内血管较多，粘膜上皮糜烂，有明显的嗜酸粒细胞浸润。病灶与病灶之间的粘膜也不正常，表现为粘膜充血、水肿、固有层炎性改变。15%的患者在息肉处或附近可见腺瘤变或癌变。在治疗方面目前尚无公认的特效方法，已报道的对部分患者有效的治疗方法包括：营养支持、抗生素、皮质激素、抗纤溶治疗、同化激素、抑酸药物、抗过敏药、内镜治疗、手术治疗以及联合上述治疗等。对症治疗同样重要。尽管部分患者长期缓解，但也有的患者病情反复，而且部分患者可并发胃肠道恶性肿瘤，因此密切随访筛查很重要，包括查体、血检、影像学、内镜等，但目前尚无统一的随访计划。同样也无相关研究支持是否需要预防性治疗，所有的诊治强调个体化。随着对该病的认识，目前认为该病的预后并未像早期认为的那样不佳，有约50%的患者可长期缓解，重症患者如果支持治疗足够，可以降低死亡率。预后主要与胃肠道病情相关，而与外胚层改变无关。

典型病例

男性，54岁，因腹泻7个月，体毛、指（趾）甲脱落、皮肤色素沉着6个月于2004年10月3日入院。

患者7月前无诱因出现腹泻，4~6次/天，稀糊便为主，量中等，偶见油滴，无不消化食物、粘液脓血和里急后重，伴有食欲不振，无发热、腹痛、腹胀、恶心、呕吐等。外院查血尿粪常规、肝肾功能、腹部B超均正常，对症处理后效果不佳。6个月前逐渐出现体毛脱落，1个月内头发、眉毛全部脱落，伴腋毛、阴毛不同程度脱落；同时指（趾）甲脱落，双肘及双膝关节以下皮肤黑色素斑块样沉着。5个月来毛发、指（趾）甲又逐渐长出，但头发较前稀疏且发白，指（趾）甲长到约1cm长时会自行折断脱落，而且甲板增厚混浊。外院查肝肾功能：TP 38.1g/L，ALB 18.7g/L，Ca 1.56mmol/L，余正常；IgG、补体C3、C4轻度降低；ANA、抗dsDNA、ANCA、抗Sm抗体均阴性；甲状腺功能正常；腹部B超：肝囊肿；全消化道造影：胃、十二指肠、小肠、结肠布满充盈缺损；胃镜和全结肠镜可见多发息肉，病理示粘膜呈息肉样增生，小血管、淋巴管高度扩张，散在囊状扩张的腺体；电镜：肠上皮肿胀，微绒毛节段性脱落，淋巴管有扩张。拟诊"Crokhite - Canada综合征"。给予白蛋白、营养支持、抗生素以及小剂量激素对症治疗后症状部分改善(具体不详)。1个月前无诱因腹泻症状较前加重，为进一步诊治入我院。发病以来睡眠较差，脾气较前急躁，乏力明显，间断出现双下肢水肿，晨轻暮重，下垂部位为主，利尿后水肿可消退。否认味觉改变、口腔溃疡、关节痛、皮疹等，半年来体重下降20 kg。既往史：患者发病前20余天曾染发一次，否认有过敏等不适。高血压病史1年。否认食物、药物过敏史。患者为镀锌厂后勤工人。吸烟2包/天×30余年，少量饮酒，已戒4年。入院查体：头发稀疏（图59-1为发病前，图59-2为本次入院)，色灰白，双手、前臂、双足及双下肢皮肤黑色素沉着（图59-3)，指（趾）甲长度约为甲床的2/3，甲板增厚色混（图59-4)，眉毛、腋毛、阴毛稍稀疏，颜色偏浅，浅表淋巴结不大，心肺腹未见明显异常，直肠指检：环形痔，双下肢可凹性水肿，神经系统检查未见明显异常。

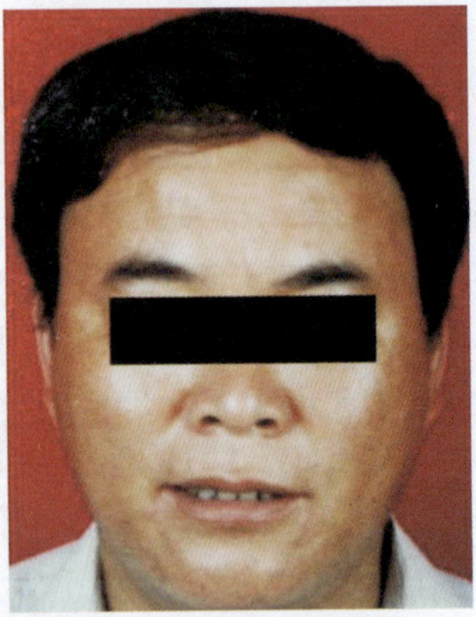

图 59－1　发病前（2004 年 2 月）患者头发正常

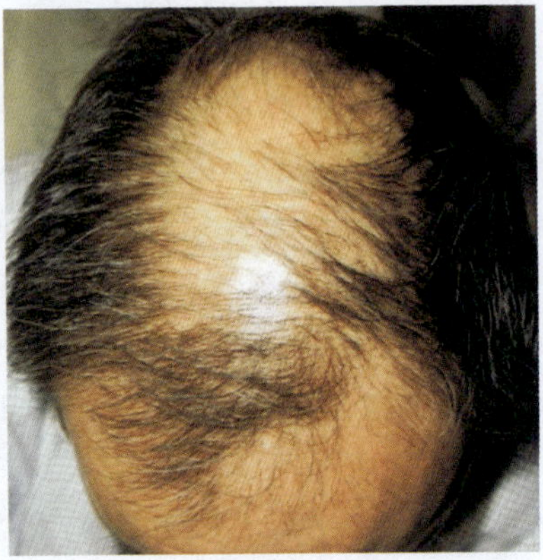

图 59－2　入院时（2004 年 9 月）头发稀疏

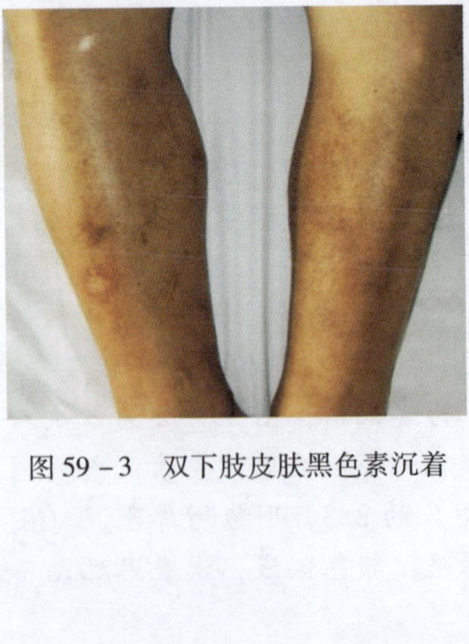

图 59－3　双下肢皮肤黑色素沉着

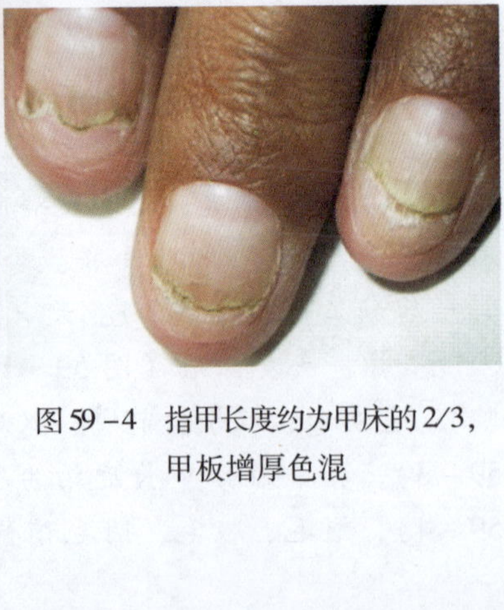

图 59－4　指甲长度约为甲床的 2/3，甲板增厚色混

入院后辅助检查：血尿常规正常；多次粪 OB（+）；粪便苏丹Ⅲ染色（-）；肝肾功能：K 3.3mmol/L，Ca 1.7mmol/L，TP 30g/L，ALB 12g/L，余正常；免疫球蛋白：IgG 4.14g/L，余正常；ESR、HIV-Ab、乙肝五项、HCV-Ab、CRP、自身抗体、免疫电泳、铁蛋白、血清铁及转铁蛋白饱和度、血清叶酸及 $VitB_{12}$、CA 系列、PSA 均正常；胸片未见异常、锝标记白蛋白胃肠核素显像正常；全消化道造影（图 59-5，图 59-6）：各组小肠粘膜紊乱，多发圆形充盈缺损，结肠多发息肉；胃镜（图 59-7，图 59-8，图 59-9）：全胃粘膜皱襞粗大，充血水肿，表面结节不平，部分呈息肉样变，幽门螺杆菌快速尿素酶试验（Hp-RUT）（+）。病理：符合幼年性息肉，伴固有层出血及急性炎，轻度肠化（图 59-10）；结肠镜（图 59-11，图 59-12）：回肠粘膜肿胀，指状隆起，全结肠数百枚大小不等息肉隆起，直径 0.6～3.0cm，有融合分叶，病变以横结肠、降结肠为著。病理：结肠粘膜显急性及慢性炎，腺体数量减少，残存腺体囊性扩张，间质水肿（图 59-13，图 59-14）。

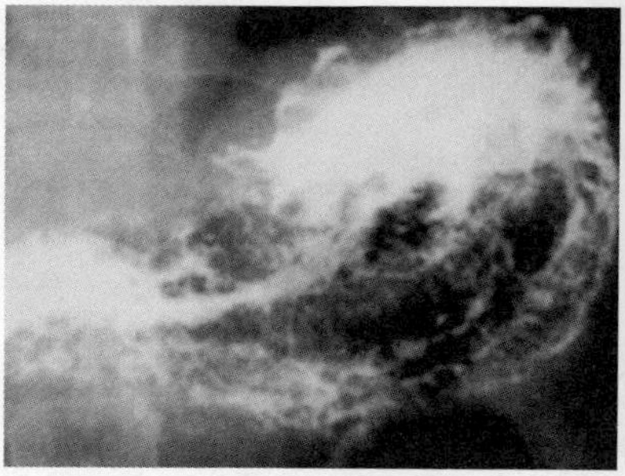
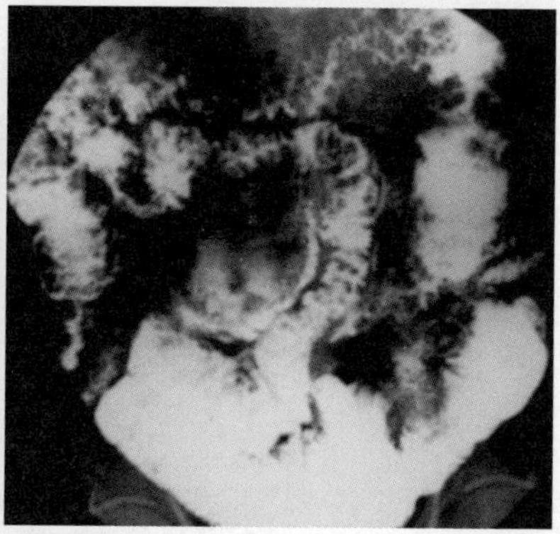

图 59-5、图 59-6　全消化道造影

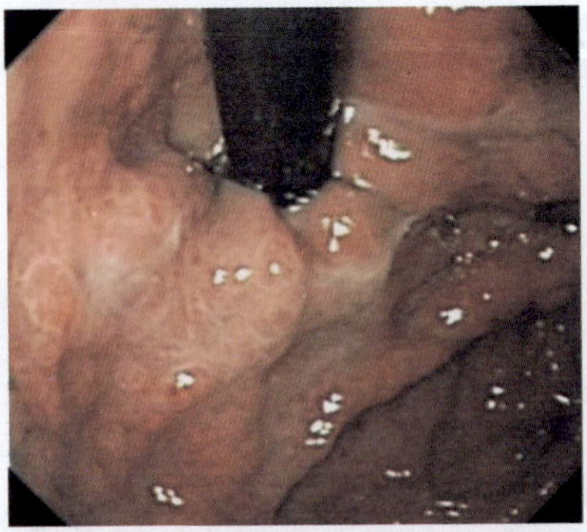

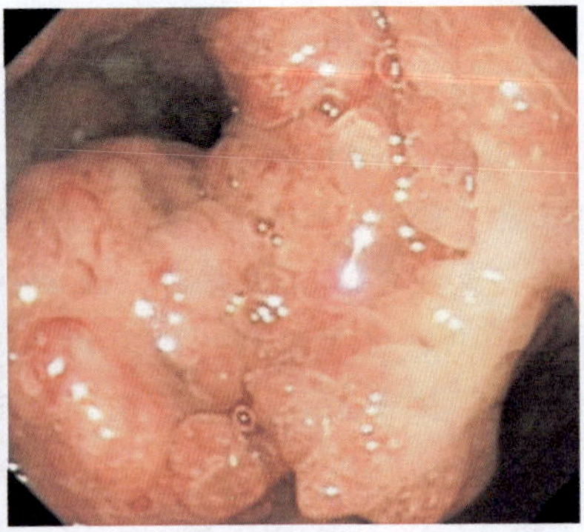

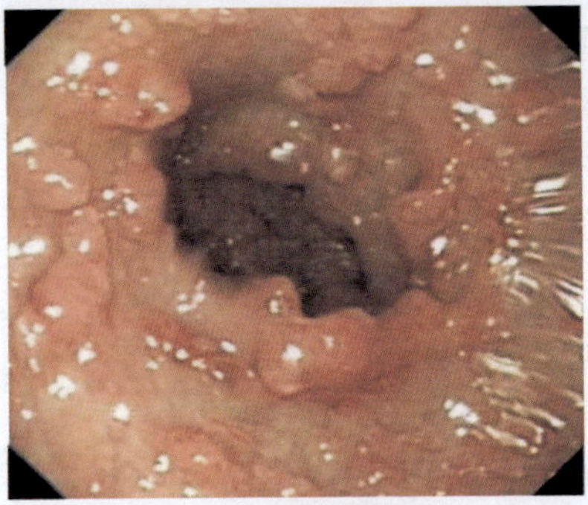

图59－7、图59－8、图59－9　胃镜显示胃底、角切迹和十二指肠降部多发息肉

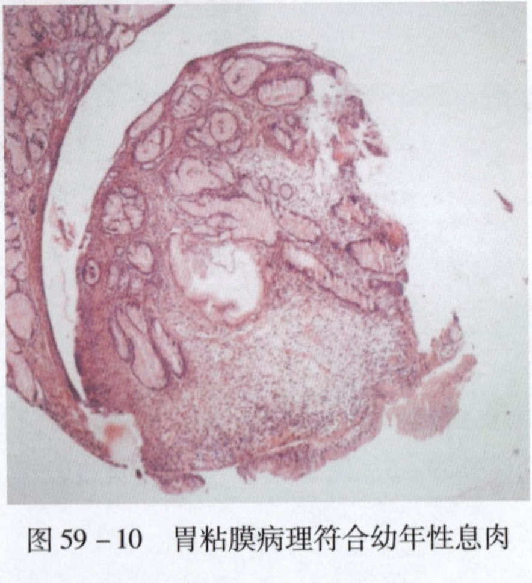

图59－10　胃粘膜病理符合幼年性息肉

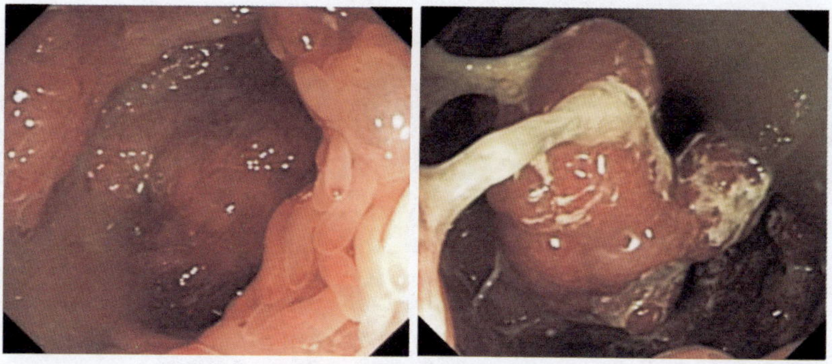

图 59－11、图 59－12　结肠镜显示回肠末端绒毛样改变、结肠不规则息肉

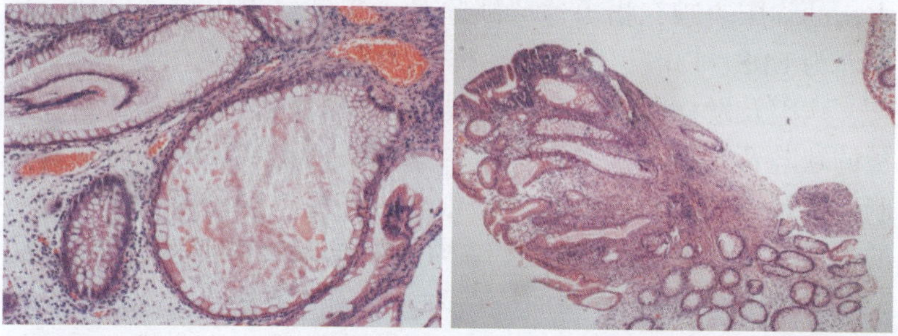

图 59－13、图 59－14　结肠粘膜病理示腺体囊性扩张，顶端有腺瘤样改变

诊断：Cronkhite－Canada 综合征。

经积极对症处理；营养支持治疗，白蛋白 20g/d；三联抗 Hp 治疗 1 周（奥美拉唑 20mg bid，克拉霉素 500mg bid，甲硝唑 200mg bid），之后给予雷尼替丁枸橼酸铋剂 350mg bid 维持 2 周。出院时患者一般情况良好，乏力明显改善，水肿消退，黄软便 1 次/天，食欲、精神、睡眠尚可。肝肾功能：TP 41g/L，ALB 26g/L，余正常。

（宋志强　孙晓红）

病例 60 Ehlers – Danlos 综合征

Ehlers – Danlos 综合征（EDS）是一组以关节松弛、皮肤伸展性和脆性增加等为特征的遗传性结缔组织病，其在基因及临床表现有明显异质性的。1901 年丹麦的 Ehlers 和 Danlos 描述了本病的临床表现，指出这些缺陷是由于结缔组织异常所致，故命名为 EDS。EDS 男性发病率较高，多数属常染色体显性遗传。

病因及发病机制：EDS 因结缔组织缺陷，主要是胶原纤维量的缺陷及其形态异常而产生一系列临床症状。EDS 的发病机制研究较多，多集中在动脉壁细胞外基质，如胶原、弹力蛋白的改变，血小板、毛细血管结构的变异以及酶学改变等方面。Arteaga 等认为 EDS Ⅳ型的特点为大血管的破裂，而这种表现是由于Ⅲ型胶原突变所致。Burrows 等考察英国一个 3 代家系，认为Ⅴ型胶原 a 链（Col5a1）突变导致 EDS Ⅰ型和Ⅱ型表型，而 EDS Ⅰ型和Ⅱ型则是同一对等位基因的不同表现。EDS Ⅴ型和 EDS Ⅵ型分别为过氧化物酶和羟基化酶缺陷所致，影响了胶原链内和链间键的形成。Yeowell 等发现 EDS Ⅶ型则是由于前胶原肽酶的缺陷所致，使胶原形成变得无序而薄弱。EDS 病理表现为真皮胶原缺乏、排列紊乱，有的呈螺纹状，基质染色淡。在一些病例中，显示血小板超微结构的缺陷，导致粘附、聚集功能降低。

EDS 根据临床表现分为十型，由 Barabas 和 Beighton 在 1960 年加以分类（下表），Beighton 等将分类简化为六型。EDS 共同特点为皮肤脆弱易损伤，皮肤延展过度和关节活动过度。各型

EDS 遗传方式不完全相同，预后也不一样。

1. EDS Ⅲ型　最常见，为常染色体显性遗传，生化缺陷尚不明确。临床特征是明显的关节活动过度，反复发作关节脱位；皮肤似天鹅绒般柔滑，但不松弛也不易破裂。主要并发症是反复发作的关节脱位，需进行手术固定。

2. EDS Ⅳ型　血管型，是 EDS 中少见的类型，但后果严重。虽然最初被认为是常染色体隐性遗传，但通常以显性的方式遗传。

Pope 等人发现，患者的组织缺乏Ⅲ型胶原，显示了这是 EDS 的一个单独的类型。Ⅲ型胶原是同型三聚体，存在于皮肤、血管及子宫的组织中。COL3A1 基因的突变影响了Ⅲ型胶原的合成和分泌。文献报道该基因变化多种多样：在一些家系中，由于基因点突变致剪接错误，导致 COL3A1 基因的多个外显子缺失，致使该基因产物长度缩短、具有热不稳定性和分泌量减少，常发生突变的外显子包括第 27、34、37 和 41 外显子等；部分患者 COL3A1 mRNA 数量正常，合成和分泌量接近正常，但前胶原单体结构异常，对蛋白水解酶的水解作用特别敏感；在有些家系中，患者细胞中Ⅲ型胶原蛋白合成量基本正常，但分泌量只有正常人的 10% ~15%，未被分泌的胶原蛋白滞留在粗面内质网中，被缓慢地降解；有些患者 COL3A1 基因的突变是小的插入，虽然其细胞分泌这种含突变链的胶原蛋白原的能力与正常细胞无异，但这些异常的胶原蛋白热稳定性差，在细胞外基本不存在。COL3A1 基因的不同突变类型与患者不同并发症之间无相关性。

临床表现：病人有特殊的面容，有眼睛突出，鼻瘦尖，肢端缺乏皮下脂肪，类似过早衰老。这些患者有菲薄、透明、柔软的皮肤，透过它可以清楚的看到静脉的分布，并极易挫伤。主要并发症为反复的动脉破裂，经常累及髂动脉、脾或肾动脉、主动脉。临床症状随动脉出血的部位而定，如脑卒中（中风）、腹腔内出血、胸腔内出血或四肢，可导致严重的血肿或死亡。

患者易发生直肠自发破裂、早产及子宫破裂。EDS 死亡的常见原因：胃肠道破裂、临产子宫破裂和肝动脉破裂。致死性并发症常见 30～40 岁的患者。其他少见的内脏并发症包括：自发性脾破裂，肺出血及自发性血气胸，肝动脉、门静脉瘘，胆道、乙状结肠、膀胱憩室，蛛网膜下腔扩张，二尖瓣脱垂等，除脾破裂和致命性肺出血外，其他并发症多不直接引起死亡。与其他 EDS 类型不同，Ⅳ的患者往往不表现为大关节的过伸，小关节有轻微的关节过伸。

针对破裂的血管和内脏的手术修补是极为困难的，因为患者的组织极其脆弱，麻醉和手术的困难还源于手术过程中的气管插管的困难和自发的动脉出血，而对血管的结扎则会撕裂周围组织，使出血更加严重，难以控制。血管成形术同样很困难。

Ⅳ型 EDS 患者妊娠时由于腹内压增高，还易发生胃肠道自发性穿孔。穿孔好发于乙状结肠与直肠。多数病例行肠修补无困难，但有文献报道，肠修补后穿孔复发率及术后并发症的发生率都很高，因此尽管大部分病人都很年轻，行永久性结肠造口术似乎更为明智。由于乙状结肠易发生破裂，因此可考虑切除结肠远端以减少复发危险。

很显然，针对由于基因缺陷所致的 EDS 没有特异性的治疗，支持治疗是保持正常关节功能和缓解关节疼痛的重要手段。EDS 患者平时应注意防护，避免剧烈运动和创伤。由于血管型的患者的血管并发症经常会带来灾难性的后果，因此进行外科手术应当慎重。未来的基因治疗有望治愈此种疾病。

3．EDS Ⅵ型　为常染色体隐性遗传，较少见。是赖氨酸羟化酶缺陷，患者细胞中赖氨酸羟化酶活性明显降低。表型可能还存在遗传异质性。赖氨酸羟化不足时干扰Ⅰ型胶原蛋白分子间的交联，使Ⅰ型胶原蛋白分子不能形成纤维束。临床症状的差异可能与胶原蛋白不能形成复杂的交联复合物有关。

患者皮肤柔软，伸展过度，脊柱侧弯，眼球脆性高，有马凡体型。小角膜和反复发作的眼球出血导致失明是一部分患者的主要征象。并发症主要有三种：严重的脊柱后侧凸，外用夹具和手术矫正无效；反复视网膜出血或眼球破裂所致失明；主动脉破裂致死。先天性髋关节脱位在患儿中普遍存在。

本病无特殊疗法，可用赖氨酸羟化酶的辅助因子维生素 C 进行治疗。脊柱侧弯需进行骨矫正手术。可通过羊水细胞赖氨酸羟化酶活性测定进行产前诊断。

Ehlers－Danlers 综合征各型特征及遗传学、生物学特点

EDS 分型	新分类	临床特征	遗传学诊断及分子缺陷及确诊依据
Ⅰ Gravis 型	经典型	中度的皮肤过度伸展，关节活动过度，组织脆性增加	常染色体显性遗传。临床确诊。特异缺陷未知
Ⅱ Mittis 型		轻度的Ⅰ型的表现	同上
Ⅲ 家族性关节活动过度	关节活动过度型	全身大小关节松弛，症状最突出	同上
Ⅳ 动脉型	血管型	特殊面容，反复血肿，菲薄皮肤，极易挫伤，有肠道、血管病变，可有子宫破裂	具有遗传多样性。纤维母细胞培养可以确诊。位于 2 号染色体长臂的 COL3A1 基因缺陷
ⅤX－性连锁型	其他型	表现与Ⅱ型相似	X－连锁隐性遗传。临床和家系确诊。X 染色体缺陷位点未知
Ⅵ 眼型	脊柱侧弯型	与Ⅰ型的表现相似，但有脊柱后凸侧弯，眼脆弱和圆锥形角膜	常染色体隐性遗传。诊断依据纤维母细胞中赖氨酰羟化酶测定

续 表

EDS 分型	新分类	临床特征	遗传学诊断及分子缺陷及确诊依据
Ⅶ 关节型	ⅦA 关节松弛型 ⅦB ⅦC 其他型	关节松弛及脱位为主要表现，伴有身材矮小，面部发育不良	大多数为常染色体显性遗传。诊断依据前胶原 N2 蛋白水解酶缺陷的生化分析
Ⅷ 牙龈型		广泛性牙周炎，皮肤同 EDS Ⅱ	常染色体隐性遗传。生化缺陷未知
Ⅸ 皮肤松弛症		短肱骨，宽锁骨，枕骨突出，柔软松垂的皮肤	X 连锁隐性遗传。铜转运缺陷
Ⅹ 纤维结合素缺陷		与Ⅱ型的表现相同	常染色体隐性遗传，纤维结合素异常

典型病例

男性，25 岁，自幼体检发现有心脏杂音，未进一步诊治。体育成绩较差，平时活动无受限。轻微外伤就会导致皮下淤斑。2005 年 12 月，无明显诱因出现右侧腹股沟区疼痛，外院 B 超提示“髂动脉瘤”，给予输液治疗（具体不详）10 天余，疼痛症状缓解。12 月底，患者休息时，突发意识丧失，呼之不应，口唇轻度发绀，无大小便失禁、四肢抽搐、双眼上翻等。约 3 分钟左右患者自行苏醒，神志如常，觉恶心，呕吐胃内容物，对晕厥期间事情无记忆。未诊治。2006 年 1 月 10 日，患者无明显诱因出现胸闷憋气，意识丧失，症状同前，持续大约20分钟后醒转，于医院就诊。查血常规：Hb 95g/L，心电图“ST－T改变”。UCG：心包积液轻到中度；主动脉CTA：多发动脉瘤，累及右侧肾动脉、右侧髂总动脉，右侧髂外动脉闭塞，右侧髂总动脉、髂内动脉狭窄（图60－1）。1月12日行心包穿刺术抽出少许淡粉色液体。2天后患者出现突发胸闷、憋气、抽搐，呼之不应，当时HR 120次/分，BP 69/52mmHg，给予多巴胺等治疗（具体不详），持续约3小时好转。1月20日复查UCG：先心病：主动脉两叶畸形并狭窄（32mm，轻度），左室肥厚，大量心包积液，升主动脉轻度增宽（38mm）。于1月24日行“心包切开探查，心脏修补术”，术中见切开修补后，大量积血涌出，清除出血及血块后，可见心脏组织脆弱，表面有水泡及血肿存在，尤以右、左室下壁处心脏组织糟烂状，触之易出血，可能为原发心脏破裂处，给予生物胶修补。心包组织病理提示：心包纤维组织增生，未见瘤细胞。术后患者一般情况好转，予以肠溶阿司匹林1片/天等出院。2月27日复查时发现右侧胸腔积液，胸穿均抽出血性胸腔积液750ml（具体不详）。3月19日患者觉胸闷憋气，后背部针扎样疼痛，再次就诊，发现双侧胸腔积液，右侧胸穿抽胸腔积液660ml，症状缓解。3月22日患者出现低热（体温37.3°C左右），2天来咳嗽咳白痰、发热（T 38℃），伴有平躺后喘憋。就诊于我院急诊。查血常规：WBC 12.26×10^9/L；GR 86%；Hb 94g/L；血气分析：PaO_2 61mmHg；$PaCO_2$ 34mmHg；PT＋A正常。行右侧胸穿置管引流血性液体共约2200ml，患者症状缓解。查体：双侧上肢血压130/90mmHg，右下肢血压85/60mmHg，左下肢140/100mmHg。身高160cm，皮肤菲薄，皮下毛细血管显露清楚。皮肤伸展性正常。双眼球明显外凸（图60－2），右下肺野叩诊浊音，呼吸音减低。心界向左下扩大，心率110次/分，律齐，胸骨右缘第二肋间可闻及4/6级收缩期杂音，可向颈部传导，肝脾肋下未及，右下腹髂动脉听诊区可闻及收缩期吹风样杂音。右侧股动脉搏动未触及，左侧搏动弱。颜面部及四肢无水肿。手指及脚趾偏细，双手手指呈天鹅颈样。

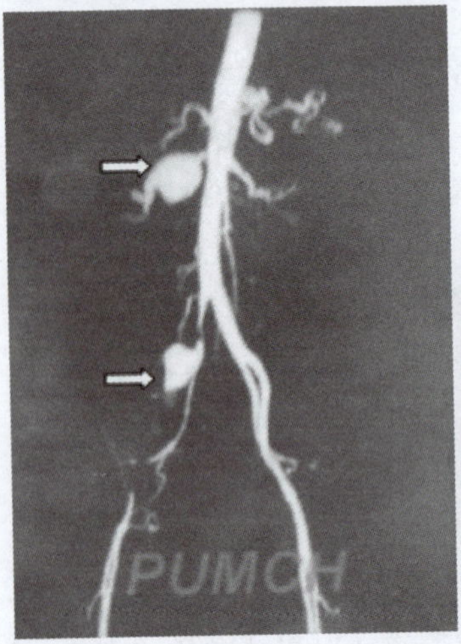

图60-1 血管造影：主动脉的CTA，箭头所指为动脉瘤

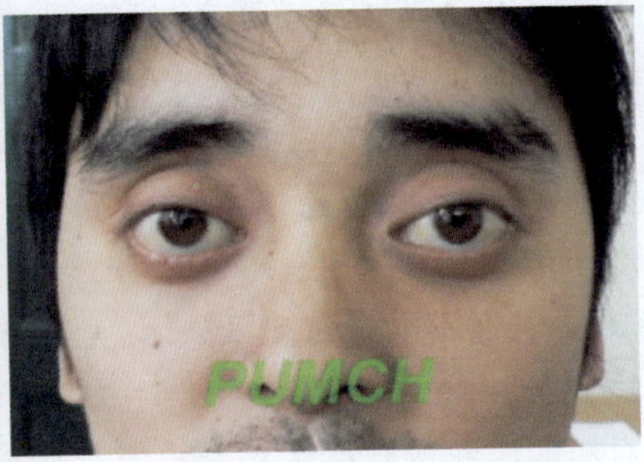

图60-2 患者的面容

诊断：Ehlers-Danlos syndrome Ⅳ型（血管型）可能性大

右髂总动脉瘤

右侧髂外动脉闭塞

右侧髂总动脉、髂内动脉狭窄

右肾动脉瘤

心脏破裂

心包剥脱、心脏修补术后

双侧胸腔积液

慢性失血性贫血

先天性心脏病

主动脉瓣两叶畸形

主动脉瓣轻度狭窄

心功能1级

（王　玉　黄程锦）

参　考　文　献

1. Wortmann RL，Kelly WN. Ehlers－Danlos syndrome. In：Harris E，Jr. et al.，ed. Kelly's Textbook of Rheumatology. Vol. 2. Philadelphia：ELSEVIER SAUNDERS，2005：1560－66
2. Arteaga－Solis E，Gayraud B，Ramirez F，et al. Elastic and collagenous networks in vascular diseases. Cell Struct Funct，2000，25：69
3. Burrows N，Nicholls A，Richards A，et al：A point mutation in an intronic branch site results in aberrant splicing of COL5A1 and in Ehlers－Danlos syndrome type II in two British families. Am J Hum Genet 63：390－398，1998
4. 方圻．现代内科学．ED综合征．北京：人民军医出版社．1998：3358－64
5. Pepin M，Schwarze U，Superti－Furga A，et al. Clinical and genetic features of Ehlers－Danlos syndrome type IV，the vascular type. N Engl J Med，2000，342：673
6. Beighton P，DePape A，Steinmann B，et al：Ehlers－Danlos syndrome：revised nosology，Villefranche，1997. Ehlers－Danlos National Foundation（USA）and Ehlers－Danlos Support Group（UK）. Am J Med Genet 77：31，1998
7. Lind J，Wallenburg CS. Pregnancy and the Ehlers－Danlos syndrome：a retrospective study in a Dutch population. Acta Obstet Gynecol Scand，2002，81：293

8. De Vos M, Nuytinck L, Verellen C, et al. Preterm premature rupture of membranes in a patient with the hypermobility type of the Ehlers – Danlos syndrome. A case report. Fetal Diagn Ther, 1999, 14:244
9. Freeman RK, Swegle J, Sise MJ. The surgical complications of Ehlers – Danlos syndrome. Am Surg, 1996, 62:869

病例 61　多发性肌炎样综合征

多发性肌炎样综合征（polymyositis - Like syndrome，PLS）是甲状腺功能减退症累及肌肉系统的一种特殊的临床表现，1880年 Ord 首次描述了该病，其特点为近端肌无力和 CK 的增高，而缺乏肌肉萎缩的表现。与传统的多发性肌炎的鉴别要点是：在给予甲状腺素替代治疗后，肌炎症状和肌酶明显改善。下面详细介绍了甲状腺功能减退症合并 PLS 的临床特点。

临床表现：甲状腺功能减退症合并 PLS 患者的平均发病年龄与甲状腺功能减退症的平均发病年龄相似（40～60 岁），男性比女性多见（具体原因尚不清楚）。所有患者都有近端肌肉无力的主诉，以下肢肌肉无力常见，但是只有不到一半的患者查体发现有肌力减退的证据（肌力 < V 级），说明患者的肌无力是以肌肉耐力减低为主。部分患者可有肌痛，但一般都无肌肉压痛；半数左右的患者有腱反射减退；常见的甲状腺功能减退症症状包括畏寒、体重增加、乏力、食欲减退和皮肤干燥等。

实验室检查：所有的患者都有 TSH 增高、FT_4 减低，同时有不同程度的 CK 增高（300～9000U/L），其中 CK - MM 是主要同工酶，CK - MB/CK 比例小于 4%，说明 CK 主要来源于骨骼肌，还没有证据显示 CK 的高低与肌肉症状的严重程度是否平行。其他的肌酶如 AST、LDH 等也都会有不同程度的增高。一些免疫指标如抗核抗体、抗 ENA 抗体、抗 Jo - 1 抗体等均阴性。肌电图检查，只有近 1/4 患者有肌源性损害的证据，多数患者的肌电图都大致正常。肌活检病理发现，有近 1/4 患者的肌肉病理可完全正常；主要的异常发现是Ⅱ型和Ⅰ型肌肉纤维萎缩、Ⅰ型肌肉纤维增多和Ⅱ型肌肉纤维的减少，核中心异位、肌肉坏死等非特异性表现，组织化学研究可见有肌肉糖原累积和糖酵解活性减低（可能与甲状腺素水平低下有关）。

诊断：①符合甲状腺功能减退症的诊断标准（有甲状腺功能减退症症状，TSH 高，FT_4 减低）；②有肌无力表现和 CK 增高；③甲状腺素替代治疗后肌无力症状缓解，CK 恢复正常。符合上述三点即可诊断。在鉴别诊断上，主要与其他常见的肌病鉴别，包括遗传性疾病（Duchenne 肌营养不良、线粒体肌病等）、横纹肌溶解症、运动神经元病和炎性肌病（多发性肌炎、皮肌炎等）。有时候与后者很难区别，替代治疗是否有效是鉴别的关键，如果给予替代治疗后，CK 无明显下降，症状缓解不明显，就要考虑到是否合并多发性肌炎的可能。

治疗和预后：所有患者在接受甲状腺素替代治疗后，CK 可下降到正常，PLS 症状都可缓解，平均恢复时间为 9～12 周，CK 正常的时间要比症状缓解的时间略早。

综上，对于所有出现肌无力和 CK 增高的患者都应该评价甲状腺功能，如果患者对肌肉的主诉和肌肉查体不平行，中等度的 CK 增高，肌电图和肌活检大致正常则更支持甲状腺功能减退症合并 PLS 的诊断。

典型病例

男性，54 岁，因“双下肢无力 3 个月”于 2005 年 4 月 6 日入院。3 个月前，患者逐渐出现双下肢无力，上楼费力，下蹲后起立困难，无肌肉疼痛，伴乏力、腹胀、食欲减退和便秘，伴体重增加（3 个月内增加近 5kg），无发热和皮疹，症状进行性加重。门诊查 T_3 0.52nmol/L，T_4 15.5nmol/L，FT_3 0.56pmol/L，FT_4 4.01pmol/L，TSH > 150mU/L；抗 TG - Ab > 0.7U/L，抗 TPO - Ab > 60U/L；血 AST 70U/L，CK 2600U/L，CKMB 13μg/L，cTnI 0μg/L；血 CHO 6.48mmol/L，TG 2.43mmol/L；ANA、抗 dsDNA、抗 ENA、抗 Jo - 1 抗体均阴性。肌电图：未见肌源性损害。肌活检：大致正常。UCG：中等量心包积液。给予左旋甲状腺素替代治疗 5 周后，CK 逐渐下降至正常，症状基本缓解。

（李 剑）

病例 62 特发性系统性毛细血管渗漏综合征

系统性毛细血管渗漏综合征（systemic capillary leak syndrome，SCLS）是一组非常严重的原因不明的低血容量性低血压、血液浓缩、非蛋白尿性低蛋白血症、全身水肿、多数情况下伴有异常单克隆球蛋白血症的临床综合征。严重时也可出现心、肺、肾等重要器官功能衰竭，并可进展为多发性骨髓瘤，具有较高的病死率。可无诱因反复发作，具体发病机制不清。引起休克发作及体液潴留是由于毛细血管通透性增加，血管内成分血浆（10%～70%）包括蛋白等从血管内转移到组织间隙引起弥漫性水肿。静止期毛细血管通透性正常。SCLS 经常与败血症、体外循环或一些药物相关，如：IL－2、TNF－α、GM－CSF、吉西他滨等均有报道。还有少数没有明显诱因的病例，称为特发性毛细血管渗漏综合征（ISCLS）。ISCLS 最初于 1960 年由 Clarkson 等报道，至 2002 年文献报道已超过 70 例，多为欧美国家报道，国内鲜有报道。

1. 流行病学　该病多为欧美国家报道，这可能与对该病的认识程度有关。到目前为主，未发现有地区聚集性及种族多发性，亦未发现有家族遗传性。发病年龄 6～69 岁，平均 46 岁，男女比例为 1.2∶1。

2. 诱因　目前认为发病可能与病毒感染相关。1997 年统计了 34 例病例，47% 有感染因素参与，其中 30% 为上呼吸道感染。另外许多女性在月经前几天发作，不排除与性激素在体内变化有一定关系。另有些患者多于寒冷季节发病，亦不排除与气温变化有关。

3．发病机制　目前发病机制尚未明确，主要有以下几种学说：

（1）循环因子失调：1960 年 Clarkson 等将 SCLS 发作期患者的血浆注入小鼠体内，诱发低血压，故推测：可能是体内某些循环因子的作用改变了毛细血管通透性。但在以后重复试验中未能得到相同结果。

（2）白三烯增加：研究发现在 SCLS 急性发作期，患者血中白三烯 B_4 明显增加，考虑其与血管通透性增加导致的血浆外渗有关。

（3）补体异常激活：研究发现 C1 亚单位比例失调，C4 水平降低，C1r、C1s、C1IA 增加，提示补体经典途径激活。补体激活可能参与毛细血管通透性增高的发病机制。

（4）IL－2 受体上调：在 SCLS 急性发作期，发现 IL－2 受体阳性的单核细胞围绕在血管周围，而多数单核细胞表面表达 IL－2 受体，同时血清中可溶性 IL－2 受体水平也升高。以大剂量 IL－2 治疗的部分患者可出现 SCLS 类似症状，且多在 IL－2 用药 24 小时内发生，其机制尚未明确。可能有以下几种作用机制：①刺激合成内源性细胞因子 IL－1、TNF、IFN－γ 等，激活内皮细胞，产生新抗原 E－LAM－1、ICAM－1、HLA－DQ，从而通过直接或间接作用引起内皮细胞形态学的变化，致血管通透性增加；②IL－2 激活杀伤细胞（LAK 细胞），LAK 细胞与内皮细胞间密切接触是发生血管通透性增加的必备条件，LAK 细胞暴露于内皮细胞的数量与通透性的程度呈正比；③IL－2 影响 CD64 表达，从而趋化 LAK 细胞向各个器官迁移，还可以使细胞毒性 T 淋巴细胞活性增强。

（5）单克隆免疫球蛋白：2002 年 Rurt 统计全球报道的 70 例 SCLS 中，几乎均有单克隆 γ 球蛋白血症。有学者提出单克隆免疫球蛋白可损伤血管内皮，引起血管通透性增加。但有些学者研究异常球蛋白对培养的内皮细胞并不产生细胞毒效应。

（6）内皮细胞凋亡：2001 年 Assaly 等报道毛细血管细胞凋亡是通透性增加的一种可能机制。

（7）C4A 的基因缺失：国内张诗海等发现所有在血液体外循环术后发生毛细血管渗漏综合征的患者体内均缺失一种叫 C4A 的基因（人体免疫基因的一种），输注含有这一基因的血浆，使术后发生毛细血管渗漏综合征的几率由 100% 降至 3%。

4. 临床表现　无明显诱因，或发作前 1 周内有上呼吸道感染发作史，有些女性于月经前数天内反复发作，发作间期一般无明显不适，包括实验室检查可基本正常。在未经特殊预防性治疗的情况下发作间期为 4 天至 12 个月不等。

（1）前驱期：出现兴奋、疲乏、恶心、腹痛、四肢肌痛等症状，发作时间持续 2～14 天。

（2）毛细血管渗漏期：一般持续 1～4 天，由于大量血浆外渗引起低血压、弥漫性水肿、多浆膜腔积液，严重时出现心、脑、肾等重要器官循环血容量不足，也可出现横纹肌溶解。由于横纹肌溶解或低血容量性休克可引起急性肾小管坏死而发生急性肾功能不全。

（3）恢复期：毛细血管通透性增高现象逐渐缓解，血浆大分子物质渗漏减少至消失，血管血容量恢复。如果仍持续大量补液，常会出现急性肺水肿，是死亡的重要原因之一。经及时大量利尿可缓解。1997 年报道的 34 例，肺水肿均发生于恢复期。因此如有条件，应在血流动力学监测下补液。

Rurt 报道的 70 例伴单克隆 γ 球蛋白血症中，IgG 占 84.3%（κ 型 74.6%，λ 型 16.9%，未分化型 8.5%），IgAλ 型 4.3%。由于异常球蛋白持续存在，部分患者最终可能发展为多发性骨髓瘤（MM）。由于缺乏大宗临床随访资料，目前尚无 SCLS 患者发生 MM 的确切比例及确诊 SCLS 后发展为 MM 的时限。Amoura 报道经长期追踪的 13 例患者，已有 2 例进展为 MM。因此 SCLS

患者应定期监测 MM 的相关指标。

5．实验室检查　发作期血肌酐升高、血小板减少、血蛋白下降，由于血液浓缩、血红细胞比容（Hct）明显升高、白细胞也增加。多数患者持续单克隆 γ 球蛋白血症。

6．诊断标准　目前采用的诊断标准为无明显诱因反复低血压发作伴血液浓缩、低蛋白血症、异常球蛋白血症。

7．鉴别诊断

（1）继发性毛细血管渗漏综合征：其临床症状及实验室检查与 SCLS 相似，主要鉴别是其有明确的激发因素，包括：严重创伤、脓毒症、体外循环术后（尤其是婴幼儿体外循环术后）及再灌注损伤、毒蛇咬伤、急性肺损伤或急性呼吸窘迫综合征（ARDS）、烧伤以及重组白细胞介素 -2 和多西紫杉醇等药物诱发。

（2）遗传性血管性水肿：为先天性常染色显性遗传病，C1「N」I（C1 酯酶抑制剂）缺陷引起。C4、C2 等补体大量被消耗而裂解产物增多，激活血管活性肽，导致血管性水肿。发生在皮下组织等较疏松的部位，也常累及呼吸道及胃肠道，症状持续 2～3 天。治疗上以雄性激素控制症状并可预防复发。

8．治疗

治疗原则：加强宣教，预防为主，急性发作期积极维持有效循环血容量，恢复期警惕肺水肿的发生，降低死亡率。

（1）发作间期：该病发作间期患者多无明显不适，实验室检查也基本正常，因此一些患者自认为已痊愈，而疏于防范及配合长期预防治疗。故应加强宣教，让其意识到该病具反复发作性、危险性及可预防性的特征。目前该病发作诱因尚未确切，但不排除与感染及受寒有关，应注意预防或积极控制感染及注意保暖。

药物预防：① 特布他林（β_2 受体激动剂）和茶碱可改善症状并预防其发作。特布他林和茶碱增加细胞内 cAMP，通过内皮细胞松弛改善毛细血管通透性，茶碱作为磷酸二酯酶抑制剂，有抗炎作用，可以调节细胞内因子产生。从1981年开始有研究者开始预防使用β_2受体激动剂和茶碱。1999年报道8例长期使用的病例，提示特布他林和茶碱能延长生存期、减低平均发作次数及严重程度，发作频率与血清茶碱浓度呈负相关。由于预防用药的拟交感神经副作用明显，部分患者因不能耐受而中途停药；②皮质激素治疗因细胞因子介导的内皮损伤有效，在急性发作期可控制症状，但不主张用以预防性治疗，因副作用明显且效果不佳。

（2）毛细血管渗漏期

1）积极维持有效循环血容量，保证重要器官的灌注。以补充胶体为主，尽快提高血浆胶体渗透压。SCLS时白蛋白（人血清白蛋白的分子量为66270kD，占血浆胶体渗透压的80%）渗漏到组织间隙，组织间隙胶体渗透压增高，使更多的水分积聚在组织间隙内，因此要少用天然胶体白蛋白，而以人工胶体补充血容量。人工胶体羟乙基淀粉分子量为100～200kD，目前临床常应用的羟乙基淀粉分子量为200kD和130kD。

羟乙基淀粉防堵毛细血管漏的机制是：①生物物理作用：羟乙基淀粉具有形状及大小合适的分子筛堵漏作用；②生物化学作用：抑制炎症介质的表达，减少促炎介质释放，减少白细胞与内皮细胞相互作用（防止中性粒细胞粘附），从而改善微循环、减轻炎症反应、减少内皮损伤。

2）降低毛细血管通透性。皮质激素可以降低细胞因子介导的内皮损伤，减低毛细血管通透性，控制症状，减轻发作的严重程度。

（3）恢复期：不宜再持续大量补液，否则会出现急性肺水肿。应在血流动力学监测下补液，注意维持电解质平衡。

有人建议使用血浆置换，但目前临床资料有限，尚不能准确的评价其临床治疗价值；有使用IVIG、环孢素A、CCB等治疗的报告，但疗效欠佳。

9. 预后　由于目前对 SCLS 的认识尚不深入，诊治的临床经验不足，特别是该病可以最终发展为 MM 在长期随诊中尚未得到足够重视，目前该病 5 年生存率较低，最早报道的 25 例 5 年死亡率为 76%；Amoura 报道的 13 例，其中 8 例生存平均为 5.6 年。随着对该病认识的加深，该病的预后将会改善。

典型病例

男，46 岁。因反复发作性乏力、四肢厥冷、皮肤花斑 3 年余入院。

患者于 2002 年 12 月感冒后出现头晕、乏力、呕吐，继而乏力加重伴四肢湿冷、口渴明显，并出现皮肤花斑。发病后尿少，每天 200ml 左右。就诊于当地医院，血压测不出，心率明显增快；血常规：WBC 43.39 × 10^9/L，Hb 190g/L，Hct 54.8%；血生化：ALB 26.4g/L，肝肾功能正常。予输血浆、白蛋白及补液等抗休克治疗，患者逐渐出现全身可凹陷性水肿，伴有胸闷憋气，仍少尿。后予地塞米松和呋塞米（速尿）治疗后，尿量增加到每天 4000 ~ 5000ml，水肿、憋气缓解。后又出现气短、不能平卧，咳粉红色泡沫痰。查痰涂片找到含铁血黄素细胞；超声心动图示心包积液；CT 示肺水肿及胸腔积液。予补白蛋白、抗炎及皮质激素、利尿等治疗后好转出院。2003 ~ 2004 年间，患者无明显不适，常规体检指标基本正常。2005 年 1 月无明显诱因再次出现乏力、四肢湿冷、呕吐等症状。就诊于当地医院，查血常规提示血液浓缩；ALB 32.0g/L，TP 45.9g/L。胸腔积液 TP 31.9g/L。IgA 0.646g/L；C3 0.677g/L，C4 0.102g/L。予补充白蛋白及利尿治疗后好转。2006 年 1 月无明显诱因再次出现上述症状，查血常规：WBC 29.05×10^9/L，Hb 259.7g/L，Hct 77.5%；ALB 正常，予补充白蛋白、输液抗休克及皮质激素治疗，住院期间曾在积极补液的情况下出现咳粉红色泡沫痰（当时仍少尿），PaO_2 < 40mmHg，SaO_2 < 80%，予呼吸机辅助呼吸及甲基泼尼松龙冲击及利尿治疗后症状好转。24 小时尿蛋白定量 0.16g。免疫球蛋白定量：IgG 20.2g/L，IgM 3.21g/L，IgE 55.6U/L。蛋白电泳：γ 28.8%。免疫电泳：IgG λ 型 M 蛋白（2 次）；冷球蛋白测定（-）；血涂片正常；骨髓涂片、骨髓活检、骨核素显像、胸腹部 CT 均未见明显异常。

（余国攀　王　玉）

参 考 文 献

1. Chihara R, Nakamoto H, Arima H. et al. Systemic capilllary leak syndrome. Intern Med, 2002, 41:953-956
2. Amouta Z, Papo T, Ninet J, et al. Systemic capilllary leak syndrome: report on 13 patients with special focus on course and treatment. Am J Med, 1997, 103:514-51
3. Clarkason B, Thomoson D, Horwith M, et al. Cyclical edema and shock due to increased capillary permeability. Am J Med, 1960, 29:193-216
4. Lofdahl CG, Solvell L, Ladrell AB, et al. Systemic capilllary leak syndrome: with monoclonal IgG and complement alterations. Acta Med Scad, 1979, 206:405-412
5. Ramzi SC, Jordon SP, Michael AG, et al. Endothellal activation during interleukin 2 immunotherapy. J Immuno, 1987, 139:1883-1888
6. Nitia KD, Lauta VD. IL-2-activated human killer lympohocytes but not their secreted products mediated increase in albumin flux across cultured endothelial monolayers. J Immuno, 1989, 142:2660-2669
7. Rafl AQ, Zeytun A, Bradley MJ, et al. Edidence for the invovement of Fas ligand and perforin in the induction of vascular leak syndrome. J Immuno,

1998, 161: 3077 - 3086

8. Assaly R, Olson D, Hammersley J, et al. Initial evidene of endothelial cell apoptosis as a mechanism of Systemic capilllary leak syndrome. Chest, 2001, 120: 1301 - 1308
9. Capilllary leak syndrome in children with C4A - dificiency undergoing cardiac surgery tith cardiopulmonary bypass: a double - bline randomised controlled study et al Lancet. 2005, Aug 13 - 19: 366 (9485): 556 - 62
10. Airaghi L, Monton D, Santambrogio L, et al. Chronic Systemic capilllary leak syndrome: Reaport of a case and review of the theracare. Intern Med, 2000, 247: 731 - 735
11. Progress on Clinical study on Systemic Capilllary Leak Syndrome et al Mod Diagn Treat, 1001 - 8174 (2004) 01 - 0039 - 02
12. Nelson BK. Snake envenomation. Incidence, clinical presentation and management. Med toxicol adverse drug exsp, 1989, 4: 17 - 31
13. Mandava S, Kolobour T, Vitale G, et al. Lethal systemic capillary leak syndrome associated with severe ventilator - induced lung injury: an experimental study. Crit Care Med, 2003, 31: 885 - 892
14. Bluna R, Vitetta ES. Vascular leak syndrome: a side effect of immunotherapy. Immunopharmacology, 1997, 37: 117 - 132
15. Semb KA, Aamadal S, Oian P. Capillary protein leak syndrome appears to explain fluid retention in cancer patients who receive docetaxel treatment. J Clin Oncol, 1998, 16: 3426 - 3432
16. Vigneau C, Haymann J, Khoury N, et al. An unusual evolution of the systemic capillary leak syndrome. Nephrol dial transplant, 2002, 17: 492 - 494
17. Droder RM, Kyle RA, Greipp PR. Control of systemic capillary leak syndrome with aminophylline ang terbutaline. AmJ Med, 1992, 92: 523 - 526
18. Pulkkanea K. systemic capillary leak syndrome resulting from gemeitabine creatmeng in renal carcinoma: A case reaport. J Chemothe, 2003, 13: 287 - 289
19. Lv R, Zhou W, Chu C, et al. Mechanism of the effect of hydrocyethy1 starch on reducing pulmonary capillary permeability in a rat model of sepsis. Annals of clinical and laboratory science, 2005, 35: 174 - 183

病例63 髂静脉压迫综合征(May - Thurner综合征)

髂静脉压迫综合征，即 May - Thurner 综合征，又称 Cockett 综合征，其病理基础是右髂总动脉和左髂总静脉在各自起始部位的特殊解剖关系，即左髂总静脉被腰骶椎的生理性前凸推向前方，同时又被跨越其前方的右髂总动脉压向后方（图 63 - 1)，引起静脉壁的慢性组织反应，产生了静脉腔内异常的纤维结构，从而造成静脉回流障碍和下肢静脉高压。May - Thurner 综合征临床表现为左下肢肿胀、浅静脉曲张、小腿色素沉着，甚至出现溃疡和静脉性跛行。女性可有下腹胀痛伴经期加重。盆腔内有丰富的侧支静脉，在缓解该病的血流动力学变化中起到重要作用。左髂总静脉阻塞或狭窄，可通过髂内静脉→骶前静脉丛及女性器官静脉丛→对侧髂内静脉；腰升静脉→骶中、前和外静脉→腹胸腔和奇静脉；盆腔静脉→椎静脉系统进行侧

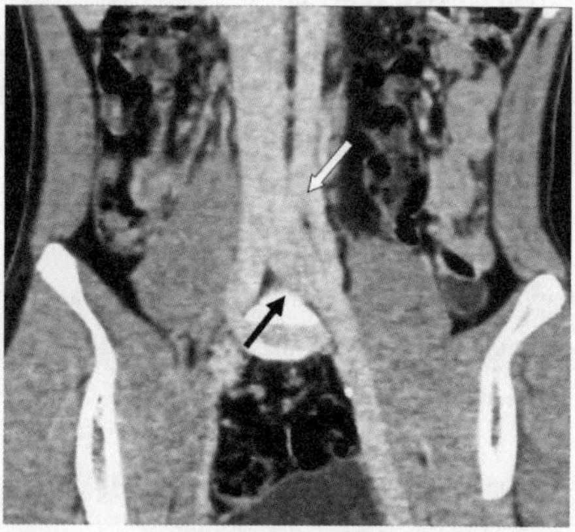

图 63 - 1 盆腔增强 CT 髂部血管重建示右髂总动脉（白色箭头）压迫左髂总静脉（黑色箭头），左髂总静脉根部轻度扩张

支循环。当腔静脉至门脉系统的侧支循环形成，亦可引起直肠静脉曲张甚至便血。在侧支循环能够代偿的情况下，下肢肿胀和下肢静脉曲张可缺如或比较轻微。

May – Thurner 综合征的诊断方法有无创性静脉检测方法，如 Doppler 超声、静止和运动性变应容积描记力以及动态性静脉测压法等，但都缺乏特异性；盆腔增强 CT 可显示右髂总动脉对左髂总静脉的外压；经股静脉插管造影为特异性诊断方法，其可直接显示左髂总静脉的受压，并测量受压段两侧压力以确证血流动力的改变，另一重要的诊断征象为盆腔内侧支循环的建立，血液回流入对侧静脉。

May – Thurner 综合征的治疗一直存在争论。在疾病早期大都接受保守治疗，由于髂静脉腔内异常纤维结构的存在引起血流动力学的改变，容易产生继发血栓，而大量的解剖及临床研究又提示该段静脉的血栓很难自然再通或通过药物溶解，从而可产生严重的后遗症，因此该症的外科治疗受到越来越多的重视。已经应用的手术方法有：髂动脉移位术、髂静脉松解和衬垫减压术、静脉成形术、静脉转流术、暂时性动静脉瘘手术、Palm – Dale 手术（双侧股静脉间的耻骨上的静脉交叉转流术）。单纯的抗凝治疗或者手术取栓并术后抗凝治疗，血栓再发率为 73%。介入治疗（球囊扩张、支架置入）是近年发展起来的治疗 May – Thurner 综合征的一种新手段，在多例个案报道及小样本研究中其具有快速、良好的近期疗效。但固定于异常结构的支架是否会变形或漂移，对与之接触的动脉是否存在不良影响，故支架置入后的长期疗效有待于进一步的研究。

典型病例

男性，17 岁。因“反复便血 5 年，再发 1 个月”于 2005 年

11月8日收入院。

患者5年前夏季无明显诱因出现便血，为成形条状便，外附鲜血，以后为鲜血便，粪质少，2～3次/天，每次50～150ml，不伴发热、腹痛。当地医院查血常规“正常”，结肠镜示“严重结肠炎”，予止血等对症治疗，10余天后便血逐渐停止，转为黄软便。入院前21、9和6个月无明显诱因3次出现鲜红血便，表现同前，止血治疗后3～7天停止出血。6个月前于血止后1周在当地医院查结肠镜，发现结肠粘膜普遍充血糜烂，升结肠、直肠距肛门5～10cm处见数处半球状息肉，取升结肠、直肠息肉活检，直肠活检后较多出血，当日住院并予纱条填塞后止血，考虑“肠息肉病？克罗恩病？”，予中药治疗，后间断服用5－氨基水杨酸（艾迪莎、5－ASA）0.5g tid ×2周。1个月前患者再次血便1天。为进一步诊治收入院。入院查体：T 36.9℃，BP 110/70mmHg，心肺查体无异常，腹软，未见腹壁曲张静脉，无压痛，肝未及，脾肋下及边，双下肢未见静脉曲张及水肿。入院诊断：便血原因待查。辅助检查：血常规：WBC 3.49×10^9/L，Hb 113g/L，PLT 192×10^9/L，血涂片正常。大便常规及潜血试验、尿常规均正常，HBsAg、抗HCV（－），肝肾功能正常，ESR、CRP、蛋白电泳和免疫球蛋白均正常，血清ANA、抗dsDNA抗体、ANCA、自身抗体、ACL、LA阴性，Ⅳ型胶原正常。胸片（－），UCG（－），腹部B超无异常发现。胃镜：未见食管胃底静脉曲张。结肠镜示全结肠粘膜充血，细小血管充盈、迂曲，升结肠局部可见小静脉瘤样隆起，直肠静脉曲张明显，灰蓝色团块状，其中一处表面有红色血泡样改变（图63－2）。腹部盆腔CT平扫＋增强＋血管重建：脾稍大，小肠管壁大量血管影，回流入肠系膜上静脉，余门脉、动脉系统未见异常；盆腔未见异常占位病变。血管彩超：双侧颈动脉未见异常，门静脉、脾静脉、肠系膜上静脉未见明显异常。血管造影：肠系膜上、下静脉未见明显扩张、狭窄和迂曲。进一步行髂部血管B超，见左髂总静脉上段受压，左侧髂外静脉回流至髂内静脉，右侧髂静脉未见异常。盆腔增强CT髂部血管重建示左髂总静脉轻度受压。经股静脉髂部血管造影：左髂总静脉根部斜行压迹，左髂内静脉逆向充盈，于盆腔与右髂内静脉形成交通，符合May－Thurner综合征（图63－3）。最后诊断：髂静脉压迫综合征（May－Thurner综合征）。

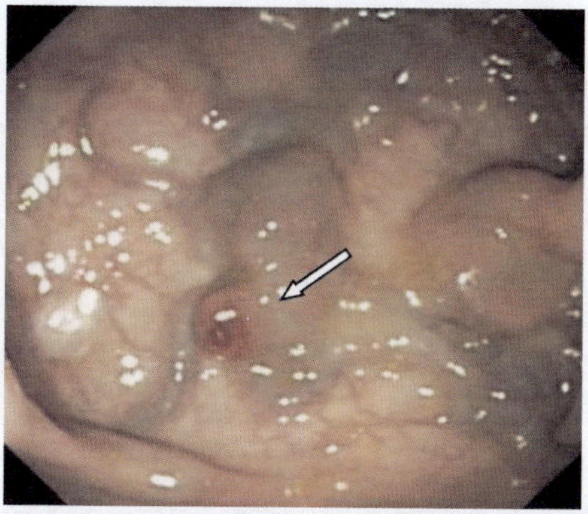

图63－2　结肠镜示直肠静脉重度曲张，局部红色血泡样改变（箭头所示）

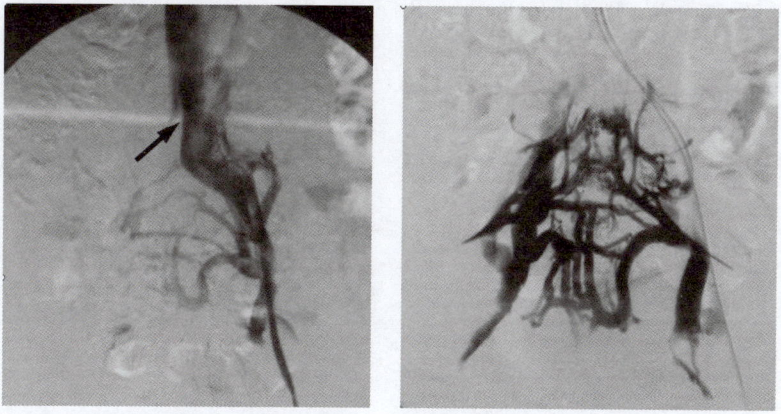

（a）　（b）

图63－3　经股静脉髂部血管造影示（a）左髂总静脉根部斜行压迹（箭头所示）；（b）左髂内静脉逆向充盈，于盆腔与右髂内静脉形成交通

本例病人年龄小，侧支代偿良好，缺乏左下肢症状和体征，经血管外科、介入科、消化科多科会诊后建议其随诊观察，在生活方式上采用软食、通便、限制左下肢剧烈活动，减少左髂外静脉回流血量，从而降低直肠静脉丛血流量而降低血便发作的几率。

（叶秋月　许大波）

参考文献

1. Taheri SA, Williams J, Powell S, et al. Iliocaval compression syndrome. Am J Surg, 1987, 154 (2): 169 - 172
2. Cil BE, Akpinar E, Karcaaltincaba M, et al. Case 76: May - Thurner syndrome. Radiology, 2004, 233 (2): 361 - 365
3. Mickley V, Schwagierek R, Rilinger N, et al. Left iliac venous thrombosis caused by venous spur: treatment with thrombectomy and stent implantation. J Vasc Surg, 1998, 28 (3): 492 - 497
4. Lamont JP, Pearl GJ, Patetsios P, et al. Prospective evaluation of endoluminal venous stents in the treatment of the May - Thurner syndrome. Ann Vasc Surg, 2002, 16 (1): 61 - 64

病例 64 感染性动脉瘤

感染性动脉瘤（mycotic aneurysm）的概念 1885 年由 Osler 提出，原指真菌感染，后用以统称感染性动脉瘤。感染性动脉瘤是一种少见疾病，占所有动脉瘤的 0.8% ~3.4%。病原体以沙门菌和葡萄球菌居多。在包括我国在内的发展中国家，沙门菌感染并不少见，而导致感染动脉瘤者罕见，国外及我国台湾地区报道不超过 40 例，预后较差，死亡率超过 40%，国内鲜有报道。

感染性动脉瘤是因为感染导致血管壁的破坏，从而引起动脉局限性的不可逆性扩张（至少为其正常直径的 1 ~1.5 倍）。沙门菌是感染性动脉瘤比较常见的病因，占 18% ~50%。其他病原体包括葡萄球菌（在发达国家为首位病原体）、真菌等。正常的动脉内膜对细菌附着有相当的抵抗力，但是如果存在基础病变，则容易受到细菌感染。高危因素包括糖尿病、高血压、吸烟以及高龄等。其他可以导致免疫功能低下的因素，如恶性肿瘤、应用糖皮质激素以及胃酸过少、肠道菌群失调等也因更容易出现败血症有可能致感染性动脉瘤形成。沙门菌引起的动脉瘤主要累及主动脉，但亦可累及冠状动脉、髂动脉、锁骨下动脉等其他外周动脉。沙门菌感染导致动脉瘤形成的机制包括：血管滋养动脉菌栓栓塞；菌血症时血中细菌直接定植在损伤的血管内皮或粥样硬化斑块上；邻近的感染灶直接累及动脉壁；创伤时（如穿通伤）细菌的直接感染等。

沙门菌所致感染性动脉瘤的临床表现无特异性，90% 病人表现为发热、背痛、腹痛，仅有 42% 患者存在典型的腹部搏动性包块。感染性动脉瘤的症状体征易被原有感染的症状和体征所掩盖，或直接表现为动脉瘤的压迫症状，从而造成误诊或漏诊。

无症状的腹主动脉瘤常常是因为其他目的行超声，CT或MRI时意外发现的。超声诊断动脉瘤的敏感性接近100%，故可作为筛查、随访动脉瘤的首选检查手段。但超声的结果与操作者水平有较大的关系，再者超声一般对髂动脉（感染性动脉瘤的发生部位之一）显示不佳。除此之外有1%～2%的主动脉瘤患者因存在肠胀气或肥胖等而漏诊。CT相对超声具有以下优点：腹痛的患者，CT不仅可用于除外动脉瘤，还可了解腹腔内其他脏器的情况。CT对动脉瘤的外形的判断及肾上腺动脉瘤的显影均优于超声。CTA评估肾动脉、肠系膜、髂动脉瘤更为精确。此外，CT可用于监测动脉瘤的动态变化。

感染性动脉瘤单用药物抗感染治疗死亡率高，Katz等人报道22例单用药物治疗感染性动脉瘤患者最终无一存活。最近的荟萃分析表明单用药物治疗死亡率超过90%，而采用手术+药物治疗死亡率在40%左右。目前认为感染性动脉瘤的治疗原则应为积极抗感染治疗基础上的外科手术血管重建。

感染性动脉瘤的推荐抗感染方案推荐敏感杀菌药，疗程4～6周。起始治疗根据可能的病原体经验性的用药，推荐药物包括氨苄青霉素、喹诺酮类和三代头孢菌素，之后根据血培养及药物敏感试验结果调整。多数学者认为手术后还需要长期维持治疗。此时可以选择口服羟氨苄青霉素、喹诺酮类或磺胺类，疗程1年甚至更长。

外科手术的时机，多建议不迟于抗感染治疗后2周。台湾学者报道的2例延迟手术的患者均死于动脉瘤破裂。动脉重建的方式有两种，即解剖途径和解剖外途径，涉及重要内脏血管的如肾上型感染性主动脉瘤，解剖途径重建腹腔干和肠系膜上动脉，几乎是惟一可行的手术方式。其他部位的感染性动脉瘤，动脉重建方式争议较多。

20 世纪 90 年代以前，切除感染性动脉瘤、扩大清创、再行解剖外途径动脉旁路移植术是大多数血管外科医师认同的标准术式。当时的观点认为，在原位行人工血管移植不安全，将由于不可控制的腹膜后感染使吻合失败。但解剖外旁路移植也有明显的缺陷，动脉关闭后的盲端存在破裂、肠瘘及导致致命大出血的危险。解剖外的人工血管过长，易受外来压力的影响，有血栓形成倾向，远期通畅率低。近年来，有效抗生素的出现和合理的给药方式，解剖途径的人工血管重建成功的报道逐渐增多，并被广泛接受。

当前较一致的意见是：①感染性动脉瘤如伴有广泛的脓肿形成，或腹膜后巨大血肿以及巨大的粥样硬化性动脉瘤，则行动脉瘤切除，彻底清除动脉周围坏死组织，妥善关闭动脉残端，然后做解剖外动脉旁路转流术；②如感染较局限，则选择原位重建动脉，以缩短手术时间。

尽管如此，手术过程比较复杂，涉及体外循环及低温技术，而且主动脉的阻断对心、脑、肺、肾等重要脏器有着直接的影响，手术后并发脏器功能衰竭的发生率很高。这就要求患者手术前有较为健全的内脏功能来承受大手术的打击，但不幸的是，感染性主动脉瘤又多发于高龄人群，多数患者并存有高血压、冠心病、糖尿病、肺肾功能减退等基础疾病，使手术的危险性大为提高。

腔内隔绝术（血管内修复术）是在 20 世纪 90 年代由阿根廷血管外科医生 Parodi 开创的动脉瘤微创治疗技术。对非感染性动脉瘤临床研究结果表明：选择腔内隔绝术的患者（尤其对年龄较大，有基础疾病，手术风险大的患者）的近期治疗效果优于开放手术（包括围手术期死亡率，术后并发症，住院时间等）。但远期效果是否优于开放性手术目前仍不清楚。香港玛丽女王医院的 Albert C W Ting 等采用支架植入的腔内隔绝术成功治疗一例沙门菌感染导致的胸主动脉瘤，已健康生存1年。

总之，对于沙门菌感染的患者（尤其年龄大于50岁者），出现发热、腰痛、背痛、腹部搏动性包块或反复发作而已除外常见的病因时应考虑有无合并感染性动脉瘤的可能，超声为首选筛查手段，为明确诊断，可行 CT（必要时 CTA）进行全面评估，治疗上予足疗程的杀菌抗生素，同时根据患者的情况选择合适的手术方式。

典型病例

男性，63岁，因发热20天于2005年9月入院。

患者于2005年8月25日无诱因出现畏寒、发热，体温38.5℃，偶有咳嗽，无其他伴随症状。外院血常规：WBC 14.50 $\times 10^9$/L，GR 84.7%；Hb 88.4g/L；PLT 125 $\times 10^9$/L。胸片未见异常。血培养“沙门菌属”。先后予三代头孢，美罗培南+万古霉素抗感染治疗，体温高峰下降至37.8℃，转入我院继续治疗。入院查体：T 36.6℃，BP 130/70mmHg，右侧鼻翼处、右唇角处及右眼内眦处可见疱疹，部分已结痂。左颈根部可及一1.0cm×1.0cm 质软淋巴结，活动度好，无压痛。咽红，双侧扁桃体Ⅰ度肿大，左侧见脓点。心肺腹检查无特殊。入院后查：血常规：WBC 6.83 $\times 10^9$/L，GR 39.3%，L 48.7%，Hb 96g/L，PLT 60 $\times 10^9$/L。血涂片正常。CRP 4.06mg/dl，ESR 96mm/第一小时末。肝肾功能正常。T 细胞亚群：T 细胞免疫功能正常，但 $CD8^+$T 细胞存在明显的异常激活。肥达反应：H 1∶320；O 1∶640；B 1∶40；外斐反应阴性。血培养、骨髓培养、大便培养均为（−）。入院后考虑伤寒诊断明确，予利复星抗感染治疗后，出现药疹。改用阿莫西林/克拉维酸抗感染，至体温正常2周后停药。停药后患者再次发热，体温最高达39℃。查血常规：WBC $12.11\times10^9/L$，GR 46.5%，L 42.8%，Hb 87g/L，PLT $442\times10^9/L$。考虑伤寒复发，予头孢哌酮/舒巴坦抗感染治疗，3天后体温正常，疗程2周后停药。停药3天后病人尿量减少，血清肌酐最高达276.7μmol/L，24小时尿蛋白定量0.95g。考虑过敏性间质性肾炎，加用泼尼松60mg qd至肾功能恢复正常，后逐渐减量。11月14日胸腹CT未见明显异常（图64－1）。11月23日患者再次出现发热，体温最高39.5℃，复查肥达反应：H（+）1:2560，O（+）1:5120，血培养伤寒沙门菌。先后予头孢他啶、美罗培南抗感染治疗，疗效不佳。12月1日超声心动图发现胸腹主动脉瘤大小分别为46cm×48mm及46cm×45mm，主动脉附壁血栓形成。主动脉CTA示：主动脉弓动脉瘤，胸腹主动

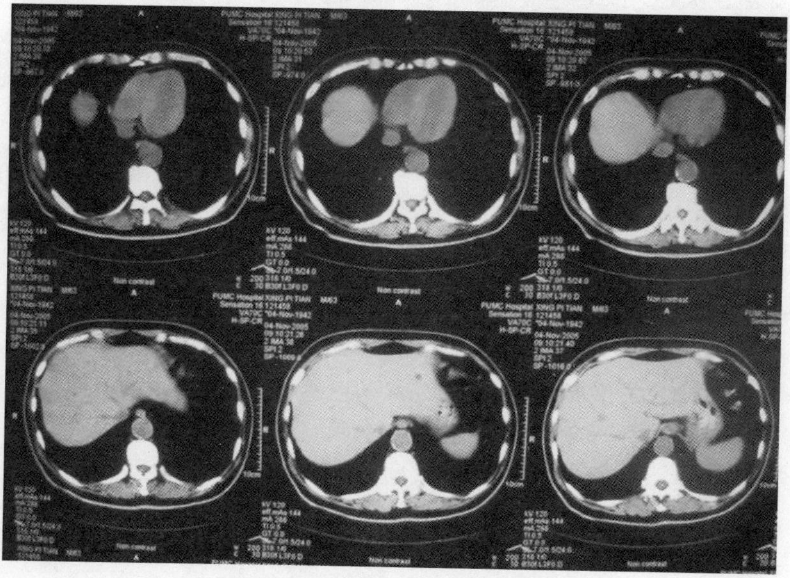

图64－1　腹部CT未见明显异常

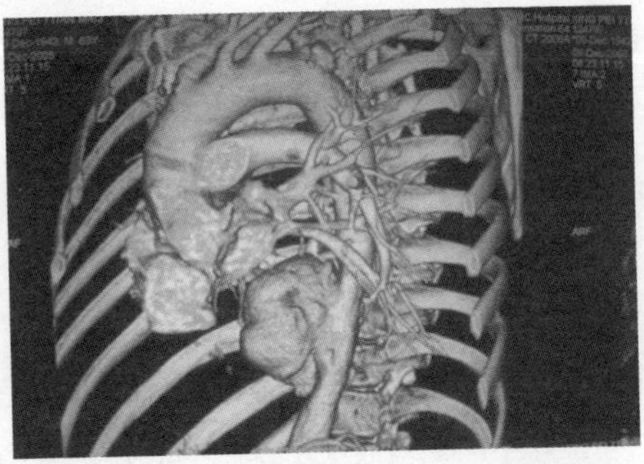

图 64－2 术前 CTA 所示动脉瘤

脉膈肌处动脉瘤（图64－2）。考虑假性动脉瘤诊断明确，12 月22 日在静脉全麻下行经股动脉胸主动脉瘤腔内隔绝术，手术过程顺利，置入血管内支架两个（图 64－3、图 64－4）。术后继续抗感染治疗，连续 3 次血培养及大便培养均阴性。患者体温下降至正常水平。12 月 29

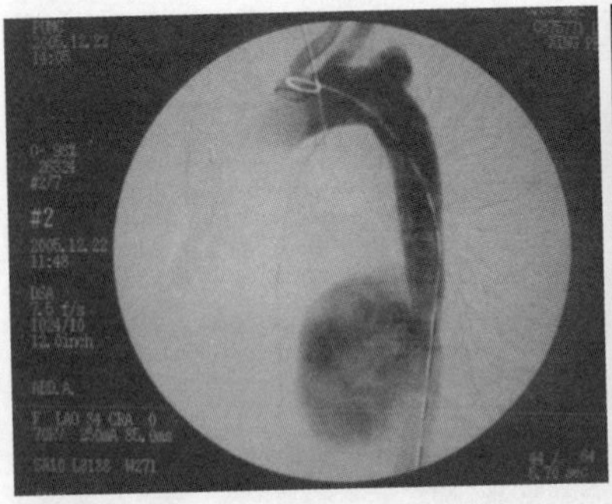

图 64－3 术中造影所见动脉瘤

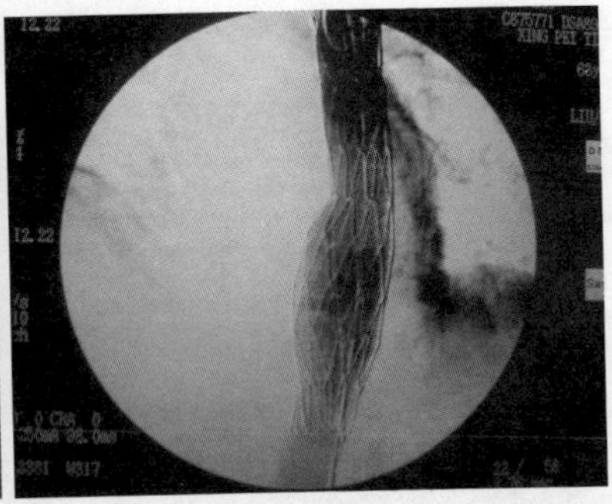

图 64－4 手术支架植入后

日起患者突发呕吐暗红色液体 3 次，每次约 20ml，并出现血压下降、心率加快等血容量不足的表现。按应激性溃疡予积极抑酸、止血、补液、输血等处理后生命体征恢复平稳，但鼻胃管持续引流出血性液体 200ml/d，大便潜血阳性。予行床边胃镜检查见距门齿 33cm 处可见一食管溃疡，食管瘘形成可能。经感染、消化、血管、心胸外科多科会诊，考虑手术处理困难。2006

年1月26日患者大量呕血，失血性休克，抢救无效而亡。

（周宝桐 叶益聪）

参考文献

1. Paul Chan，Chung Wen Tsai，Jeng Jong Huang，Yin Ching Chuang and Jui Sung Hung，Salmonellosis and Mycotic Aneurysm of the Aorta. A Report of 10 Cases，Journal of Infection，1995，30: 129 – 133
2. Principles of surgery，7th ed，Schwartz，S，Shires，GT，spencer，FC，Daly，JM，Fischer，JE，Galloway，AC（Eds）. McGraw – Hill，1999
3. PorkhurstGF，Decker JP. Bacterial aortitis and mycotic aneurysm of the aorta. Am J Pathol，1955，31: 821 – 30
4. PerryMO. Infected aortic aneurysms. J Vasc Surg 1985，2: 597 – 9
5. CohenPS，O'Brien TF，Schoenbaum SC，et al. The risk of endothelial infection in adults with Salmonella bacteremia. Ann Intern Med，1978，89: 931 – 2
6. JohansenK，Devin J. Mycotic aortic aneurysm：a reappraisal. Arch Surg，1983，118: 583 – 7
7. Denis Spelman，MBBS，FRACP，FRACP，MPH，Mycotic aneurysm. Uptodate，2004
8. Katz SG，Andros G，Kohl RD. Salmonella infections of the abdominal aorta. Surg Gynecol Obstet，1992，175: 102 – 6
9. LaRoy LL，Cormier PJ，Matalon TA，et al. Imaging of abdominal aortic aneurysms. AJR Am J Roentgental 1989，152：785
10. Scott RAP，Ashton HA，Kay，et al. Abdominal aortic aneurysm in 4237 screened patients：Prevalence，development，and management over 6years. Br J Surg，1991，78: 1122
11. Isselbacher，EM. Thoracic and Abdominal aortic aneurysm. Circulation，2005，111: 816
12. Soravia – Dunand VA，Loo VG，salit IE. Aortitis due to salmonella：report of 10 cases and comprehensive review of the literature. Clin Infect Dis，

1999，29: 862 – 8

13. Soravia – Dunand，VA，Loo，VG，Salt，IE. Aortitis due to salmonella：Report of 10 cases and comprehensive review of the literature. Clin Infect Dis，1999，29: 862

14. Cina CS，Arena GO，Fiture AO，et al. Ruptured mycotic thoracoabdominal aortic aneurysms：a report of 3 cases and a systematic review. J Vascular Surgery，2001，33: 361

15. 田路，张纪蔚，张柏根，等. 感染性主动脉瘤的诊断与治疗. 中华普通外科杂志，2004，9（19）: 580 – 81

16. Comparison of endovascular aneurysm repair with open repair in patients with abdominal aortic aneurysm（EVAR trial 1），30 – day operative mortality results：randomized controlled trial. Lancet ，2004，364: 843

17. Hua HT，Cambria RP，Chuang SK，et al. Early outcomes of endovascular versus open abdominal aortic aneurysm repair in the National Surgical Quality improvement program – private secter（NSQIP – PS）. J Vacs Surg，2005，41: 382

18. Prinsen M，Verhoeven EL，Buth J，et al. A randomized trial comparing conventional and endovascular repair of abdominal aortic aneurysm. N Engl J Med，2004，351: 1607

19. Albert C. W. Ting，Stephen W. K. Cheng，Pei Ho，Jensen T. C. Poon. Endovascular repair for multiple Salmonella mycotic aneurysms of the thoracic aorta presenting with Cardiovocal syndrome. European Journal of Cardio – thoracic Surgery，26（2004）: 221 – 224

病例65 肝性脊髓病

肝性脊髓病是由多种肝病引起的颈髓以下脊髓侧索脱髓鞘病变，呈现肢体缓慢进行性对称性痉挛性瘫痪，多见于肝硬化，偶见于急慢性肝炎、慢性间质性肝炎、重症肝炎、先天性肝纤维化、酒精性脂肪肝及肝豆状核变性等。发病机制不明，可能与肝炎病毒、肝功能不良、蛋白质异常、营养吸收不良、B族维生素缺乏以及体内毒性代谢产物的积存等综合作用有关。

肝硬化引起的肝性脊髓病的诊断要点：①有肝硬化所致的肝功能异常及门静脉高压；②有反复发作的肝性脑病；③缓慢进行痉挛性截瘫，无肌萎缩、感觉障碍；④血氨增高；⑤除外其他神经系统病变。诊断肝性脊髓病需除外其他疾病，如：①肌萎缩侧索硬化症：为慢性进行性变性疾病，40岁以上的中老年人多发，缓慢起病，进行性发展。双下肢常为痉挛性瘫痪，但多同时有双上肢肌萎缩、肌束震颤、吞咽困难、舌肌萎缩和无力等。以上肢周围性瘫痪、下肢中枢性瘫痪、上下运动神经元混合性损害的征象并存为特点，多无感觉障碍。MRI可见与临床受损肌肉相应部位的脊髓萎缩变性等。②多发性硬化症：有复发缓解史，脑脊液出现寡克隆带，皮质激素治疗有效。③肝豆状核变性（Wilson病）是一种常染色体隐性遗传的铜代谢缺陷病，以不同程度的肝细胞损害、脑退行性病变和角膜边缘有铜盐沉着环为主要临床特征。脊髓型可表现为双下肢痉挛性截瘫。④遗传性痉挛性截瘫：多在3～15岁起病，少数晚发型患者常于40～65岁出现行走困难、双下肢肌无力，但常见深感觉障碍、括约肌功能障碍，且常有明显阳性遗传家族史。

肝性脊髓病的治疗以治疗原发病为主，消除产生高血氨等的诱发因素；以限制蛋白质摄入量、保持肠道通畅、应用抑制肠道菌生长的抗生素等措施减少氨的吸收；使用谷氨酸、精氨酸、γ-氨基丁酸、丝氨酸等中和血氨；使用左旋多巴治疗以消除假介质的干扰；换血疗法；体外异体肝灌注与交叉循环疗法；肝移植等。肝性脊髓病无有效的治疗方法，病程呈进行性，尽管肝功能可相对稳定，血氨下降，但症状很难控制，预后不良。

典型病例

男性，43岁。因肝硬化4年，精神亢奋、双下肢运动障碍2个月于2003年3月11日入院。

患者4年前诊断为“乙肝后肝硬化”，中药治疗。2个月前出现精神亢奋，言语增多，睡眠减少，双下肢水肿，伴双下肢沉重感，抬腿及行走困难，呈剪刀步态，需拄拐站立，双下肢感觉无异常。无夜间呼吸困难及不能平卧，每日尿量约1000ml。1个月前外院予输白蛋白及利尿治疗后，水肿明显减轻，但双下肢活动障碍无好转，平卧时双腿不能抬举，站立不稳易摔倒。既往史：数十年前曾患肝炎。查体：肝掌，颈前、胸前可见蜘蛛痣，双肺清，主动脉瓣第一听诊区可闻及3级收缩期杂音，腹部膨隆，脾大，A线10cm，B线15cm，C线2cm，质硬，移动性浊音（+）。双下肢轻度可凹性水肿。神经系统查体：全身深浅感觉正常，双上肢肌力Ⅴ级，肌张力正常，双手扑翼样震颤（+），双下肢肌力Ⅲ级，肌张力增高，双侧膝腱和跟腱反射亢进，双侧踝阵挛（+），双侧Babinski征（+）。血常规：WBC $3.2\times10^9/L$，Hb 134g/L，PLT $40\times10^9/L$。肝功能：ALB 27.7g/

L，ALT 62U/L，AST 109U/L，TBil 58μmol/L，DBil 19.2μmol/L。PT 13.6s，INR 1.31，APTT 47.6s；Ⅳ型胶原 43ng/ml。乙肝五项：HBsAg（+），HBsAb（-），HBeAg（-），HBeAb（+），HBcAb（+）。HBV-DNA（-）。血氨 116～120μmol/L（正常值 11～35μmol/L）。ANA、抗 dsDNA 抗体、抗 ENA 抗体、ANCA 均阴性。腹部 B 超：肝弥漫性病变，脾大。胃镜示食管胃底静脉曲张。双下肢深静脉及下腔静脉彩超：未见异常。胸椎、腰椎 MRI：未见异常。肌电图和神经传导速度：未见神经源或肌源性损害。CSF：压力 1.42kPa（145mmH_2O），细胞总数 1/mm^3，GLu、Cl、Pro 均正常。双眼角膜未见 Kayser-Fleischer 环，血铜氧化酶吸光度 0.18%（正常值 >0.12%）。血 AFP、CEA、CA50、CA199、CA242、PSA 均正常。胸部 CT 未见异常。

患者乙肝后肝硬化诊断明确，在肝硬化、肝功能失代偿、肝性脑病等背景下出现进展性侧索硬化表现，腰穿、MRI 等排除其他疾病后，考虑为肝性脊髓病。予低蛋白饮食，乳果糖酸化肠道、通便，双歧三联活菌胶囊调节肠道菌群，肝用氨基酸调节氨基酸平衡，谷氨酸降氨等治疗 3 周，患者精神亢奋减轻，扑翼样震颤减轻，可拄拐站立，但仍无法行走。

（陈　苗　李　剑）

病例 66 腹茧症

腹茧症（abdominal cocoon）由 Foo 等 1978 年命名，是肠梗阻的一种相对少见的原因，术前诊断困难。目前国内外仅有 100 余例报道。患者全部或部分小肠为一层灰白、质韧厚硬的纤维膜包裹，形似蚕茧，邻近脏器也可为此膜覆盖。纤维膜是连续完整的，与小肠之间有可以分离的平面。肠管之间粘连疏松，容易分离。病理提示增厚的纤维结缔组织，可伴局灶性炎症浸润，系膜淋巴结可有非特异性反应性增生，生物学检查多数无异常发现。

腹茧症的病因和发病机制不明。可能的原因有经生殖道逆行感染引起亚临床腹膜炎、发育异常、胎儿胎粪性腹膜炎、结核感染、腹膜透析、腹部手术、腹腔积液尤其是行腹腔－静脉转流术等。

腹茧症通常由于小肠扭转或外压而表现为肠梗阻，伴腹痛、腹块、体重减轻等，症状可自行缓解，但反复发作。影像学检查能够提供有价值的诊断线索。超声特点有肠管被限制在腹后壁，呈强回声团块，疾病后期见膜状物形成。全消化道造影显示扩张肠袢聚集成团并固定，称“菜花征”，钡剂通过时间延长。CT 的图像更加“典型”，表现为小肠在腹中部聚集，外被覆一层可强化的膜状软组织结构，似“蚕茧”样；其他表现包括肠梗阻、肠壁增厚、包裹性腹腔积液和腹膜钙化等。

腹茧症不同于腹腔结核所致之腹膜纤维化，后者表现为腹膜与肠管及网膜有不易分离广泛致密的粘连，网膜增厚，收缩成团块，悬在横结肠和胃的附近。常有肠系膜淋巴结受累，病理可见典型的干酪样肉芽肿。另一需要鉴别的是“腹膜包裹症”（peritoneal encapsulation），后者表现为小肠被包绕在一层相对正常的腹膜当中，与肠管无粘连，其来源是胚胎发育中残留的脐囊，属发育异常。

治疗尚有争议。一般认为，如果患者无症状，或仅有腹腔积液，或肠梗阻是暂时的，不宜手术，可保守治疗观察。否则应手术治疗。一般行粘连松解、包膜切除术即可解除梗阻。对于无法逆转的肠管损伤，或难处理的病例可行近端小肠造瘘术。如果切除肠管，由于术后吻合口瘘的发生率和死亡率很高，建议行Ⅱ期吻合。

总之，临床上遇到反复腹痛、肠梗阻的患者，当CT显示蚕茧样包绕聚集成团的小肠、小肠造影显示“菜花征”，应考虑腹茧症的诊断，应将此病做为肠梗阻鉴别诊断之一，避免不必要的肠切除和长期抗结核治疗。

典型病例

男性，56岁，因腹胀、腹痛伴消瘦7个月于2005年1月12日入院。

患者7个月前无诱因出现右下腹胀，脐周绞痛，稀便1～2次/日，无脓血和粘液；排便后腹痛不缓解。无恶心、呕吐，无发热、盗汗。当地医院查腹部B超/CT提示“少量腹腔积液”；全消化道造影：“空肠上段不全梗阻”；胃镜、肠镜未见异常。按“结核性腹膜炎，不全肠梗阻”予异烟肼、利福平、环丙沙星抗结核治疗1个月，腹痛间断发作，仍有腹胀。发病来体重下降15kg。既往体健。其父患有“结核性胸膜炎”，已故2年。查体：一般情况良好，浅表淋巴结无肿大，心肺无异常。腹平坦，无胃肠型及蠕动波，左上、中下腹可触及约10cm×15cm包块，表面不平，质韧偏硬，边界不清，随呼吸移动，轻压痛，无反跳痛，肝脾未触及。移动性浊音（-），肠鸣音活跃。肛诊正常。

辅助检查：血、尿、便常规、肝肾功能、ESR、抗结核抗体、PPD皮试、ANA等自身免疫指标、CA系列等肿瘤指标均无异常。胸片、心电图正常。全结肠镜示肠腔挤压变形。B超示腹膜稍增厚。腹平片仅见小量肠气影。钡灌肠示盲肠扁平，形态不规则。口服稀钡小肠造影（图66-1）示：十二指肠增宽，有逆蠕动，伴水平部外压改变；降部憩室；小肠在腹中部略偏右聚集成团，但钡剂通过顺利。腹部CT（图66-2）：腹中部小肠聚集，外被覆一层较厚、可以增强的膜状物，似袋状。

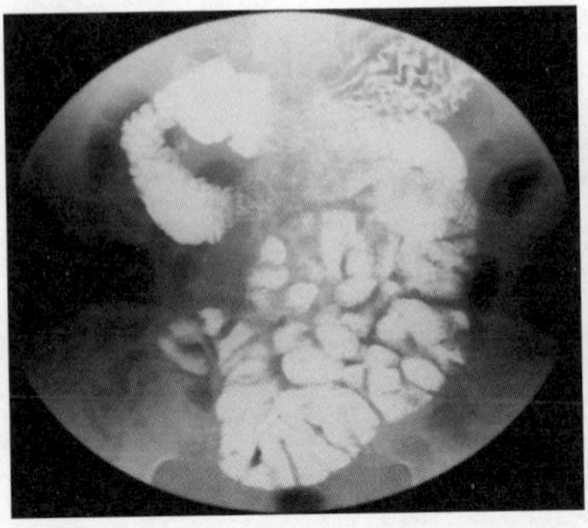

图66-1 口服稀钡小肠造影显示小肠在腹部偏右聚集成椭圆形团块状

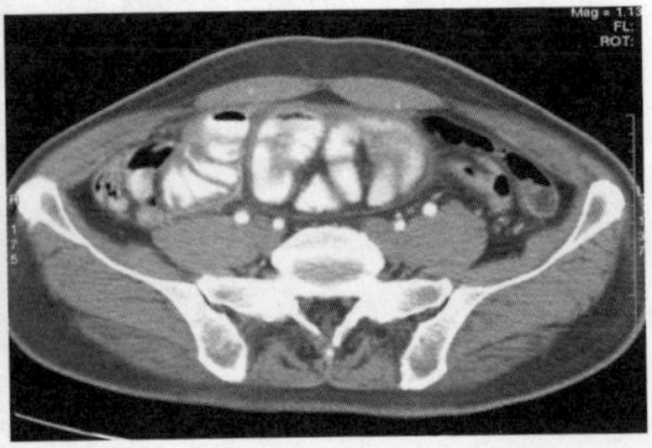

图66-2 增强CT显示中下腹部聚集成团的小肠袢，周围包被略增强的囊袋状物

剖腹探查：腹膜与腹腔内增厚纤维组织粘连，界线不清。Treitz韧带至回盲部小肠被一层3~6mm厚、灰白色纤维膜覆盖，并粘连成团，中下腹纤维膜壳增厚明显；肠间有疏松粘连。未

见肠道扩张、缺血表现，未及肿大淋巴结。切除大部分包膜，纤维膜壳与肠管易于分离，松解肠间粘连。切除阑尾，于系膜根部取淋巴结1枚。术后病理（图66－3）：纤维组织囊壁显慢性炎伴玻璃样变性、坏死及肉芽组织形成；阑尾及淋巴结组织显慢性炎症；抗酸染色阴性。术后患者恢复良好，腹痛消失，轻度腹胀。诊断：腹茧症。

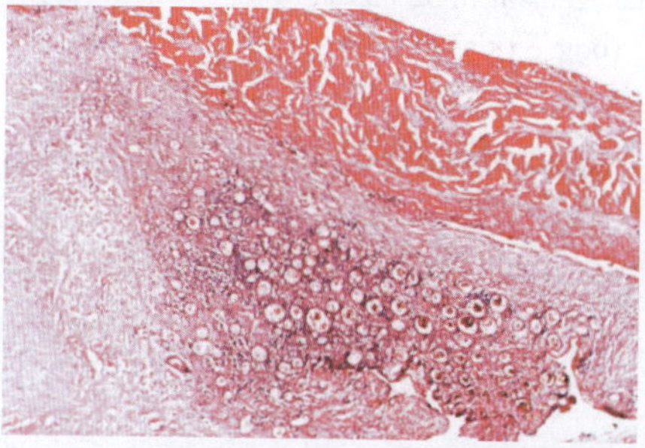

图66－3 病理显示纤维结缔组织，玻璃样变性、坏死；局部炎症细胞浸润，肉芽组织形成（HE×20）

（张月宁 吕 红）

参 考 文 献

1. Foo KT，Ng KC，Rauff A，et al. Unusual small intestinal obstruction in adolescent girls：the abdominal cocoon. Br J Surg，1978 Jun，65（6）：427－30
2. 林清，高东宸. 腹茧症. 国外医学 外科学分册，1997，24（5）：279－81
3. Rajagopal AS，Rajagopal R. Conundrum of the cocoon：report of a case and review of the literature. Dis Colon Rectum，2003 Aug，46（8）：1141－3
4. 余建法，叶圣雅. 腹茧症3例. 胃肠病学，2003，8（3）：188－9
5. Hur J，Kim KW，Park MS，et al. Abdominal cocoon：preoperative diagnostic clues from radiologic imaging with pathologic correlation. AJR Am J Roentgenol，2004 Mar，182（3）：639－41

6. Vijayaraghavan SB, Palanivelu C, Sendhilkumar K, et al. Abdominal cocoon: sonographic features. J Ultrasound Med, 2003 Jul, 22 (7): 719 – 21
7. Raju GS. Abdominal cocoon due to primary peritonitis: barium meal is valuable in diagnosis. Trop Gastroenterol, 2004 Apr – Jun, 25 (2): 80 – 1
8. Gupta S, Shirahatti RG, Anand J. CT findings of an abdominal cocoon. AJR Am J Roentgenol, 2004 Dec, 183 (6): 1658 – 60
9. Celicout B, Levard H, Hay J, et al. Sclerosing encapsulating peritonitis: early and late results of surgical management in 32 cases. French Associations for Surgical Research. Dig Surg, 1998, 15 (6): 697 – 702

病例 67 毛霉菌脑脓肿

毛霉菌脑脓肿临床少见，国内外文献报道 80% 以上见于免疫缺陷疾病患者，主要经鼻脑途径传播（占 70%），少数经肺、皮肤、血液播散至脑，仅颅内受累而缺乏颅外感染病灶的孤立性毛霉菌脑脓肿病例就更为罕见，国外报道仅 30 余例，国内尚无相关病例报道。毛霉菌属接合菌亚门 - 毛霉纲 - 毛霉科，其中毛霉属、根霉属、梨头霉属为临床常见致毛霉菌病的真菌。毛霉菌在组织中呈菌丝态，坏死组织中为宽大、较直、无隔或稀疏分隔状菌丝，壁厚，常呈直角分支，切面扁而不规则，胞质着色浅，在自然界广泛存在于土地、肥料、水果、植物中，其孢子可通过空气、尘埃进入人的鼻腔、肺部，也可随食物进入胃肠道，但通常无致病性。1885 年 Paltauf 报道首例人类鼻脑毛霉菌病，此后多为个案报道，患者一般生前诊断困难，多数确诊依靠死后尸检病理，Ingram 等报道病理诊断的 185 例播散性毛霉菌感染，仅 9% 的病例生前得到诊断。本病死亡率极高。糖尿病酮症酸中毒患者占毛霉菌脑脓肿的 80%，多经鼻 - 脑途径感染，高糖、低 pH 值、坏死组织等环境适合真菌生长，而经静脉吸毒是造成孤立性毛霉菌脑脓肿的主要原因，可能与局部注射部位污染，致血液途径传播。其他易患因素包括：器官移植后、肝硬化、肿瘤、尿毒症、烧伤、头颅外伤、长期应用免疫抑制剂患者、大剂量应用铁铝制剂等。不伴有任何基础病的孤立性毛霉菌脑脓肿文献报道仅 1 例。

毛霉菌易侵犯血管，尤其是动脉。菌丝在血管内繁殖造成菌栓或血栓而发生动脉栓塞、组织缺血、梗死、凝固性坏死。

临床上根据毛霉菌侵犯人体的部位可分为脑型（或鼻脑型）、肺型、胃肠型、败血症型、皮肤型等。脑型临床较为少见，多为急性起病，头痛、意识障碍、高颅压表现明显，可出现脑部病灶相应的神经系统定位体征。可有视野缺损、视力下降、眼球活动受限、听力减退、面部麻木、肢体瘫痪等。临床进展迅速，由于多有免疫缺陷，发热、感染中毒症状可以不重，腰椎穿刺及脑脊液检查可以正常或轻度异常，包括颅压增高，蛋白升高，糖、氯化物降低等，早期 CSF 可以有少量白细胞，以多核为主，晚期以淋巴细胞为主，真菌培养多为阴性。影像学表现主要为脑组织缺血、坏死、梗死、软化灶等，早期有水肿，特异性不强，临床上需要与病毒感染、肿瘤、结核等疾病相鉴别。

毛霉菌脑脓肿的治疗首选静脉注射两性霉素 B，文献报道累计剂量为 2 ~ 4g，可合用伊曲康唑，少数文献报道普沙康唑（posaconazole）治疗有效，必要时手术切除病灶。应用两性霉素 B 治疗以前死亡率超过 90%，应用两性霉素 B 治疗后死亡率明显下降至 42%。

检索国内外文献 1960 ~ 2005 年报道孤立毛霉菌脑脓肿病例共 34 例，其中男性 18 例，女性 12 例（4 例未注明性别），男女之比为 3∶2，平均年龄 32 ± 11 岁（16 ~ 68 岁），34 例患者中，22 例死亡（64.7%），12 例存活（35.3%）；20 例患者接受两性霉素 B 治疗，12 例存活，8 例死亡，死亡率 40%，14 例患者未接受两性霉素 B 治疗，其中 13 例死亡，占 92.9%。在 34 例患者中经静脉吸毒者 21 例（61.8%），其他主要基础疾病有艾滋病、肿瘤及应用免疫抑制剂者，有 4 例患者无基础病史，34 例患者中无一例糖尿病患者。毛霉菌脑脓肿进展快，死亡率高，及早诊断及早治疗可以降低死亡率。脑组织活检病理学检测是诊断的金标准，及早行脑活检明确病因可改善预后。近年来，深部真菌的感染率逐渐上升，广谱抗菌素、化疗药物广泛应用、器官移植广泛开展、大量免疫抑制剂的使用以及艾滋病的流行是主要原因，临床医师应加强对深部真菌感染的认识，及早确诊和治疗可以提高疗效，挽救患者生命。

典型病例

女性，19岁，因头痛、抽搐、发热6天于2005年4月17日入院。患者入院前6天无诱因出现头痛，于当夜反复出现四肢抽搐、口吐白沫、意识丧失，被同学送至急诊。测体温39.1℃，予脱水降颅压、阿昔洛韦、头孢曲松钠治疗，意识渐清，体温降至38℃，无盗汗、皮疹、肌力减退、腹泻、咳嗽、鼻塞、流涕等症状。既往：2004年4月诊断肺结核，正规四联抗结核治疗6个月治愈停药。个人史：农学院大二学生，平时学习负担重，劳累，曾有鼻出血。本学期实习动物解剖，未戴手套、口罩。

入院查体：T 37.4℃，P 80次/分，R 18次/分，BP 110/70mmHg，神志清楚，定向力、计算力好。全身皮肤粘膜无出血点、淤斑、皮疹、黄染。右颌下可触及1枚1cm×2cm大小淋巴结，光滑活动，无触痛。双瞳等大等圆，光反射灵敏。各鼻窦区无压痛，听力、视力粗测正常。咽无充血，双侧扁桃体Ⅰ度大，表面可见脓点，颈软，颏胸距2指。双肺未及啰音，心律齐，胸骨左缘2~3肋间可闻Ⅱ－Ⅲ级收缩期杂音，腹软无压痛，肝脾肋下未及，双下肢肌力V^-级，腱反射活跃，克氏征、布氏征（－），巴氏征左侧（±），右侧（－）。

辅助检查：血常规：WBC 12.7×10^9/L，GR 83%，Hb 116g/L，PLT 100×10^9/L。肝肾功正常。CRP 45.4mg/L，TB－Ab（－）。ANA（+）^{SN}1:160。PPD皮试（+++）。腰椎穿刺：颅压2.06kPa；CSF无色透明；常规：细胞总数79/μl，WBC 76/μl，多

核 58/μl，单核 18/μl；生化：GLu 3.22mmol/L，Pro 0.85g/L，Cl 116.9 mmol/L，细菌培养、抗酸染色、墨汁染色、TORCH 均（-）。X 线胸片未见异常。头颅 CT：左额顶叶可见多发低密度灶。头颅 MRI（图 67-1）：双侧额顶多发片状大小不等长 T_1、长 T_2 信号，增强后无强化。入院诊断：急性脑膜脑炎，病毒性可能性大、结核性不除外；化脓性扁桃体炎；陈旧性肺结核。

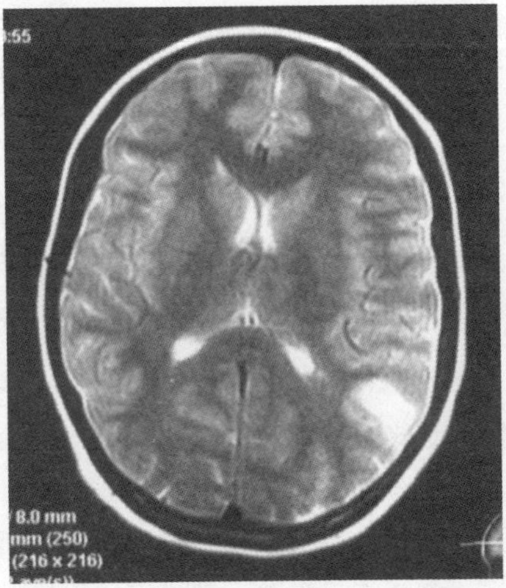

图 67-1 发病时头颅 MRI 显示左侧颞叶病变，周围水肿带明显

诊治经过：入院后继续脱水降颅压、抗癫痫治疗，停用头孢曲松钠及阿昔洛韦。体温 37.5～38.8℃。完善相关检查，血象及肝肾功能大致正常，EBV-Ab、CMVpp65（-），RV-IgG（+）1∶40，CMV-IgG（+）1∶128，HSV-IgG（+）1∶256，血清囊虫抗体和包虫抗体（-），ESR 54mm/第一小时末；CRP 1.82mg/dl；蛋白电泳：Alb 52.8%，α_1 3.8%，α_2 11.9%，β 9.8%，γ 21.7%；Ig 定量：IgG 16.5g/L，IgA 2.57g/L，IgM 1.0g/L，IgE 11.82U/ml。ACL、抗 rRNP（-）；补体：CH50 49.3U/ml，C3 93.8mg/dl，C4 13.8mg/dl，血乳胶凝集试验（-）。T 细胞亚群：B、T 和 NK 细胞计数均显著减少，T 细胞免疫功能明显减低（$CD4^+$T 细胞计数 107/mm^3，$CD8^+$T 细胞计数 79/mm^3），$CD8^+$T 细胞存在异常激活；心电图：T 波广泛低平、双向；UCG：EF 61%，心脏结构及功能未见异常；心肌酶：

正常。TCD：未见异常。腹部B超：胆囊结石，脾大；盆腔少量积液。胸腹CT：左肺多发结节索条，考虑感染性病灶；脾大，胆囊后壁异常密度影不除外结石。鼻窦CT：未见异常。患者仍诉头痛，曾晕厥1次。4月25日凌晨再次癫痫发作，持续约半小时，予安定后好转，但出现视物模糊，左侧同向偏盲，诉头痛，以右颞侧和顶部为主，伴恶心呕吐，非喷射性，T 39.9℃。复查腰椎穿刺：颅压1.91kPa（195mmH_2O）；CSF无色透明，常规：WBC 86/μl，多核80/μl；生化：GLu 3.28mmol/L，Pro 1.05g/L，Cl^- 120mmol/L。复查头颅MRI+波谱分析（图67-2）：右枕叶新发长T_1、长T_2信号，增强后脑膜强化，病灶无强化，提示有内出血，左侧额、顶叶病变较前明显吸收。右枕叶病变波谱显示乳酸峰，提示缺血坏死，不支持肿瘤，为明确病

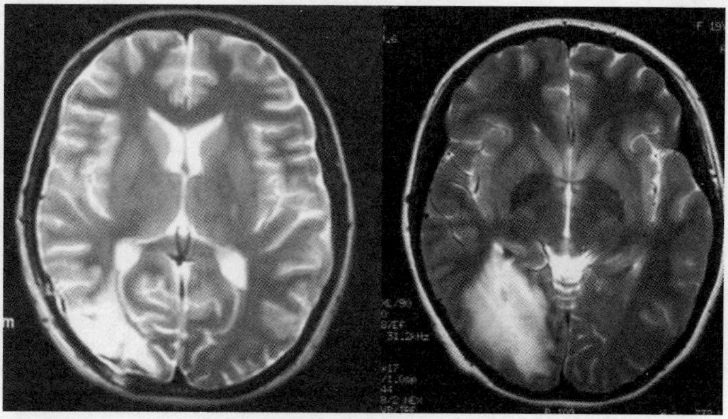

图67-2 入院后再发癫痫，头颅MRI示病变进展，右侧枕叶新发病变

变性质于4月28日行开颅脑组织活检术。取脑活检组织送细菌学检查提示：（组织匀浆后）六胺银染色找到较多毛霉菌样真菌丝（图67-5）；PAS染色找到毛霉菌样真菌丝；革兰染色找到

一对革兰阳性球菌；抗酸染色、墨汁染色（－）。病理报告（图67－4）：脑组织部分血管周围可见少许炎细胞套形成，血管内见中性粒细胞，皮层部分神经元有缺氧性改变，多发小灶性出血及血管周水肿，局灶可疑软化，符合感染性病变，未见病原体。特染：PAS（－），六胺银（－），TB（－）。结合临床考虑患者符合毛霉菌脑脓肿，除给予脱水、对症治疗外，4月29日加用静脉给予两性霉素B及伊曲康唑治疗，体温逐渐恢复正常，无头痛、恶心呕吐，未再癫痫发作，左侧同向偏盲较前改善。6月28日复查头颅MRI（图67－3）：右侧枕叶病变较前明显吸收，未再出现新发病灶，复查腰椎穿刺，颅压、CSF常规、生化恢复正常，血象、肝肾功能正常。

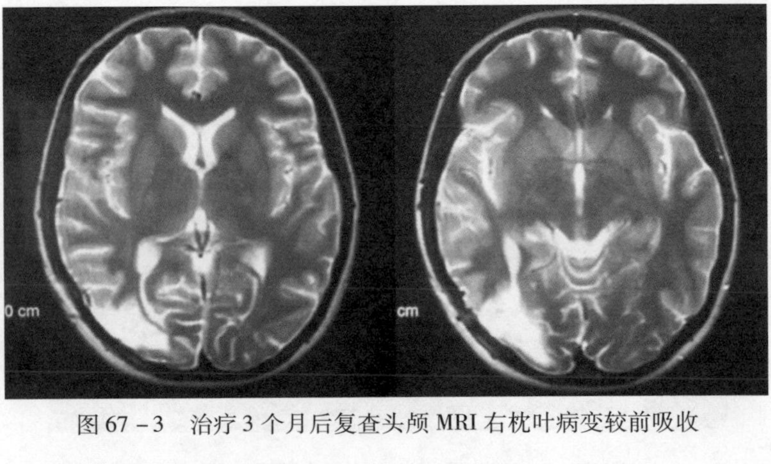

图67－3　治疗3个月后复查头颅MRI右枕叶病变较前吸收

本例患者没有慢性基础疾病，但是由于平日学习紧张，劳累可以造成机体免疫力降低，患者1年前患肺结核，此次入院查T细胞亚群提示B、T和NK细胞计数均显著减少，T细胞免疫功能明显减低也证明了这一点。患者自诉平日常鼻出血，鼻粘膜破损，近期上动物解剖课，环境潮湿，未戴口罩、手套，分析患者患病途径可能与经鼻吸入毛霉菌孢子有关，由于菌量较少未造成鼻腔、鼻窦局部明显症状。本例治疗成功是得益于及早进行了脑组织活检明确诊断而制定有效的治疗方案。

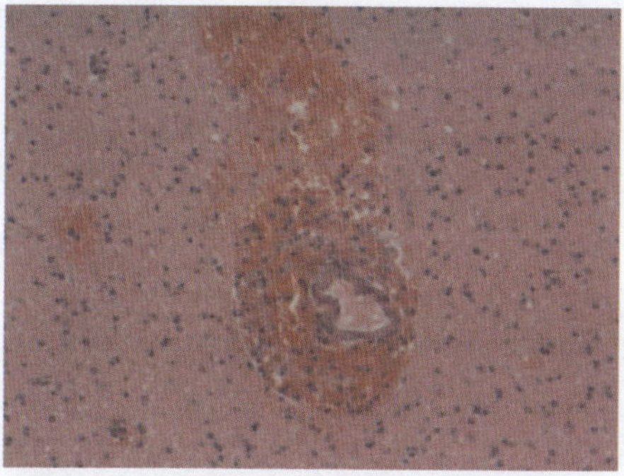

图 67－4 脑组织活检病理：部分血管周围可见少许炎细胞套形成，多发小灶性出血及血管周水肿（HE×200）

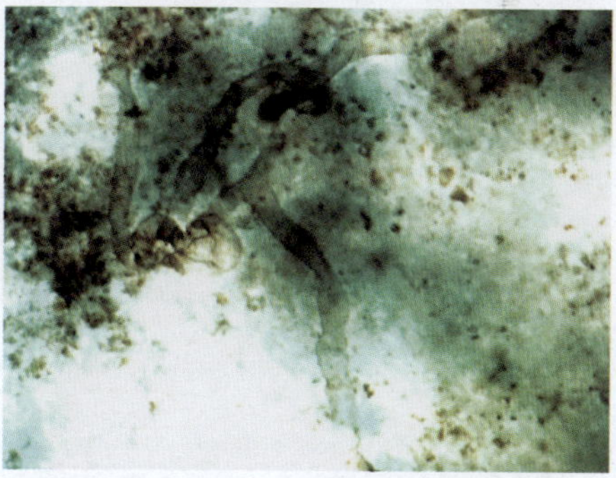

图 67－5 脑组织匀浆涂片六胺银染色可见大量飘带样毛霉菌菌丝

（葛 瑛）

参 考 文 献

1. Siddiqi SU, Freedman JD. Louisville KY, Isolated central nervous system mucormycosis. South Med J, 1994 Oct, 87 (10):997 - 1000
2. Yohai RA, Bullock JD, Aziz AA, et al. RJ. Survival factors in rhino - orbital - cerebral mucormycosis. Surv Ophthalmol, 1994 Jul - Aug, 39 (1):3 - 22
3. 秦启贤主编. 临床真菌学. 上海: 复旦大学出版社, 2001, 377 - 387
4. Ingram CW, Sennesh J, Cooper JN. Disseminated zygomycosis. Report of four cases and review. Rev Infect Dis, 1989, 11:741 - 54
5. Hopkins RJ, Rothman M, Fiore A. Cerebral mucormycosis associated with intravenous drug use: three case reports and review. Clin Infect Dis, 1994 Dec, 19 (6):1133 - 7
6. Muresan A: A case of cerebral mucomycosis diagnosed in life, with eventural recovery. J Clin Pathol, 1960, 13:34 - 36
7. Greenberg R, Herbrecht R, Langston A, et al. Posaconazole therapy of refractory invasive zygomycosis. In: 43rd Interscience Conference on Antimicrobial Agents and Chemotherapy. 2003; Chicago, IL [Abstract M - 1757]

病例 68　广州管圆线虫病

广州管圆线虫病（angiastrongyliasis contonensis）是指由广州管圆线虫幼虫在人体内移行侵入中枢神经系统引起的以急性剧烈头痛为主要表现的嗜酸粒细胞增多性脑炎或脑膜炎。本病病原体系 1935 年陈心陶在广州家鼠肺脏中首次发现，首例人体病例为 1944 年在台湾确诊。20 世纪 60 年代以后世界各地病例报道渐增多，逐渐引起人们重视。

1. 流行病学　广州管圆线虫感染区域主要在东南亚地区（特别是泰国、马来西亚）和环太平洋地区，包括夏威夷、印度尼西亚、菲律宾、日本和巴布亚新几内亚。我国台湾和香港地区均有病例报道，国内发病较少。随着国际交流的日益增进，它的流行区域有全球化的趋势。1995 年在北美报道首例儿童因进食蜗牛后感染广州管圆线虫。1997 年薛大燕等报道温州市一起 60 多例广州管圆线虫病暴发流行，属我国大陆首次大宗病例报道。

2. 病原学　广州管圆线虫为动物源性寄生虫，终宿主是家鼠。成熟的雌雄成虫在家鼠肺动脉中交配、产卵，并孵化出一期幼虫，通过消化道或呼吸道从家鼠体内排出。蜗牛、蛞蝓、螺类等食用了家鼠的排泄物成为中间宿主。在这些软体动物体内，一期幼虫经过两次换羽成为具有感染性的三期幼虫。老鼠和人类通过食用蜗牛、螺类等中间宿主及带有其所分泌粘液的蔬菜，或者是蟾蜍、鱼、虾和蟹等转续宿主而感染。三期幼虫在人体内通过血液途径移行侵犯中枢神经系统。在家鼠体内三期幼虫再经过两次换羽，成为有繁殖能力的成虫进入肺循环。通常三期幼虫在人体内不能完成其生活史，而在中枢神经系统内死亡，但国内有文献报道尸检发现患者的肺部有广州管圆线虫。

3. 病理学　广州管圆线虫感染后脑炎患者的病理活检中发现，脑组织大体充血，软脑膜增厚。脑实质、脑膜、血管及血管周围间隙有广州管圆线虫，部分也在脑干及小脑聚集。镜下发现死亡幼虫边缘区域的细胞反应要明显重于仍然存活的幼虫，主要为由巨噬细胞、浆细胞、淋巴细胞和嗜酸粒细胞所组成的肉芽肿性炎症反应。较特异的改变是在脑或脊髓内有许多微小的管腔（直径 $<150\mu m$）形成，可能是幼虫移行的轨迹，在这些腔道的周围有继发的轴索变性。国内 1 例 11 岁患儿尸检发现脑、延髓和桥脑蛛网膜小动脉内见幼虫形成的虫栓，脑实质内神经细胞有空泡变性。郦全福等报道在患者眼部的前房里发现存活的幼虫。

4. 临床表现　感染后发生的嗜酸粒细胞增多性脑膜脑炎和脑炎的症状常在接触可疑食物后 2～35 天出现。常见的主要症状有：①头痛和发热。常为急性剧烈的前额及双颞部的胀痛，进行性加重，约 90% 的患者以此为首发症状。近 50% 的患者有低到中度发热；②呕吐和颈项强直。有 56% 的患者有呕吐及颈强直，但也有文献报道头痛明显而缺乏脑膜刺激征亦是本病的临床特征之一；③感觉异常。这是成人感染广州管圆线虫比较特异的神经系统表现，包括四肢、躯干及面部的感觉异常，如麻木、烧灼感等，可持续较长时间，在其他症状恢复后仍可存在几周；④颅神经损害。如眼外肌及面神经麻痹等，偏瘫等很少见；⑤其他。极少数患者可因幼虫侵入眼部引起视网膜脱离、眼底出血而导致失明。严重者有认知障碍、精神错乱、嗜睡、昏迷甚至死亡。

5. 诊断与鉴别诊断

诊断要点：①病史，即可疑食物接触史及流行地区旅游史；

②临床症状和体征。典型病例有“三高”（高热、嗜酸细胞高、颅压高）、“三痛”（头痛、肌肉痛、皮肤刺痛）表现；③脑脊液检查。颅压明显升高，脑脊液外观呈浑浊或乳白色，白细胞500～2000/mm^3，其中嗜酸粒细胞常 > 10%，有报道95%的患者嗜酸粒细胞占20%～70%；蛋白轻度增高，糖正常。约2/3患者外周血嗜酸粒细胞也升高；④免疫学检查。免疫学检查对此疾病诊断有着重要的意义。主要方法有：ELISA、免疫印迹分析等。Nuamtanong发现具有诊断特异性的是血清出现相关的31kD的抗原蛋白；⑤病原学。主要从脑脊液或活检组织中找到幼虫。

鉴别诊断：广州管圆线虫所致的嗜酸粒细胞增多性脑膜脑炎和脑炎需要和其他寄生虫感染鉴别，如刺状刚毛线虫（G. sp inigerum）。刺状刚毛线虫也是东南亚地方性寄生虫，也可引起嗜酸粒细胞增多性脑膜脑炎和脑炎，主要鉴别点是：①常累及神经根；②自发性的脑出血，故脑脊液呈黄色或红色，可伴突发的感觉缺失。但是有时仅凭临床表现也很难鉴别，需经免疫学抗原检查确诊。

6. MRI表现　Kanpittaya J等报道6例广州管圆线虫所致的嗜酸粒细胞增多性脑膜脑炎和脑炎的MRI特征，其中5例均表现为：①血管间隙扩张，主要累及蛛网膜下腔血管；②脑室周边白质及胼胝体T_2高信号，形状大小各异，主要为圆形、椭圆形、结节状、线状；③皮层下的增强信号，可以在额叶、顶叶及枕叶。其中1例在左侧壳核处可见一令人印象深刻的小孔及与之相连的一条长隧道（T_1低信号、T_2高信号），其中1例皮层下有微小的出血。作者认为脑室周边白质及胼胝体T_2高信号可能是脱髓鞘、胶质增生、小血管缺血改变。皮层下的增强信号可能是嗜酸粒细胞浸润后血脑屏障破坏的结果。总之，MRI表现主要是周边组织对死亡幼虫的细胞反应及局部血管扩张及微栓子的形成，其病变部位及大小主要取决于幼虫的数量及其运动。

7. 治疗 ①杀虫治疗：可选用下述一至两种杀虫药。常用的有阿苯哒唑、伊维菌素、甲苯咪唑和噻嘧啶等。国内黄晓红等以大白鼠为动物模型筛选发现，阿苯哒唑和甲苯咪唑对广州管圆线虫幼虫有显著的杀虫效果，伊维菌素和噻嘧啶无效。有报道以阿苯达唑为首选，该药能不可逆地抑制线虫对葡萄糖的摄取，使虫体内源性糖原耗竭，同时还能抑制延胡索酸还原酶，阻止三磷酸腺苷的产生而导致虫体的死亡。其剂量为每日 400mg，连服 3 日，2 周后重复 1 疗程；②对症治疗：降颅压、抗过敏、纠正精神异常等；③脑保护治疗：可选用胞二磷胆碱、甲钴胺、复方阿米三嗪等。国外 Punyagup ta 等报道，比较镇痛剂、泼尼松（30 ~ 60mg/d 用 5 天）和抗生素（青霉素 240 ~ 360 万单位/天或四环素 2g/d）的疗效均无效。在慢性患者中使用泼尼松（40 ~ 60mg/d）可减轻高颅压症状和通过减少机体对死亡虫体的过敏反应以减轻症状。有人报道部分患者经过杀虫治疗后症状有不同程度加重，可能为组织对死亡线虫的炎症反应加剧。

8. 预后 大多数病例是自限性的，通常在 3 ~ 6 周内可以完全康复，少数患者症状持续数月，仅有极少部分患者有慢性的后遗症，表现为感觉异常、无力、认识功能减退等。金得辛等对 1997 年温州流行感染广州管圆线虫患者远期随访发现无死亡、残疾和严重后遗症。但机体对感染广州管圆线虫后的免疫并不持久，有再次感染的报道。

典型病例

女性，39 岁，因头痛、发热 20 余日于 2006 年 7 月 30 日入院。

患者 2006 年 7 月 16 日无明显诱因出现头痛，初为枕部间断跳痛，可忍受，后渐扩展至双侧颞部剧烈疼痛。2 日后出现发热、头晕及左侧肢体皮肤疼痛、麻木，体温最高 38.3℃，无明显畏寒、寒战、皮疹、咳嗽、腹痛等不适。7 月 23 日出现颈部不适就诊，予“左氧氟沙星”治疗，头痛、发热、颈部不适无明显好转。查血常规：WBC 13.0 × 10^9/L，GR 67.6%；腰椎穿刺颅压 200mmH_2O。CSF 常规：WBC 422/μl，多核 40%，单核 60%；生化：Cl 117.1mol/L，GLu 2.6mmol/L，Pro 1.01g/L，CSF 革兰染色（–）、墨汁染色（–）、抗酸染色（–）。头颅 MRI：脑白质脱髓鞘病变。考虑细菌性脑膜炎，予“头孢曲松钠”抗感染及脱水降颅压治疗，头痛好转。7 月 29 日来我院急诊。查体：T 38.5℃，P 90 次/分，R 18 次/分，BP 115/80mmHg；两侧季肋部及右侧肩胛间区各见约 4cm × 5cm 大小红色斑疹，压之不褪色，无明显瘙痒、触痛。左眼裂略大，左侧鼻唇沟略浅，伸舌右偏。颈略强直，颏胸距 3 横指，脑膜刺激征（–）。心肺腹未见异常，双下肢不肿。病理征（–）。查血常规：WBC 11.74 × 10^9/L，EOS 43.6%；肝肾功能正常；ESR：88mm/第一小时末；CRP 21.7mg/L；血清 IgE 365kU/L；便找寄生虫：（–）。ANA、ANCA 及自身抗体（–）。行腰椎穿刺，颅压 1.62kPa，CSF 无色透明，细胞总数 1050 个/mm^3，白细胞数 760 个/mm^3，单核 11%，多核 89%；Pro 0.91g/L，GLu 1.9mmol/L，Cl 111mmol/L；继续予头孢曲松钠抗感染以及脱水降颅压治疗 2 周，患者头痛缓解，仍有颈部不适。复查腰椎穿刺行 CSF 定量细胞学检查：0.5ml 收集白细胞总数 2000 ~ 5000，嗜酸粒细胞 70% ~ 80%；胸片：两肺多发散在团片影，左下肺片状影，左肋膈角显示不清，心影正常。胸部 CT：双肺多发结节斑片影，部分可见空洞，真菌感染？双侧胸腔积液。腹部 CT：未见明显异常。MRI：双侧侧脑室旁白质多发小片状长 T_2 信号，DWI 呈稍高信号；左侧上颌窦囊肿可能。追问病史：长期生活于北京，2006 年 6 月底曾与同事外出食用凉拌螺肉，同食者中有2～3人出现头痛、腿痛症状，对症治疗后好转。结合患者病史考虑患者表现为嗜酸粒细胞增多性脑膜炎，广州管圆线虫病可能性大，给予“阿苯达唑及地塞米松”治疗7d，复查胸部CT阴影较前明显吸收，外周血嗜酸细胞恢复正常，CSF常规生化指标也恢复正常。所留脑脊液标本送广州鉴定后证实为广州管圆线虫感染。

（葛 瑛）

参考文献

1. 薛大燕，阮云洲，林宝楚，等. 温州市一起广州管圆线虫病暴发流行的调查. 中国寄生虫学与寄生虫病杂志，2000，18（3）：176－178
2. Kliks MM，Palumbo NE. Eosinophilic meningitis beyond the Pacific Basin：the global dispersal of a peridomestic zoonosis caused by Angiostrongylus cantonensis，the nematode lungworm of rats. Soc Sci Med，1992，34（2）：199－212
3. New D，Little MD，Cross J. Angiostrongylus cantonensis infection from eating raw snails. N Eng J Med，1995，322（16）：1105－1106
4. Prociv P. Parasitic meningitis. Med J Aust，1999，170（11）：517－518
5. Fuller AJ，Munckhof W，Kiers L，et al. Eosinophilic meningitis due to Angiostrongylus cantonensis. West J Med，1993，159（1）：78－80
6. 鄢璞，陈光华，张美德，等. 广州管圆线虫病1例尸检. 中华病理学杂志，1997，26（2）：128
7. Sonakul D. Pathological findings in four cases of human angiostrongyliasis. Southeast Asian J Trop Med Public Health，1978，9（2）：220－227
8. Tangchai P，Nye SW，Beaver PC. Eosinophilic meningoencephalitis caused by angiotrongyliasis in Thailand：autopsy report. Am J Trop Med Hyg，1967，16（4）：454－461
9. Nye SW，Tangchai P，Sundarakiti S，et al. Lesions of the brain in eosinophilic meningitis. Arch Pathol，1970，89（1）：9－19

10. 郦全福. 眼前房活体广州管圆线虫病 1 例. 中华眼科杂志, 2000, 36 (3):216
11. Kuberski T, Wallace GD. Clinical manifestations of eosinophilic meningitis due to Angiostrongylus cantonensis. Neurology, 1979, 29 (12): 1566 -1570
12. Punyagupta S, Juttijudata P, Bunnag T. Eosinophilic meningitisin Thailand: clinical studies of 484 typical cases probably caused by Angiostrongylus cantonensis. Am J Trop Med Hyg, 1975, 24:921 -931
13. Koo J, Pien FD, Kliks MM. Angiostrongylus (Parastrongylus) eosinophilic meningitis. Rev Infect Dis, 1988, 10 (6):1155 -1162
14. Ko RC, Chan SW , Chan KW, et al. Four documented cases of eosinophilic meningitis due to Angiostrongylus cantonensis in Hong Kong. Trans R Soc Trop Med Hyg, 1987, 81 (5):807 -810
15. Pien FD, Pien BC. Angiostrongylus cantonensis eosinophilic meningitis. Int J Infect Dis, 1999, 3 (3):161 -163
16. Nuamtanong S. The evaluation of the 29 and 31 kDa antigens in female Angiostrongylus cantonensis for serodiagnosis of human angiostrongyliasis. Southeast Asain J Trop Med Public Health, 1996, 27 (2):291 -296
17. Ismail Y, Arsyra EL. Eosinophilic meningitis. West J Med, 1993, 159 (5):623
18. Kanpittaya J , Jitpimolmard S, Tiamkao S, et al. MR findings of eosinophilic meningitis attributed to Angiostrongylus cantonensis. AJNRAm J Neuroradial, 2000, 21 (6):1090 -1094
19. 黄晓红, 杨发柱, 屠昭平, 等. 广州管圆线虫病治疗药物筛选报告. 海峡预防医学杂志, 2000, 6 (1):15 -17
20. 潘孝彰. 吡喹酮和阿苯达唑在寄生虫病治疗中的应用. 中国实用内科杂志, 1998, 18 (3):36 -138
21. 金得辛, 郑荣远, 陈秀芸, 等. 广州管圆线虫所致嗜酸细胞性脑脊膜神经根炎远期随访. 中华神经科杂志, 2000, 33 (4):255
22. Reid IR, Wallis WE. The chronic and severe forms of eosinophilic meningitis. Aust N Z J Med, 1984, 14 (2):1632

病例 69 冷球蛋白血症

冷球蛋白血症是指患者血清中含有一种或多种蛋白质（通常是免疫球蛋白），在37℃以下时沉淀，而加热后重新溶解。Wintrobe 和 Buell 在 1933 年首先报道，Lerner 和 Watson 在 1947 年首先定义冷球蛋白。根据 Bruell 的分类方法，冷球蛋白血症分为三型：Ⅰ型冷球蛋白血症，占 10%～15%，冷球蛋白由单克隆蛋白构成，多数为 IgM，少数为 IgG，偶可仅为轻链；Ⅰ型冷球蛋白血症通常伴随淋巴增殖性疾病，如多发性骨髓瘤、Waldenstrom 巨球蛋白血症、非霍奇金淋巴瘤及慢性淋巴细胞性白血病；Ⅱ型混合冷球蛋白血症，占 50%～60%，冷球蛋白由单克隆的 IgM 和多克隆的 IgG 组成。IgG 可有 κ 和 λ 两种轻链，而单克隆的 IgM 仅有 κ 一种轻链。IgM 具有类风湿因子的活性。Ⅱ型冷球蛋白血症常见于淋巴增殖性疾病、自身免疫性疾病和病毒性肝炎；Ⅲ型混合冷球蛋白血症，占 30%～40%，冷球蛋白由多克隆的 IgG 和 IgM 组成，常见于自身免疫性疾病、慢性病毒性肝炎、胆汁性肝硬化、慢性细菌和病毒感染、增殖性肾小球肾炎。

近年来，随着丙型肝炎病毒（HCV）的发现和血清 HCV 抗体测试技术的建立，人们证实以前未确定病因的大多数冷球蛋白血症伴慢性 HCV 感染。HCV 感染并发混合冷球蛋白血症的发生率存在地区差异性，从 40% 到 100% 不等。HCV 感染患者血清中的冷球蛋白是病毒 - 宿主相互作用的产物。实验证实 HCV 感染患者血清中免疫复合物由 IgM 类风湿因子的分子和具有抗

HCV 活性的 IgG 组成，这两种分子结合时产生沉淀，而当这种 IgM 与无关的 IgG 组成混合物时不发生沉淀，说明抗 HCV 核抗体 IgG 优先结合功能性的类风湿因子，当遇冷时类风湿因子分子发生构向改变从而形成沉淀。抗病毒治疗后，冷球蛋白浓度随着 HCV－RNA 水平的下降而减少，但是当 HCV 完全清除后，血清中仍持续存在冷球蛋白，表明沉淀与原始的病毒抗原无关。

冷球蛋白血症的症状主要是由于 IgM－IgG 混合沉淀物沉积在小血管壁上激活补体形成血管炎以及冷凝集物质阻塞血管使组织缺血所致。冷凝集物质包括抗 HCV 的 IgG 抗体、具有类风湿因子活性的 IgM 抗体，低密度脂蛋白和高负荷的 HCV－RNA。冷球蛋白可持续存在于血循环中而患者没有任何症状。冷球蛋白血症的临床症状多种多样，Meltzer 和 Franklin 总结为三联征，即紫癜、关节痛、肌痛。但这仅是冷球蛋白血症众多临床症状中的一部分，常见的临床表现：①冷球蛋白血症性皮肤血管炎。冷球蛋白血管炎可累及全身任何器官，而在皮肤最常见。在 90% 混合性冷球蛋白血症患者出现紫癜，其往往是首发症状，预示着下一步可能出现系统损害。紫癜多首先见于下肢，逐渐蔓延到腹部，而躯干和上肢少见。皮肤活检显示其为累及小血管的非特异性皮肤白细胞碎裂性血管炎，血管有炎性浸润，主要是单核细胞。其他病理变化为小动脉壁有纤维蛋白样坏死物质和血管内血栓。腿部溃疡和荨麻疹在皮肤血管炎中并不常见。25%～34% 的患者存在雷诺综合征。②关节痛。常累及的关节包括近端和远端指间关节以及膝关节、踝关节。其症状均非持续性，无关节破坏，依此可与类风湿关节炎鉴别。③冷球蛋白血症性肾病。流行病学资料显示 HCV 感染相关的冷球蛋白血症患者中有 20%～50% 肾脏受累。HCV 相关的肾损害中，70%～80% 的病理类型为Ⅰ型膜增生型肾小球肾炎，其与Ⅱ型冷球蛋白血症关系最为密切。临床主要表现为蛋白尿和镜下血尿以及不同程度的肾功能损害。冷球蛋白性肾损害中，20%表现为急性肾病综合征，25%表现为急性肾炎综合征，约80%的患者血压升高。病理光镜下见基底膜两侧有单核细胞浸润及管腔内嗜酸无定型物质栓塞；间接免疫荧光染色可见肾小球内皮下IgG、IgM和补体沉积；电镜下可见到特殊的内皮下和管腔内结晶样物。HCV相关冷球蛋白血症引起肾脏损害的机制目前不明，可能与HCV抗原、抗HCV抗体和类风湿因子组成的免疫复合物沉积于肾小球相关，越来越多的证据显示具有类风湿因子活性的单克隆IgM与肾小球有特殊的亲和力。④冷球蛋白血症性神经病：HCV感染相关的混合冷球蛋白血症中超过60%的患者累及神经系统，其临床表现多种多样。外周神经系统受累出现下肢感觉障碍，如感觉减退和感觉异常；也可合并运动障碍。中枢神经系统受累常见为偏瘫和暂时性构音障碍。肌电图检查提示轴突存在感觉电压和运动传导速度异常。其他器官受累包括由于肠系膜血管炎致腹痛和消化道出血；肺受累时常无症状，或表现为中等程度的呼吸困难、干咳，影像学检查示肺间质纤维化、胸腔积液等，上述表现可能为肺泡出血的结果；累及心脏可造成二尖瓣破坏、冠状动脉炎、心包炎及心力衰竭等。

HCV相关冷球蛋白血症的治疗：治疗目标是缓解症状和延缓重要脏器的损害。由于发病机制复杂，尚未明确，临床表现多种多样以及缺乏评价疾病活动的可靠指标，故很难制订一个简单有效的治疗方案。轻症患者可以通过防寒、休息以及使用非甾体抗炎药缓解症状。α干扰素被证明可有效地控制混合型冷球蛋白血症，其有抗病毒、免疫调控和抗增殖等多种作用。治疗后血清中HCV－RNA减少是有效的反应，HCV－RNA减少时血清中冷球蛋白也相应减少。但α干扰素有效期短，约80%治疗有效者在6个月内复发。联合应用α干扰素和利巴韦林可提高疗效。尽管α干扰素治疗冷球蛋白血症有效，但其对神经炎、肾脏损害和活动性皮肤溃疡的疗效目前报道不多，有报道α干扰素还可能加重神经病变、肾功能损害，延缓溃疡愈合。单独应用皮质激素或皮质激素联合α干扰素或皮质激素联合免疫抑制剂的疗效尚未确定。静脉应用皮质激素可在抗病毒治疗起效前控制重要器官的炎症反应。低剂量的皮质激素有助于抑制轻度、间断的炎症反应，如关节痛。血浆置换可用于治疗严重的血管炎、中枢神经系统受累、快速进展的肾小球肾炎和恶性高血压。近年来抗 CD20 单克隆抗体已应用于临床，其通过抑制 B 细胞增殖而减少患者的免疫球蛋白合成。其同时使血中 HCV 含量增加。

典型病例

男性，50 岁。既往史：20 世纪 70 年代曾使用丙种球蛋白一次。自 1999 年无明显诱因大腿内侧出现成片紫癜样皮疹，不突出于皮面，压之不褪色，无压痛，无痒感，皮疹可自行消退，遗留色素沉着。此后于劳累后间断出现紫癜，位于腰部、踝部、上臂内侧，曾用长效糖皮质激素（得宝松）治疗，紫癜可消退。2001 年 6 月查血常规、尿常规、肝肾功能、ANA、抗 ENA 均正常，ESR 7mm/第一小时末，诊断为“过敏性紫癜?”，予泼尼松 30mg qd 及雷公藤多甙 10mg tid 治疗，病情有所缓解，当泼尼松减量到 15mg qd 时，皮疹再现。此后患者间断服用抗过敏药物（氯雷他啶和西替利嗪），效果不明显，发作频繁时每周均有新发皮疹，多次复查尿常规，尿蛋白均为阳性，未予诊治。2005 年 7 月患者觉头晕，自测血压最高达 180/120mmHg，查血常规正常；尿常规 Pro 1.0～3.0g/L、潜血大量；24 小时尿蛋白定量 0.4～1.6g；RF↑；补体 C3、C4 明显降低；UCG 示少量心包积液。HCV－Ab（+），

HCV－RNA 拷贝数 3.783 × 10^4；血清冷球蛋白阳性。肾穿刺病理报告：肾小球弥漫球性增生，系膜细胞、内皮细胞增生，肾小球基底膜增厚伴系膜插入，肾小管萎缩伴间质纤维化；小叶间动脉基本正常。免疫荧光染色：IgG（+++），IgM（+++）~（++++），C1q（++），C3（+++），FRA（++），于系膜区、毛细血管襻有颗粒及团块样沉积，符合冷球蛋白血症性肾病。皮肤活检结果符合冷球蛋白血症性皮肤病变。后患者出现晨起眼睑水肿，双下肢轻度可凹性水肿，予 α 干扰素 300 万单位皮下注射 qd，干扰素治疗期间出现血 WBC 下降，波动在（2 ~3）× 10^9/L，最低至 0.22 × 10^9/L 。PLT 88 × 10^9/L；24 小时尿蛋白 4.33g；UCG：大量心包积液，下腔静脉吸气变化率小于50%。肘静脉压2.55kPa。血清免疫电泳（2 次）：可见 IgM、κ 型单克隆区带。全身骨核素显像：未见明显异常。血 Ig（37℃ 水浴）：IgM 15.2g/L ↑、IgG 5.14g/L ↓、IgA 0.812g/L；冷球蛋白试验：阳性。骨髓涂片、骨髓活检均大致正常。RF（－）和弱阳性（37℃ 水浴）。2005 年 12 月 6 日再次开始干扰素治疗，8 天后加用泼尼松龙 60mg qd。监测血象血 WBC 在（3.04 ~5.4）× 10^9/L，24 小时尿蛋白定量在 2.09 ~2.95g，12 月 26 日加用利巴韦林 0.2g tid 治疗。2 个月后复查 UCG 见心包积液为极少量。

（张雪晗　王　玉）

参 考 文 献

1. K Mohammed and H U Rehman. Cryoglobulinaemia. Acta Medica Austriaca, 2003, Heft 3: 65 – 69
2. Trendelenburg M, Schifferli JA. Cryoglobulins in chronic hepatitis C virus infection. Clin Exp Immunol, 2003, 133: 153 – 215
3. Domenico Sansonno and Franco Dammacco: Hepatitic C virus, cryoglobulinaemia, and vasculitis: immune complex relations. Lancet Infect Dis,

2005，5（4）：227－236

4. Sene Limal and Cacoub：Hepatitis C Virus－Associated Extrahepatic Manifestations. Metab Brain Dis，2004，19（3－4）：357－381
5. Meltzer M，Franklin EC：Cryogolbulinaemia－a clinical and laboratory story. Am J Med，1966，40：828－837
6. Crowson AN，Mihm MC Jr，Magro CM. Cutaneous vasculitis. J Cutan Pathol，2003，30：161－173
7. Cacoub P，Sbai A，P Papo T，et al. Central nervous involvement in hepatitis C virus infection. Gastroenterol Clin Biol，1998，22：631－633
8. Cacoub P，Lidove O，Maisonobe T，et al. Interferon－alpha and ribavirin treatment inpatients with hepatitis C virus－related systemic vasculitis. Arthirtis Rheum，2002，46：3317－3326

病例70 先天性肾上腺皮质增生症（CAH）——17α－羟化酶缺乏症

17α－羟化酶缺陷症最早的报道见于1966年，其发病极少见，到目前为止，有关该病的文献报道在全世界仅约130例，我科于1994年报道了13例。17α－羟化酶/17，20－碳链酶缺陷症为常染色体隐性遗传病，由编码该酶的CYP17基因突变引起。17α－羟化酶缺陷可引起皮质醇合成下降，ACTH的分泌因而大量增加，引起双侧肾上腺增生；而盐皮质激素的过度分泌可引起高血压、低血钾和碱中毒等表现。由于该酶的缺陷同时累及肾上腺和性腺的类固醇激素合成，雌、雄激素的生成均下降，故染色体核型为46XY的患者表现为假两性畸形即幼稚外生殖器、盲端阴道及隐睾，在青春期还可有乳房发育；而核型46XX的患者则表现为第二性征不发育和原发闭经。男女患者均无阴毛和腋毛。实验室检查为血ACTH水平升高，血浆17－α－羟化类固醇，包括雄激素、雌激素、皮质醇（F）和17－α羟孕酮（17－α－OH－P）等水平极低，24小时尿游离皮质醇（UFC）排泄量极少，血浆孕烯醇酮及孕酮水平升高，DOC、皮质酮及其18－羟产物等也升高，并在ACTH兴奋试验中呈过强反应。

根据我院17α－羟化酶缺陷症患者临床资料，对该病患者的诊疗过程中需要注意以下几点：首先，对17α－羟化酶缺陷症诊断较有意义的临床表现主要有原发闭经、第二性征缺如和高血压；其次为原发性肾上腺皮质功能低减的表现，如易于感染、疲乏无力和皮肤变黑等，但在本院多数病人肾上腺皮质功能低减的表现并不严重，这主要是因为该酶缺陷时皮质酮的分泌量明显增加，皮质酮本身具有一定程度的糖皮质激素活性。本病需要与原发性醛固酮增多症、慢性肾炎、睾丸女性化或 Turner 综合征等鉴别。

偶有此病女性患者可有月经，有文献曾报道了一例染色体核型为 46XX 的日本病人，表现为性幼稚，但有不规律的月经，这说明有一定量的性激素产生。基因序列分析研究证实 CYP17 基因第一外显子有 53 或 54 位苯丙氨酸密码子 TTC 的缺失。表达研究发现含这种突变的 CDNA 可产生正常量的免疫反应性 P450c17 蛋白质，但是其 17α－羟化酶的活性和 17，20 裂解酶活性不足野生型的 37% 和 8%。

文献中普遍认为 17α－羟化酶缺陷症患者的血浆醛固酮水平降低，这是因为此类病人的盐皮质激素明显增加，导致水钠潴留，抑制肾素－血管紧张素－醛固酮系统（RAAS）。但我院报道的 13 例病人的一个明显特点是高醛固酮血症，可能由于目前所用的抗醛固酮抗体的特异性欠高，所测的血清醛固酮水平实际含有一定量的皮质酮、去氧皮质酮及 18 羟产物。Yamakita 等在日本患者研究中发现 17α－羟化酶缺陷症患者的醛固酮水平可以高于正常、正常或低于正常。高醛固酮水平 17α－羟化酶缺陷症患者中 17α－羟化酶的活性缺失程度要高于血醛固酮水平正常或低于正常的患者，因此他推测 17α－羟化酶缺陷程度越严重，则束状带皮质酮甲基化酶活性就越强，从而产生更多的醛固酮。

17α－羟化酶缺乏症使用糖皮质激素治疗的目的是抑制 ACTH，进而抑制盐皮质激素分泌，使高血压及低血钾获得缓解和控制。一般选用地塞米松，此药本身无储钠排钾作用，可更好地达到纠正高血压和低血钾的目的，剂量一般为每日 0.75～1.5mg。在治疗的早期，如糖皮质激素的剂量过大，皮质醇、去氧皮质醇及其 18－羟产物等具有潴钠作用的类固醇分泌量迅速下降，使盐皮质激素明显不足，可引起过度利尿及排钠，出现低血压及低钠血症和高钾血症，而肾素－血管紧张素－醛固酮系统长期受到抑制，尚未恢复到对低血钠及低血容量等刺激的反应能力，故此时应暂时改用氢化可的松或醋酸可的松，甚至加用9-α氟氢可的松0.1mg/d，以免高钾血症引起心律紊乱。

典型病例

患者女，34岁，因发现血压高20年、低血钾4年入院。1981年体检时发现血压高，130/100mmHg，无症状。1997年发现“血钾低2.4mmol/L”，补钾2天后血钾正常。1999年血压升至170/120mmHg，伴头痛、头晕，予非洛地平5mg/d，血压维持于150/90mmHg。2000年11月血压升至（180~200）/（120~130）mmHg。既往：15岁月经来潮，周期22~26天，持续10天，23岁结婚，未避孕，爱人体健，一直未孕。家族史：父母非近亲结婚，无高血压病史，有一“小妹”原发闭经，染色体核型“46XY”，曾行“双侧隐睾”手术治疗，27岁死于“高血压病，脑出血”。查体：营养中等，皮肤无明显的色素沉着。双侧乳房Ⅴ期，触发泌乳（-），腋毛缺如，阴毛Ⅰ期，阴蒂无肥大。辅助检查：血钾3.15mmol/L，血钠140.8mmol/L，24小时尿钾50.3mmol，血pH 7.432；24小时μFC5.3μg，血F 8am 1μg/dl；ACTH 219pg/ml；17α-OHP 1.12ng/ml；卧、立位血浆醛固酮（PA）分别为53.2、45.6ng/dl，血浆肾素活性（PRA）均为0；血雌二醇（E_2）263pmol/L（正常值：292.5±13.8pmol/L），睾酮（T）0.2nmol/L（正常值：1.4±0.05nmol/L），孕酮（P）8.7ng/ml（0.2~0.6ng/ml），黄体生成素（LH）21.6U/L（4.8±0.04），卵泡刺激素（FSH）12.2U/L（6.8±0.2）；ACTH兴奋试验，血F和17α-OHP均未被兴奋；染色体核型46XX，肾上腺CT示双肾上腺明显增粗，盆腔B超和CT均证实右附件区囊肿（8.6cm×4.6cm）。予以心痛定10mg 4次/日降压，20ml每日3次枸橼酸钾口服液补钾治疗，经查房明确诊断后，加用地塞米松0.5mg q6h，1周后血钾恢复正常，2周后血压恢复正常，地塞米松逐渐减量为0.75毫克/夜。因痛经、卵巢囊肿请妇科会诊后，在全麻下行腹腔镜下双侧卵巢囊肿剔除术+子宫内膜异位病灶烧灼术+诊刮术，术中见双侧多囊卵巢，盆腔散在内膜异位结节0.1~0.2cm。病理回报：双侧卵巢滤泡囊肿，子宫内膜间质有新鲜出血，部分表附内膜上皮，偶见早增殖腺体。在服用地塞米松1周之后，血气分析示pH 7.360，$PaCO_2$ 30.8mmHg，HCO_3^- 17.0mmol/L，ABE -7.1mmol/L，遂加用碳酸氢钠0.5g，3次/日。出院后继续行地塞米松替代治疗，剂量为0.75mg/d。

（潘　慧　刘冬梅）

参考文献

1. Biglieri EG, Herron MA, Brust N, et al. 17α-hydroxylation deficiency in man. J Clin Invest, 1966, 45:1946
2. 乔洁. 17α-羟化酶缺陷症及其分子基础. 国外医学内分泌分册，1999，19:80-83
3. 陆召麟，宋文英，张平，等. 17α-羟化酶缺陷症的诊断和治疗——13例临床经验. 中华内分泌代谢杂志，1994，10:195-197
4. 陆召麟，曾正陪，关炳江，等. 糖皮质激素可抑制性醛固酮增多症. 中华内科杂志，1987，26:20-23

病例 71 先天性肾上腺皮质增生——11β 羟化酶缺陷症合并 Moyamoya 病

11β 羟化酶缺陷症是一种罕见病，其发病率较低，约占 CAH 的 3%，人群中的发病率约为 1/100000，在以色列犹太人中比较常见。11β 羟化酶缺陷症临床表现复杂，早期诊断较困难，根据其临床特点可以分为重型和迟发型。由于 11β 羟化酶缺陷的程度不一、性别及年龄各异而临床表现各异。女婴出生时有不同程度的男性化和女性假两性畸形，但其内生殖器为正常女性，此后骨成熟加快，若未给予适当的治疗，骨骺提前闭合。多数患者有轻度的高血压，较少的患者有重度的高血压和低血钾，如果 11β 羟化酶只是部分缺陷，去氧皮质酮（DOC）增加可不明显，则不表现为高血压。迟发型往往在青春期发病，表现为多毛、月经紊乱、不育、阴蒂肥大、但无大阴唇融合以及可有或无高血压，但对男性患者往往难以识别，可能唯一的线索是快速生长和阴毛早现。

11βOHD 患者往往表现为周围性性早熟，少数病人在治疗中可表现为真性性早熟。在 21 羟化酶缺陷症患者的治疗过程中有一部分病人由假性性早熟转变为真性性早熟，这可能与其肾上腺初现时间提前，促使性腺轴启动而导致睾丸发育，从而出现真性性早熟。11βOHD 患者出现真性性早熟可能也由于此原因。

根据文献报道，CAH 患者的最终身高可能与治疗的早晚关系不大，一般男性 CAH 患者最终身高为 150～160cm，女性患者为 140～150cm。对于骨骺尚未闭合的少年儿童，夜间用地塞米松可能会因抑制生长激素分泌而影响其身高，故使用过程中要选择合适的剂量以避免对生长激素的抑制。在真性性早熟的患儿中，骨骺愈合倾向难以控制（因为此时睾酮大部分源于睾丸，糖皮质激素不能抑制其合成），在骨骺愈合之前用 GnRH－A 治疗可能有一定的疗效，但目前在 CAH 病人中用 GnRH－A 治疗的疗效并不好评价，因为他们往往在较晚的时候才开始此治疗，而且由于药物非常昂贵等原因难以长期坚持。也有研究者认为骨骺闭合与雌激素相关，曾试用抑制睾酮转化为雌激素的药物治疗以改善患儿的最终身高，但目前尚有待进一步研究证实。

此类病人需要用糖皮质激素治疗，通过补充所缺乏的皮质醇抑制 ACTH 分泌，从而制止肾上腺皮质增生，减少雄激素的过量分泌及积累，以解除或缓解男性化症状。关于糖皮质激素的选择，首选地塞米松，因其无明显的储钠排钾的作用，对 ACTH 分泌的抑制作用最强，泼尼松也可以有效纠正低血钾。根据 ACTH 的分泌规律，晚上服药抑制作用最强，但由于地塞米松作用时间长，故早晚服药差别不大。另外氢化可的松也常用于维持治疗，剂量为 10～20mg/（m^2·d），可以分 2～3 次口服。长时间使用地塞米松可以出现蓄积，此类患者容易出现肥胖、类库欣体征等，因此地塞米松尽量以低剂量维持。治疗开始时，为尽快抑制 ACTH 水平可用 20～30μg/（kg·d），最大剂量为 2mg/d。一旦患者的 ACTH 水平正常，可适当减量，逐渐减量至最终以 0.375mg/d 维持，其剂量可以根据血 17αOHP 水平和生长曲线进行调整。另外如果 ACTH 很快被抑制，DOC 分泌随之减少，由于上述患者醛固酮又不能合成，也可以导致低钠和低血容量，因此治疗也不能操之过急。有些患者由于长期的高血压，已有血管器质性损害，需合并应用降压药物以控制血压。另外病人需要低钠饮食。遇到应激时，应增加激素替代剂量，否则将导致急性肾上腺功能不足，甚至出现肾上腺危象，一般的感染发热时，剂量要加倍，而大的创伤或手术应激期间，剂量应增加至替代剂量的 3～4 倍，并通过胃肠道外途径给予，一旦病情得到控制，应尽早恢复维持量，以免影响生长发育和引起类库欣综合征。

Moyamoya 病，又称为烟雾病或脑底异常血管网，是一种病因不明的慢性非炎性阻塞性血管疾病，本病是一组以颈内动脉虹吸部及大脑前中动脉起始部狭窄或闭塞，脑底出现异常的小血管网为特点的脑血管病，以日本最多见，发病的高峰呈双相，以 10 岁以内以及 30～40 岁为发病高峰。该病典型的临床表现可以是 TIA、头痛、惊厥、脑梗死或颅内出血等，儿童以 TIA 或缺血性脑卒中多见，可多发，缺血性损害以颈内动脉循环受累为主，另外在儿童患儿中 TIA 常伴发发作性感觉运动、视觉、语言障碍等，另外还可以有大脑后叶的缺血症状，如眩晕、突发的意识障碍、视野缺损等。本病可以并发神经纤维瘤、结核、血管炎、脑瘤、外伤及高血压等病，需要与栓塞、颅内炎性病变、占位性病变压迫大血管及下丘脑胶质瘤等鉴别。目前诊断依赖于其特有的血管造影表现，其主要特点表现为渐进性双侧颈内动脉远端，大脑中前动脉近端狭窄，常累及 Willis 环，并在颅底形成侧支血管网。目前 MRA 逐渐成为一种有效的无创性检查手段，MRI 不仅可以显示颈内动脉供应区域的缺血性改变，还可以显示基底节区增粗的血管。

治疗采用钙离子拮抗剂，如维拉帕米、尼莫地平及尼卡地平等可以成功改善血流状况，但阿司匹林、糖皮质激素、常用的血管扩张剂、甘露醇及低分子肝素等经临床验证并无疗效。另外此类病人可以考虑行手术治疗，包括血管旁交感神经切除术、颈上交感神经切除术、颞浅－大脑中动脉吻合术、颞浅－大脑前动脉吻合术、脑肌动脉成形术等，术式的选择与年龄、是否与合适的受体，供体动脉有关。目前有一项为期 5 年对 628 例患者进行的随访提示手术效果要优于保守治疗，但需要进一步临床观察。

典型病例

患儿男性，9岁2个月，因皮肤黑9年，血压高，间断肢体无力2年余入院。患儿系第一胎，足月头位顺产，出生体重、身长不详，出生时肤色较黑，外生殖器无明显异常，混合喂养至1周岁。2周岁起易感冒。近3周岁时阴茎增长，出现阴毛，阴囊皮肤色素沉着明显，睾丸渐增大，3~4岁开始有阴茎勃起，同期身高增长快于同龄儿童，肌肉较发达，力气大。1995年于儿童医院查血压、电解质“正常”，CT示“双肾上腺增生”，考虑“先天性肾上腺皮质增生症”，予氢化可的松口服（剂量不详），肤色变淡，阴茎仍增长增粗，睾丸继续增大。4岁时出现喉结，声音变粗。5~6岁时身高增长进一步加快。1997年停用氢化可的松，改服中药（成分不详）。1998年（6岁）身高超过1.2m。同年夏天，患儿高热，次日出现四肢无力，无抽搐、意识改变，当地医院查“血钾1.9mmol/L，血压160/100mmHg”，补钾后四肢无力缓解，其后多次测血压为（150~160）/（90~100）mmHg，不伴头痛、恶心、视物改变，仍服中药并长期口服缓释钾，间断于长时间写字后出现上肢无力，休息可好转，无软瘫，未再复查血钾水平。2001年2月无明显诱因下出现突发鼻出血，量多，止血后出现恶心、呕吐胃内容物，一过性意识不清，四肢屈曲样抽搐，双手攥拳不易掰开。在外院查血压220/110mmHg，血钾、血钠、血钙均低，予静点氢化可的松、补钾、补钙、降压治疗后神志好转，血压（150~160）/（90~100）mmHg，仍间断出现肢体抽搐，补钙后可减轻，给予口服氢化可的松早6.25mg、晚12.5mg，心痛定10mg，每日3次及枸橼酸钾口服液、钙尔奇D。2001年2月于我院门诊查血17α-羟孕酮

(17αOHP) 35.03ng/ml（正常值0.07～1.53ng/ml）。1个月前于外院查“血ACTH（8Am）510pg/ml（正常6～56.7pg/ml），血钾4.6mmol/L，血钠133.1mmol/L”，2周前将氢化可的松改为地塞米松早0.375mg、晚0.75mg，为进一步诊治收入院。患儿平时精神睡眠可，食欲好，饮食偏咸，口干，饮水4000ml/d，夜尿2～3次。去年身高超过1.4m。近半年家长觉其体毛、唇上胡须增多，未刮过胡子。学习、体育成绩均优。父母体健，非近亲结婚，家族史无特殊。

入院时查体：血压175/110mmHg，身高144.5cm（大于同地区、同年龄及同性别儿童的第97百分位），体重42kg（大于第97百分位），皮肤色黑，以关节伸侧、掌纹、乳晕为著，指（趾）甲、齿龈见色素沉着，左上胸部见大片不规则色素沉着斑。双肺（－）。心率80次/分，心律齐，心尖区3/6级收缩期杂音。腹部（－）。男性外生殖器，阴茎皮肤色黑，长9cm，周径8cm，轻度包茎，双侧睾丸12ml，质中无压痛，未及结节，阴毛Ⅵ期，少量腋毛。脊柱四肢无畸形，双手通贯掌。

实验室检查结果：血、尿、便常规均正常，血肝功能、血脂正常，血沉4mm/第一小时末。血气分析示pH 7.379，HCO_3^- 20.8mmol/L，血甲状腺功能正常；2小时FC小于0.25μg；2小时尿去甲肾上腺素17.92μg，肾上腺素1.40μg，多巴胺192.92μg；血甲状旁腺素36.6pg/ml，染色体核型46XY。眼底检查示双视神经萎缩，眼底动脉痉挛；视野检查示左侧盲点相连颞上及下方缺损，右侧鼻下小缺损；眼压高（双侧分别为26和27mmHg），肾血流显像示双肾血流灌注及功能正常，GFR 116.8ml/min。心电图示：左室高电压；心脏彩超示：左室肥厚，左房增大，骨龄为15～18岁，各处骨骺均已闭合；肾上腺CT示：双肾上腺略增粗，但与地塞米松治疗前比较略有缩小，鞍区MRI示鞍区未见明显异常，双基底节区、左侧脑室体旁异常信号，经颅多普勒超声及核磁动脉成像术（MRA）检查示双侧颈内动脉末、大脑中前动脉狭窄，符合 Moyamoya 病变。

诊断先天性肾上腺皮质增生症，11β 羟化酶缺陷症合并 Moyamoya 病。入院后予以低盐饮食，早上和晚上分别予以地塞米松 0. 375mg 和 0. 75mg，共治疗 6 周（含门诊用药），皮肤颜色变淡，指（趾）甲色素沉着减轻，血压维持于（110 ~ 130）/（80 ~ 90）mmHg，血钾、血 ACTH 及 17αOHP 正常，血睾酮水平下降，其后将地塞米松减为晚 0. 75mg。经 TCD 和 MRA 检查确认为 Moyamoya 病变，遂加用尼群地平以控制血压。

（潘　慧　王　鸥）

附录一　常用化验检查正常值

	英文缩写	正常值
血常规		
血红蛋白	Hb	110～160g/L
红细胞	RBC	(3.5～5.5)$\times 10^{12}$/L
白细胞	WBC	(4.0～10.0)$\times 10^{9}$/L
中性粒细胞比例	GR	50%～75%
淋巴细胞比例	L	20%～40%
血小板	PLT	(100～360)$\times 10^{9}$/L
尿常规		
比重	SG	1.005～1.030
pH 值	pH	5.0～8.0
白细胞	LEU	$<15/\mu l$
亚硝酸盐	NIT	新鲜尿阴性（NEGATIVE）
尿胆原	UBG	3.2μmol/L
胆红素	BIL	阴性（NEGATIVE）
葡萄糖	GLU	阴性（NEGATIVE）
酮体	KET	阴性（NEGATIVE）
红细胞	ERY	$<25/\mu l$
血生化		
丙氨酸氨基转移酶	ALT	5～40U/L

天门冬氨酸氨基转移酶	AST	5～37U/L
总胆红素	TBIL	5.1～22.2μmol/L
直接胆红素	DBIL	0.2～8.6μmol/L
谷氨酰转移酶	GGT	10～50U/L
碱性磷酸酶	ALP	27～107U/L
乳酸脱氢酶	LDH	97～270U/L
总蛋白	TP	60～85g/L
白蛋白	ALB	35～51g/L
肌酐	Cr	53～132μmmol/L
尿素氮	BUN	0.50～3.33mmol/L
葡萄糖	GLU	3.6～6.0mmol/L
钾	K	3.5～5.5mmol/L
钠	Na	135～145mmol/L
氯	Cl	96～111mmol/L
无机磷	P	0.74～1.39mmol/L
钙	Ca	2.13～2.70mmol/L
尿酸	UA	142～401μmol/L
二氧化碳结合力	CO_2CP	20～34mmol/L
总胆固醇	CHO	2.85～5.70mmol/L
甘油三酯	TG	0.45～1.70mmol/L
低密度脂蛋白胆固醇	LDL－C	2.07～3.63mmol/L
高密度脂蛋白胆固醇	HDL－C	0.93～1.81mmol/L
脂蛋白（a）	Lp（a）	0～300mg/L
载脂蛋白 A1	ApoA1	1.00～1.60g/L
载脂蛋白 B	ApoB	0.60～1.00g/L
超敏 C 反应蛋白	hs－CRP	0～30mg/L

CK 同工酶 MB	CKMB	0～1.5μg/L
肌钙蛋白 I	cTnI	0～0.35μg/L
肌红蛋白	MYO	15～61μg/L
纤维蛋白原	Fbg	1.88～4.35g/L
凝血酶原时间	PT	10.9～13.6s
活化部分凝血活酶时间	APTT	20.90～34.60s
国际标准化比值	INR	0.88～1.12

免疫球蛋白

免疫球蛋白 A	IgA	0.7～3.8g/L
免疫球蛋白 G	IgG	7～17g/L
免疫球蛋白 M	IgM	0.6～2.5g/L
免疫球蛋白 D	IgD	＜200U/ml
免疫球蛋白 E	IgE	＜100U/ml

蛋白电泳

白蛋白	ALB	52%～62.8%
α_1 球蛋白	α_1	3.1%～4.6%
α_2 球蛋白	α_2	7.0%～11.1%
β 球蛋白	β	3.3%～6.4%
γ 球蛋白	γ	13.1%～23.3%

尿轻链定量

κ 链	κ	598～1329mg/dl
λ 链	λ	298～665mg/dl

血清补体

总补体活性测定	CH50	26～55U/ml
补体 C3	C3	60～150mg/dl
补体 C4	C4	12～36mg/dl
血沉	ESR	1～20mm/第一小时末
C 反应蛋白	CRP	0～8.0mg/L
抗链 O	ASO	＜20U/ml

脑脊液生化检查

蛋白	Pro	0.15～0.45g/L
葡萄糖	Glu	2.85～5.70mmol/L
氯化物	Cl	119～129mmol/L

肿瘤指标

甲胎蛋白	AFP	＜25ng/ml
人癌胚抗原	CEA	＜5ng/ml
糖类抗原 50	CA50	＜15U/ml
糖类抗原 242	CA242	＜17U/ml
糖类抗原 199	CA199	＜37U/ml
糖类抗原 125	CA125	＜35U/ml
神经元特异性烯醇化酶	NSE	≤13ng/ml
细胞骨架蛋白 211	Cyfra211	≤3.5ng/ml
组织特异性抗原	TPA	≤1.0ng/ml
前列腺特异抗原	PSA	＜4.0ng/ml
Ⅳ型胶原	CLG	＜140ng/ml
脑钠肽	BNP	＜100pg/ml

动脉血气分析

pH 值	pH	7.35～7.45
动脉血二氧化碳分压	$PaCO_2$	35.0～45.0mmHg
动脉血氧分压	PaO_2	83.0～108mmHg
动脉血氧饱和度	SaO_2	95.0%～100%

甲状腺功能

游离三碘甲状腺原氨酸	FT_3	1.8～4.1pg/ml
游离甲状腺素	FT_4	0.81～1.89pg/ml
促甲状腺激素	TSH	1.38～4.34μU/ml

24 小时尿游离皮质醇	UFC	20～78μg/24h
总皮质醇	F	4～25μg/ml
促肾上腺皮质激素	ACTH	<46pg/ml
催乳素	PRL	<30ng/ml

性激素		**滤泡期**	**排卵期**	**黄体期**	**绝经期**
卵泡刺激激素(mIU/ml)	FSH	5.1～7	4.9～16.4	2.5～5.1	34.7～93.3
孕酮(ng/ml)	P	0.35～0.81	0.69～3.1	4.6～24	0～0.73
促黄体生成素(mIU/ml)	LH	4.4～6.1	8.8～49.7	2.6～5.7	15.9～54
雌二醇(pg/ml)	E_2	65～154.4	104～460	88.5～191	0～55.3
睾酮(ng/dl)	T	38.6～41.6	46.2～51	40.3～43	6.1～26.3

附录二　常用缩略词中英文对照

英文缩写	中文全称	英文全称
ABG	血气分析	arterial blood gas
ACEI	血管紧张素转换酶抑制剂	angiotensin – converting enzyme inhibitor
ACL	抗心磷脂抗体	anti – cardiolipin antibody
ACTH	促肾上腺皮质激素	adrenocorticotrophic hormone
ADA	腺苷脱氨酶	adenosine deaminase
AIDS	获得性免疫缺陷综合征	acquired immune deficiency syndrome
AKA	抗角蛋白抗体	antikeratin antibody
AMA	抗线粒体抗体	antimitochondrial antibody
AMA – M_2	抗线粒体抗体 M_2 亚型	antimitochondrial antibody M_2 subtype
ANA	抗核抗体	antinuclear antibody
ANCA	抗中性粒细胞胞浆抗体	Anti – neutrophil cytoplasmic antibodies
APF	抗核周因子	antiperinuclear factor
APS	抗磷脂抗体综合征	antiphospholipid syndrome
ARB	血管紧张素Ⅱ受体拮抗剂	angiotensin Ⅱ receptor blockers

ARDS	急性呼吸窘迫综合征	acute respiratory distress syndrome
BALF	支气管肺泡灌洗液	bronchoalveolar lavage fluid
BUS	B 超声	B – (mode) ultrasound scanning
BUT	泪膜破碎时间	break – up time
c – ANCA	胞质型 – 抗中性粒细胞胞浆抗体	cytoplasmic – ANCA
CDFI	彩色多普勒血流显像	color doppler flow imaging
CMV	巨细胞病毒	cytomegalovirus
CMV – pp65	巨细胞病毒抗原	cytomegalovirus pp65
COPD	慢性阻塞性肺病	chronic obstructive pulmonary disease
CSF	脑脊液	cerebrospinal fluid
CSS	Churg – Strauss 综合征	Churg – Strauss syndrome
AGA	变应性肉芽肿性血管炎	Allergic granuloma angiitis
CTX	环磷酰胺	cyclophosphamide
DIC	弥散性血管内凝血	diffuse intravascular coagulation
E_2	雌二醇	estradiol
ECG	心电图	electrocardiogram
EF	射血分数	ejection fraction
EMB	乙胺丁醇	ethambutol
EMG	肌电图	electromyogram
ENA	可提取性核抗原	extractable nuclear antigen

EPO	促红细胞生成素	erythropoietin
FSH	卵泡刺激素	follicle - stimulating hormone
FT_3	游离三碘甲状腺原氨酸	free triiodothyronine
FT_4	游离甲状腺素	free/unbound thyroxin
G - CSF	粒细胞集落刺激因子	granulocyte colony - stimulating factor
HAV	甲型肝炎病毒	hepatitis A virus
HBV	乙型肝炎病毒	hepatitis B virus
HCV	丙型肝炎病毒	hepatitis C virus
HEV	戊型肝炎病毒	hepatitis E virus
HIV	人类免疫缺陷病毒	human immunodeficiency virus
HIV - Ab	艾滋病毒抗体	human immunodeficiency virus antibody
HRCT	高分辨率计算机体层X线摄影术	high resolution computerized tomography
IE	感染性心内膜炎	infectious endocarditis
INH	异烟肼	isonicotinyl hydrazide isoniazid
LA	狼疮抗凝物	lupus anticoagulant
LH	促黄体激素	luteotrophic hormone
MCTD	混合性结缔组织病	mixed connective tissue disease
MM	多发性骨髓瘤	multiple myeloma
MPA	显微镜下多血管炎	microscopic polyangiitis
MPO	髓过氧化物酶	myeloperoxidase
MRA	磁共振动脉成像	magnetic resonance angiography

MRCP	磁共振胰胆管成像	magnetic resonance cholangiopancreatography
MRI	磁共振成像	magnetic resonance imaging
MRSA	耐甲氧西林金黄色葡萄球菌	methicillin resistant staphylococcus aureus
MRV	磁共振静脉成像	magnetic resonance venography
MTX	甲氨蝶呤	methotrexate
NSAID	非甾类抗炎药	non - steroid anti - inflammatory drug
OA	骨关节炎	osteoarthritis
PAN	结节性多动脉炎	polyarteritis nodosa
p - ANCA	核周型 - 抗中性粒细胞胞浆抗体	perinuclear - ANCA
PBC	原发性胆汁性肝硬化	primary biliary cirrhosis
PCP	卡氏肺孢子菌肺炎	pneumocystis carinii pneumonia
PM/DM	多发性肌炎/皮肌炎	polymyositis/dermatomyositis
PPD	结核菌素纯化蛋白衍生物	protein purified derivative of tuberculin
PR3 - ANCA	蛋白酶 3 - 抗中性粒细胞胞浆抗体	proteinase 3 - ANCA
PRL	催乳素	prolactin
PSS	原发性干燥综合征	primary Sjögren's syndrome
PZA	吡嗪酰胺	pyrazinamide
RA	类风湿性关节炎	rheumatoid arthritis
RF	类风湿因子	rheumatoid factor

RFP	利福平	rifampicin
RPR	快速血浆反应素试验	rapid plasma reagent test
SLE	系统性红斑狼疮	systemic lupus erythematosus
SMA	抗平滑肌抗体	smooth muscle antibody
SS	干燥综合征	sjögren's syndrome
T	睾酮	testosterone
T_3	三碘甲状腺原氨酸	triiodothyronine
T_4	甲状腺素	thyroxine
TCD	经颅超声多普勒	transcranial doppler
TEE	经食管超声心动图	transesophageal echocardiography
TG - Ab	甲状腺素球蛋白抗体	thyroglobulin antibody
TPO - Ab	甲状腺过氧化物酶抗体	thyroid peroxidase antibody
TSH	促甲状腺激素	thyrotropic - stimulating hormone
UCG	超声心动图	ultrasonic cardiography
UFC	游离皮质醇	urinary - free cortisol
VCR	长春新碱	vincristine
WG	韦格纳肉芽肿	Wegener's granulomatosis
CCP	环瓜氨酸肽	cyclic citrullinated peptide
dsDNA	双链 DNA	double strand DNA
GBM	肾小球基底膜	glomerular basement membrane

后　　记

经过编写组全体成员的努力，新版协和《内科疑难疾病诊断》一书终于问世了。

协和的病例是协和存在发展之宝，是协和人临床思维培养、医疗水平提高的源泉之一。《内科疑难病诊断——协和医生临床思维例释》凝聚了协和内科医生智慧的结晶，是协和内科的经典之作。然而，该书的出版距今已十年，医学又有了突飞猛进的发展，新的检查、诊断方法不断涌现，新的疾病或综合征也时有增加。面对日新月异的新方法、新技术，如何在熟练掌握问诊及查体技能的基础上运用正确的思维方法、合理选择必要的检查手段、分析归纳各种结果、最终得出正确的诊断并给予病人准确有效的治疗，是当代临床医师面临的严峻挑战。

病例分析永远是临床医师最感兴趣的话题，因为病例分析不仅折射出一位医师的知识结构和深度，更能反映其临床思维和决策能力。协和《内科疑难疾病诊断》（第 2 集）正是以培养临床医师缜密的临床思维能力为目的，选取了近几年协和内科收治的诸多疑难病例，采用循序渐进（step by step）这种全新的写作方法，从患者的症状、体征和基本检查出发，层层推进，逐步分析，“山重水复”的疑难病例最终得到“柳暗花明”的破解，忠实地再现了临床医师追问病史、搜集信息，抽丝剥茧，追本溯源的临床思维全过程。当然，读者也能发现，有些病例的诊断曾出现过曲折，甚至走过弯路，然而唯有这种实战似的真实，才更能给人以启迪和警醒。

值得指出的是，协和《内科疑难疾病诊断》（第 2 集）一书中的绝大多数病例分析都出自年轻的住院医师之手。北京协和医院内科学系始终把医学生临床教学和培养年轻医师临床技能作为工作的重中之重。协和的临床教学强调床旁示教，个性鲜明的病例是最好的生动教材。住院医师通过收治病人，主治医生、专科及全内科查房的讨论以及参加各种临床病例或病理讨论会，从中学习分析问题、解决问题的临床思维方法。他们在上级医师的指导下围绕具体病例，将自己的思路、推测和分析记录下来，加工后奉献给本书。也许文字略显稚嫩，但是生动而真实的反映了协和新生代的生机和活力。而高年资医师在尊重事实基础上的修改润色，更保证了病例分析的全面和严谨。

本书从酝酿到成书仅历时数月，文中多数病例来自普通内科病房，感谢病房主治医师和轮转住院医师对病人资料的认真收集和整理，感谢《协和内科临床》杂志的主编刘晓红教授和李剑医生、内分泌科邢小平教授、感染科刘晓清教授的积极组稿，感谢病理科、神经科等科室的积极参与，使得本书既有循序渐进的病例分析，又有临床病例或病理讨论以及近几年发现的少见综合征和罕见病，从而形成了新版协和《内科疑难疾病诊断》的鲜明特色。另外，我谨代表编写组全体成员，感谢协和《内科疑难疾病诊断——协和医生临床思维例释》的主编、协和《内科疑难疾病诊断》（第 2 集）的倡导者和主编之一单渊东教授，您的信任和提携给了我们再版这本经典之作的勇气，您的指导和审阅更是本书质量的保证。感谢北京协和医院内科学系沈悌主任和各专科主任对年轻科室和年轻医师的支持，感谢内科诸多住院医师在繁重的临床工作之余的倾心与投入，感谢各位中青年医师对文章的认真修改，感谢黄晓明主治医师认真严谨的编辑工作。本书的诞生是内科学系团队合作的结晶。

本书年轻的作者们在进行临床分析时着重尝试应用循证医学理念、科学地指导临床思维和实践，对得有根，错得有据，然而，正像我们德高望重的张之南教授在序中所指出的，如若能在每一病例分析后添加专家的点评，画龙点睛地指出病例的亮点（pearls），将科学的证据和专家经验的艺术有机地结合起来（medicine is science and art），全书将会更加精彩。毋庸置疑的是，由于时间仓促，本书在病例的选择上不是十分系统和全面。重新回顾本书的诞生，充满希望，也凸现不足，“路漫漫其修远兮”，希望在今后编撰的《协和内科疑难疾病诊断》能弥补以上不足，衷心希望《协和内科疑难疾病诊断》能作为协和内科的经典之作不断地续写新篇。

曾学军

2007 年 3 月